Hungry Franky

IL METODO FIT & EAT

99 ricette create da me
per lo sportivo sano e goloso

MONDADORI

librimondadori.it

Il metodo Fit & Eat
di Hungry Franky
Collezione Vivere Meglio

ISBN 978-88-04-71285-5

Pubblicato in accordo con Lorem Ipsum | Agenzia Editoriale, Milano

I edizione agosto 2019

SOMMARIO

A Momo

HUNGRY FRANKY, UNA PERSONAL TRAINER (SOCIAL) AI FORNELLI

I tipi da palestra non mi sono mai piaciuti, ma andare a correre non faceva più per me. Per mesi mi sono raccontata quanto fosse sfidante uscire in strada e girare per ore e ore attorno a un isolato, passare due, tre, quattro volte davanti agli stessi bar o attraversare il parco da nord a sud nel minor tempo possibile, per poi tornare a casa e seguire "la dieta degli sportivi".

Ai miei genitori avevo perfino giustificato i miei sempre più frequenti allenamenti cardio con la scusa della mezza maratona di Monza.

«Te l'ho detto, mamma, quest'anno voglio fare la ventuno chilometri. Non posso rallentare, devo uscire anche la mattina.»

La verità era che della maratona non me ne poteva importare di meno, correre lo trovavo noiosissimo e mangiare mi piaceva da morire, ma grassi e carboidrati sono la morte del fisico tonico.

Credevo, però, che l'ossessione fosse ancora lontana, nonostante passassi la maggior parte del mio tempo ad allenarmi e i miei pasti fossero sempre uguali.

Quando poi sono arrivata a correre diciannove chilometri in sole due ore, tornare a casa con l'intenzione di mangiare un'insalatina e piangere alla proposta di mio padre di uscire a cena per il compleanno di mia madre, ho capito che qualcosa davvero non andava. Ero ossessionata dal conteggio delle calorie e una cena con annessa torta di compleanno, sicuramente ipercalorica, era insostenibile per me.

Quel lontano 26 gennaio fu la presa di coscienza della mia ossessione e l'inizio del mio percorso di crescita personale, nonché il giorno in cui decisi di andare oltre i preconcetti. Smisi con la corsa e presi in considerazione l'idea della palestra.

La disintossicazione dal concetto di sport morboso e malsano, così come lo avevo inteso io, iniziava proprio dall'attrezzo che più si avvicinava alla mia ossessione, il tapis roulant, per spostarsi poi lentamente, ma con piena coscienza, verso un altro tipo di attività fisica: il body building, ciò per cui ero stata da sempre – inconsapevolmente – portata.

Allo stesso tempo cominciavo a reintrodurre alcuni alimenti, fino a quando non adottai un approccio più flessibile, la dieta meglio conosciuta come IIFYM (*If It Fits Your Macros*): dato un tetto calorico giornaliero da rispettare, tale dieta mi permetteva di mangiare ciò che volevo. Stavo scoprendo che esistevano allenamenti che mi piacevano e che potevo gioire di fronte a un piatto di pasta. Così avevo cominciato ad appassionarmi alla palestra e alla cucina, ed ero presissima: saltavo da video fitness su YouTube a libri di ricette in cui sostituivo un dato alimento calorico con un altro analogo ma più light, mi sporcavo le mani, provavo, creavo, sbagliavo. Non piangevo più quando mio padre proponeva di uscire a cena, e i giorni in cui si decideva di fare la pizza homemade – la pizza di casa Molluzzo con litri di olio e chili e chili di mozzarella – le mie reazioni erano decisamente più pacate.

Nel gennaio 2014 atterravo su Instagram e lo facevo spinta da un sano egoismo. Volevo che fosse un canovaccio della mia vita sportiva, perché pensavo che poteva essere un modo per mostrare agli altri la mia volontà di cambiamento, ma soprattutto per sentirmi stimolata dalla condivisione. Pubblicavo le foto della mia forma fisica, gli obiettivi di performance e i piatti a cui mi abbandonavo dopo un allenamento intenso, e già con il primo post il riscontro fu da non credere.

In tantissimi, accomunati dalla passione per il fitness e dalla voglia di variare un'alimentazione noiosamente canonica, iniziavano a seguire il mio percorso e le mie ricette e si mettevano in gioco con repliche più o meno fedeli per renderle ideali alla propria dieta. Insomma: avevo cercato condivisione e mi veniva restituita una comunità.

Con il tempo diventavo personal trainer e "hungry_franky" e "Kitchen Muscles" crescevano tanto e velocemente anche grazie alle loro sembianze di piazza per food e sport lover, di blog 2.0 su cui ancora oggi atterrano persone stufe del fatto che la passione per l'attività fisica e il desiderio di un corpo tonico debbano significare necessariamente insipienza e monotonia sul piano dell'alimentazione.

Una cosa però bisogna dirla: nel mondo del vivere (e del mangiare) sano ci sono sempre stati falsi miti e sempre ci saranno. Quante volte vi è capitato di sentire che i carboidrati fanno male se assunti la sera, che i latticini ispessiscono la pelle – che poi, cosa vuol dire? – o che i grassi vadano ridotti fino all'estremo in favore di tonnellate di proteine? Ecco, ho citato solo alcune delle leggende che aleggiano negli spogliatoi delle palestre.

Pensate a questa semplice verità. Fino a qualche anno fa la parola "pancake" non si poteva nemmeno lontanamente associare a una dieta, soprattutto alla dieta di uno sportivo. Era inevitabile collegarla a tonnellate di burro e zuccheri, no? Ebbene, provate a fare una breve ricerca su Instagram e noterete che il settanta per cento delle immagini correlate all'hashtag "pancake" proviene da account specializzati in fitness. Vi starete chiedendo come questo sia possibile ed è la domanda più lecita che possiate farvi: perché?

La vera risposta è: perché no? Basta rivedere un po' gli ingredienti e le quantità e il risultato sarà lo stesso!

Certo, le attenzioni, la cura e il tempo da dedicare al pasto saranno maggiori; ciò non toglie che vi sia sempre un modo per divertirsi e godere del buon cibo.

Su "hungry_franky" e "Kitchen Muscles" impasto i tre ingredienti social per eccellenza, nonché le mie passioni primarie: il fitness, la cucina e la fotografia e grido al mondo di smetterla.

È il momento di uscire dalla gabbia che negli anni ha indotto a credere che il vivere sano – fare sport, mangiare bene – sia equilibrato solo quando è fatto di rinunce. Perché esiste una via di mezzo.

Sono diventata personal trainer e ho sperimentato decine e decine di ricette, ho lottato con le unghie e con i denti (soprattutto con i denti...) per accogliere a braccia aperte la mia voglia di pizza e crearne versioni leggere e gustose. Ma, soprattutto, ho scoperto che anche gli sportivi possono non annoiarsi a tavola. E che fare sport e mangiare può essere un'accoppiata non solo vincente, ma anche divertente.

COLAZIONE

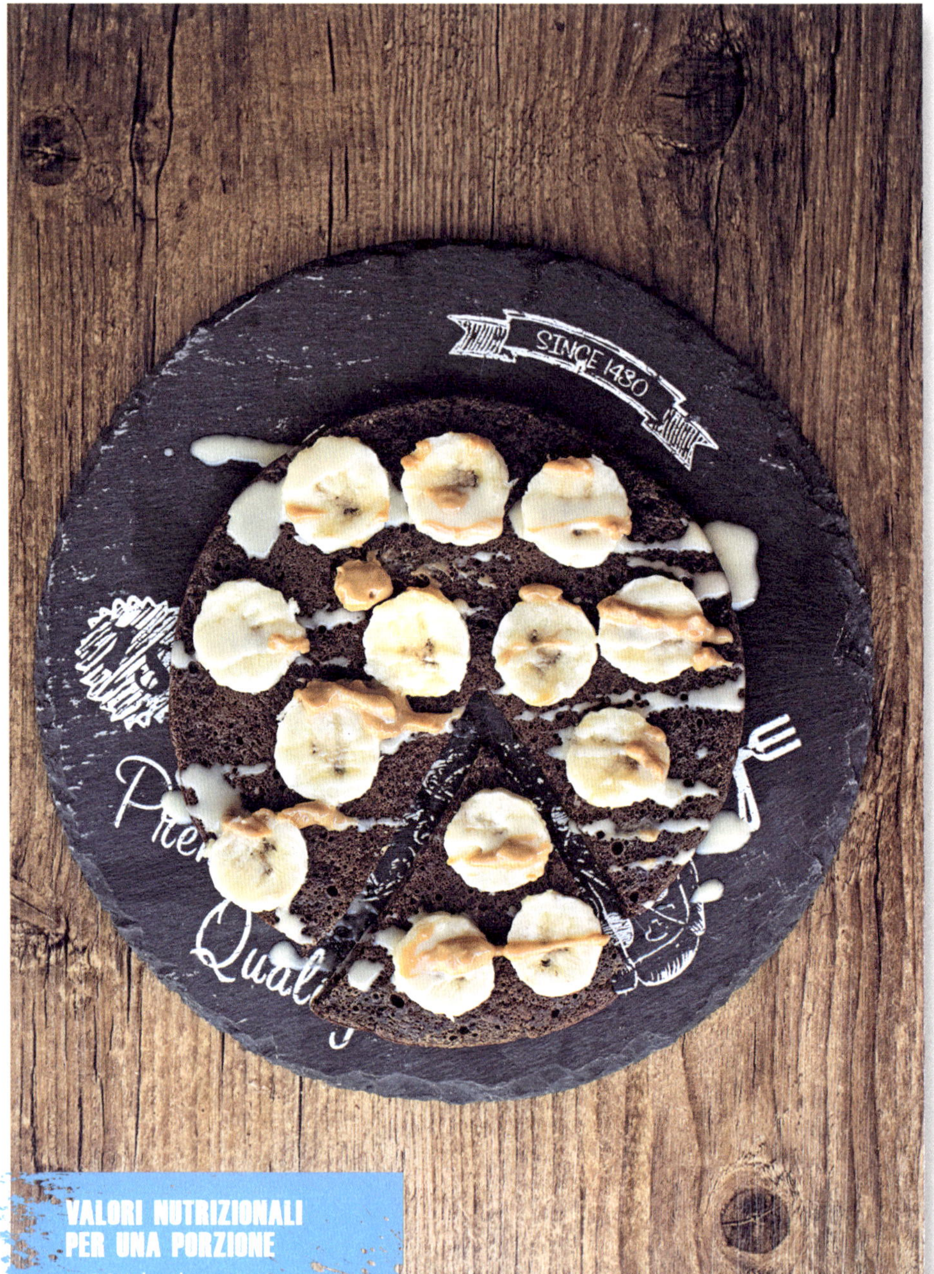

VALORI NUTRIZIONALI PER UNA PORZIONE

236 kcal
20 g di carboidrati
21 g di proteine
6 g di grassi

FRITTELLE DI ALBUMI

La vostra alimentazione ha bisogno di più proteine? Pensate che gli albumi non possano essere l'ingrediente protagonista di una ricetta? Questo è il piatto che fa per voi.
Io prediligo questa ricetta quando mi serve qualcosa di veloce da preparare e facile da digerire, solitamente prima o dopo un allenamento, perché è ricco di proteine e con una buona dose di carboidrati derivanti dalla frutta. È la ricetta che mi ha fatto amare gli albumi, tanto versatili nelle preparazioni quanto difficili da consumare da soli.
È incredibile quanto un cucchiaio di cacao amaro e un po' di dolcificante rendano interessante un ingrediente così semplice!

INGREDIENTI
PER UNA PERSONA

- 150 g di albume (4 uova medie)
- 1 banana
- 10 g di cacao amaro
- dolcificante liquido q. b.
- aroma naturale alla vaniglia
- 1 cucchiaio di burro di arachidi

TEMPO DI PREPARAZIONE: 10'

PREPARAZIONE

In un recipiente mescoliamo l'albume, il cacao, la vaniglia e il dolcificante avendo cura di non lasciare grumi, poi versiamo il composto in un padellino di 20 cm di diametro.
Cuociamo con coperchio a fiamma media per 5 minuti, poi giriamo la frittella e cuociamo per un altro minuto prima di metterla su un piattino.
Tagliamo a rondelle la banana, o un altro frutto a piacere, e disponiamola sulla frittata. Aggiungiamo un cucchiaio di burro di arachidi, che è un'ottima fonte di grassi e aggiunge un bel contrasto di colore (perché l'occhio vuole la sua parte). E la colazione è servita! Bilanciata, proteica e buonissima anche come snack.

VALORI NUTRIZIONALI PER UNA PORZIONE DA 30 G

143 kcal
10,5 g di carboidrati
5 g di proteine
9 g di grassi

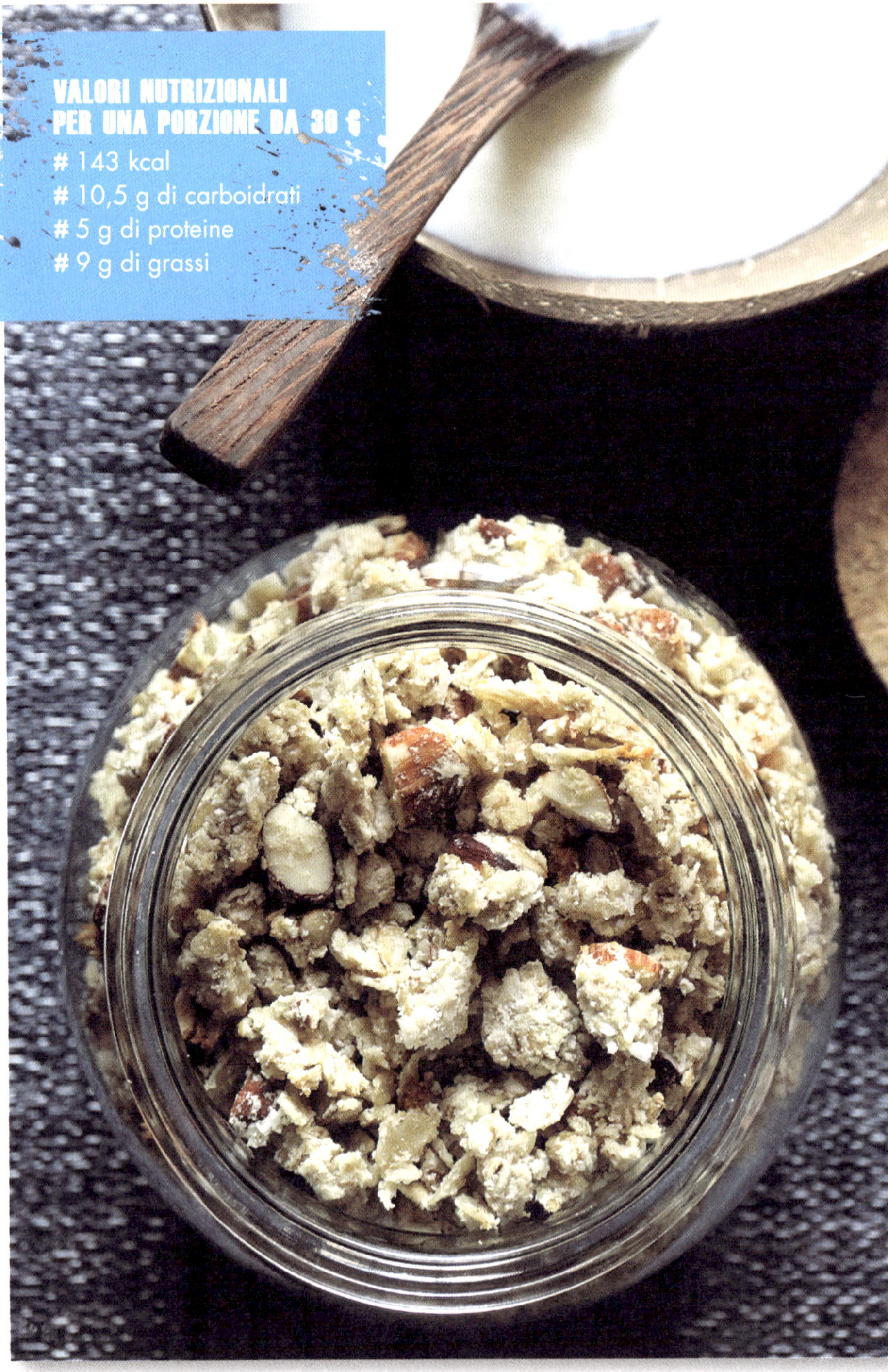

GRANOLA

INGREDIENTI PER 200 G

- 120 g di albume (3 uova grandi)
- 50 g di mandorle tritate
- 50 g di fiocchi di avena
- 20 g di fiocchi di riso
- 20 g di farina di cocco
- 10 g di cocco a scaglie
- 10 g di olio di cocco
- 1 cucchiaio di miele o sciroppo d'acero

Una colazione completa può essere a base di yogurt magro o greco (se la si vuole rendere più proteica) con l'aggiunta di cereali, frutti freschi e frutta secca. L'errore, specialmente quando si inizia a seguire un'alimentazione più equilibrata, è scegliere cereali molto processati e ricchi di zuccheri "extra".
La cosa migliore è leggere l'etichetta e verificare i valori nutrizionali: spesso vi accorgerete di un eccesso di ingredienti chimici o di zuccheri, magari per compensare la riduzione dei grassi.
Possiamo ovviare a questo problema con una granola fatta in casa, facile da variare diversificando la frutta secca e i cereali e aggiungendo dei semi o frutta disidratata. Con un po' di tempo e pazienza daremo un tocco crunchy e salutare al nostro yogurt mattutino.

TEMPO DI PREPARAZIONE: 35' + 4 H

PREPARAZIONE

Scaldiamo l'olio di cocco finché non è liquido, poi aggiungiamo l'albume, il miele e gli altri ingredienti amalgamando per bene il tutto.
Versiamo il composto ottenuto in una teglia foderata con carta da forno e inforniamo a 180 °C. Consiglio di mescolare ogni 5 minuti per evitare che si formino pezzi troppo grossi e per rendere la cottura uniforme.
Dopo 20 minuti azioniamo il grill e cuociamo per altri 10 minuti, poi spegniamo il forno e lasciamo seccare per almeno 4 ore. Conserviamo la nostra granola in un contenitore chiuso in vista delle prossime colazioni crunchy.

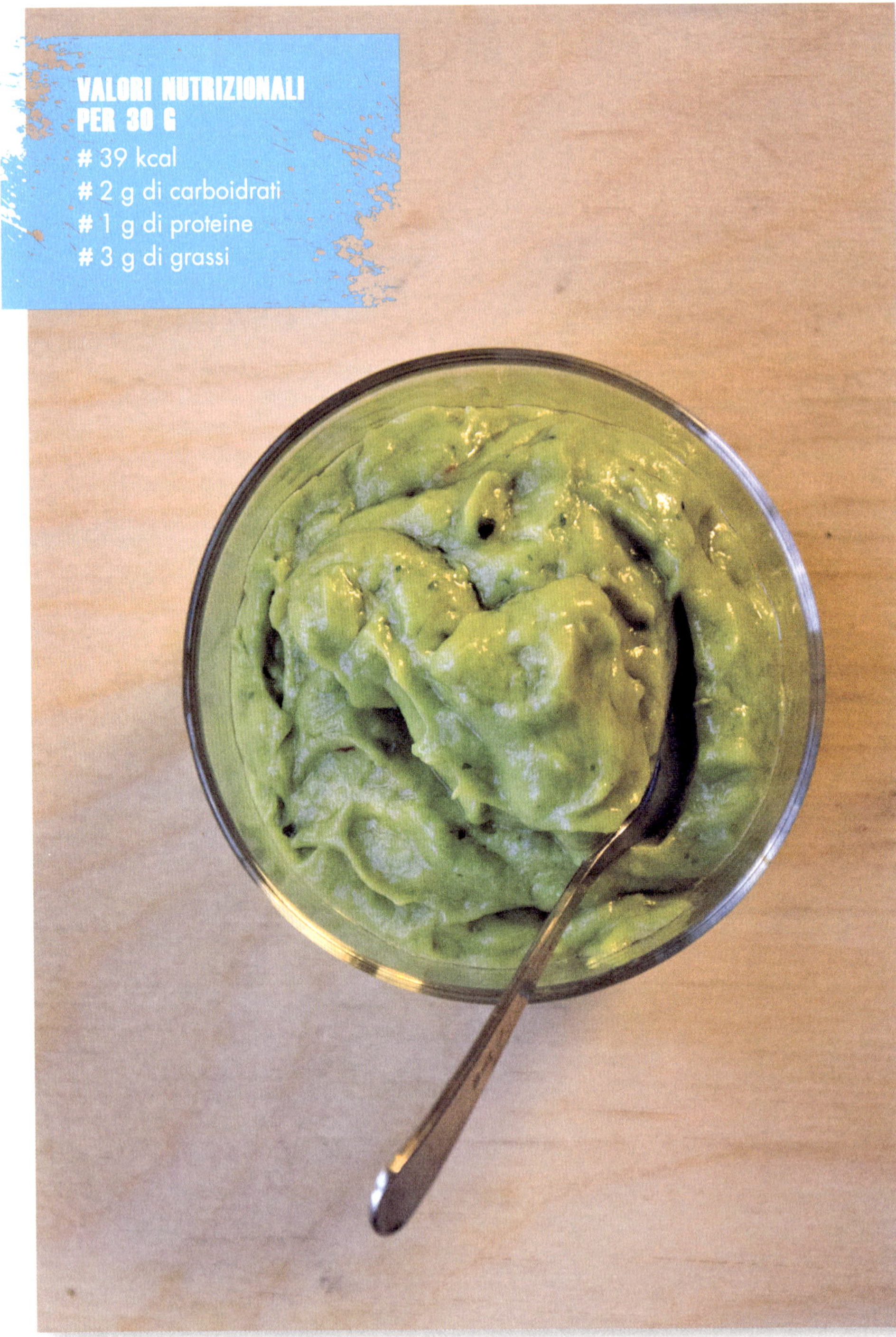

VALORI NUTRIZIONALI PER 30 G

39 kcal
2 g di carboidrati
1 g di proteine
3 g di grassi

CREMA DI AVOCADO

Quando ancora muovevo i primi passi in cucina mi capitava spesso di andare al supermercato e buttare nel carrello della spesa alimenti come cocco, mango e chi più ne ha più ne metta, senza avere la minima idea di come cucinarli. Poi ho scoperto che l'avocado non è soltanto un ingrediente da sushi roll.

INGREDIENTI PER 160 G

- 1 avocado abbastanza maturo (circa 110 g)
- 30 ml di latte
- 1 cucchiaino di succo di limone
- sale q. b.
- mezza cipolla a piacere
- pepe q. b. a piacere

TEMPO DI PREPARAZIONE: CIRCA 10'

PREPARAZIONE

Puliamo e denoccioliamo l'avocado, poi mettiamolo in un tritatutto insieme a tutti gli altri ingredienti. A me piace aggiungere anche mezza cipolla sminuzzata e una manciata di pepe, per un sapore più forte.
Azioniamo il tritatutto: otterremo la crema in pochissimi istanti. A seconda della maturazione dell'avocado, potrebbe essere necessario aggiungere un goccio d'acqua (o un po' di latte in più).
Qualche idea in più? Proviamo a spalmare questa crema su una fetta di pane tostato con del salmone. E la combinazione avocado e uova? Oppure, possiamo usarla per condire della verdura cruda, per esempio, un finocchio o del sedano. Liberiamo la fantasia!

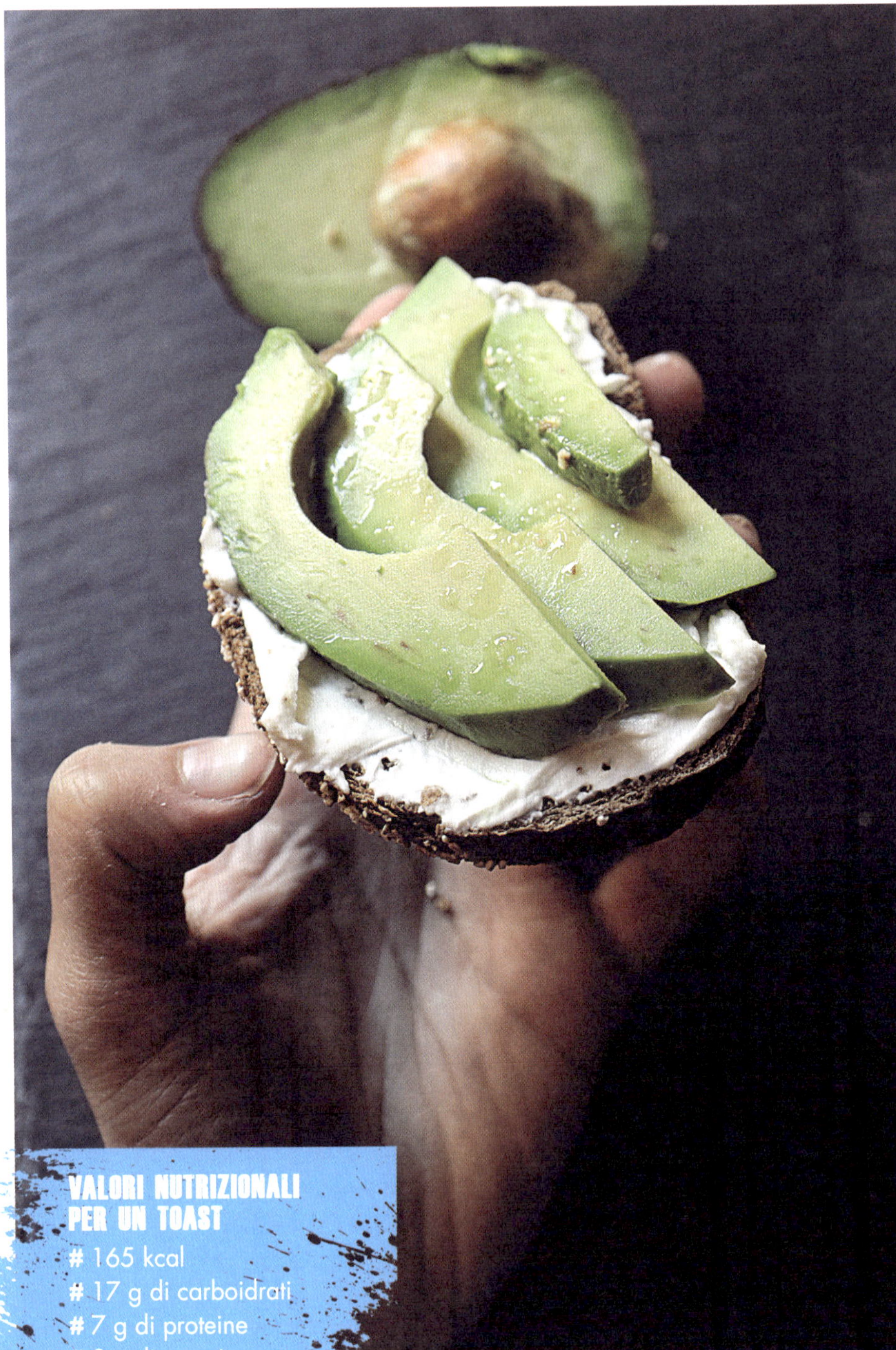

VALORI NUTRIZIONALI PER UN TOAST

165 kcal
17 g di carboidrati
7 g di proteine
8 g di grassi

AVOCADO TOAST

Che sia per una colazione o una merenda, l'avocado è sicuramente un alleato fondamentale in cucina. Soprattutto per chi, come noi amanti dell'alimentazione sana o per chi si è avvicinato da poco ai fornelli, ha bisogno di un pasto veloce e ricco di grassi buoni.

INGREDIENTI
PER UN TOAST

- 1 fetta di pane ai cereali
- 30 g di formaggio spalmabile a ridotto contenuto di grassi
- mezzo avocado abbastanza maturo
- limone q. b.
- sale e pepe q. b.

TEMPO DI PREPARAZIONE: 10'

PREPARAZIONE

Iniziamo dividendo a metà il nostro avocado e denocciolandolo. Tagliamo la polpa a fette, irroriamola con un cucchiaino di succo di limone, un pizzico di sale e il pepe. Tostiamo il pane in modo da renderlo croccante, spalmiamo un velo di formaggio morbido e infine aggiungiamo l'avocado. Personalmente ritengo che sia una delle colazioni migliori, ma mi piace anche come merenda per tenere a bada la fame in un lungo pomeriggio di studio, di lavoro o di allenamento. Da provare. Se piacciono i sapori forti e decisi, si può aggiungere anche una punta di peperoncino e dell'aglio strofinato sul pane. Chi ha detto che i piatti sani sono inconsistenti e scialbi?

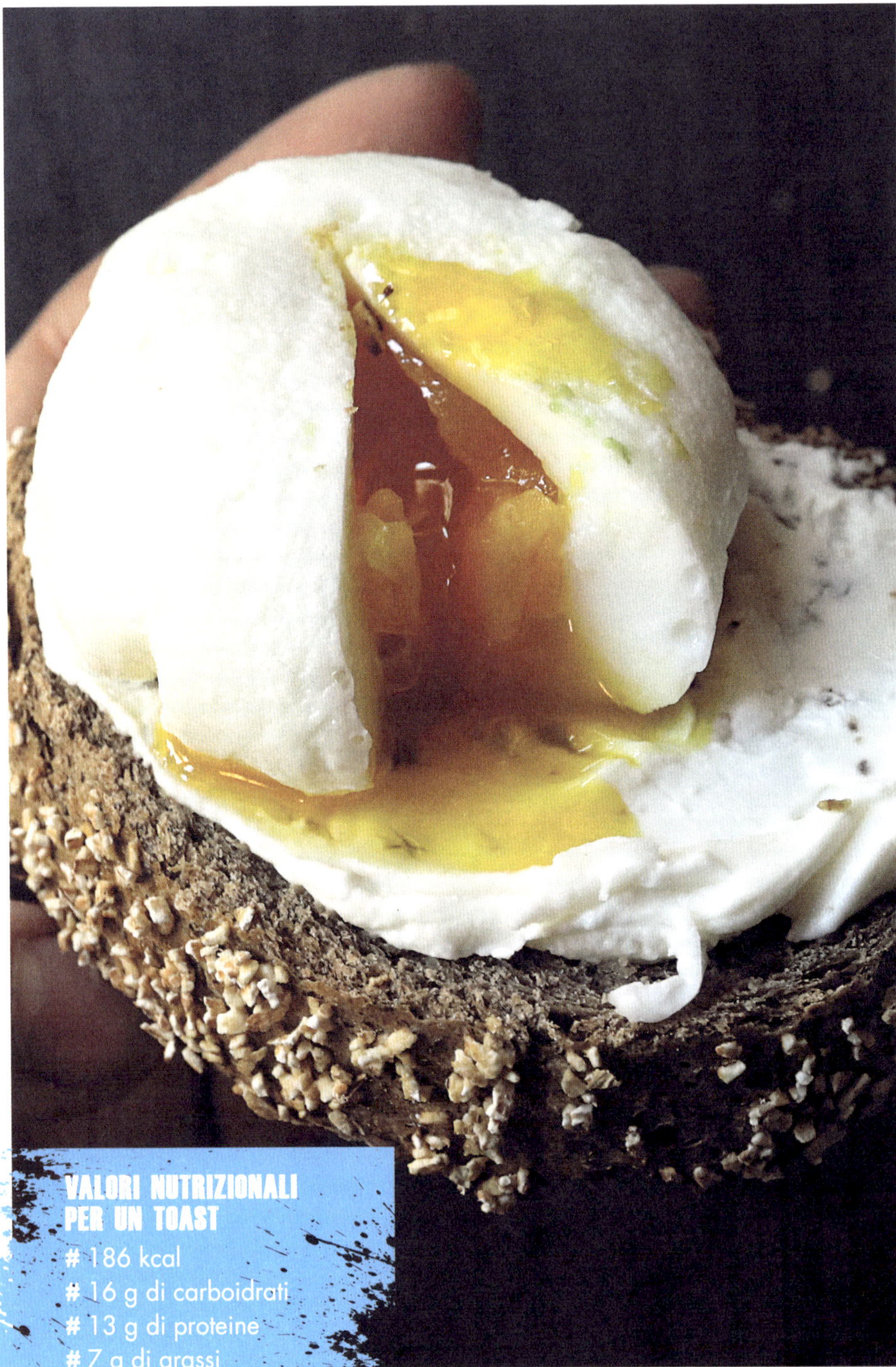

VALORI NUTRIZIONALI PER UN TOAST

- # 186 kcal
- # 16 g di carboidrati
- # 13 g di proteine
- # 7 g di grassi

YOLKPORN TOAST

Che io sia un'amante delle colazioni salate è ormai risaputo: salmone, avocado o uova, non ha grande importanza. C'è una cosa, però, che mi fa davvero impazzire: il tuorlo morbido che scivola su una fetta di pane caldo.
La cottura dell'uovo in camicia – se azzeccata – permette di vivere un'esperienza quasi mistica che sui social viene comunemente identificata con #yolkporn.
Una fetta di pane tostato, un velo di formaggio spalmabile light e un uovo. Questa ricetta insieme a quella dell'avocado toast farebbe innamorare chiunque della colazione inglese.

INGREDIENTI
PER UN TOAST

- 1 fetta di pane tostato
- 20 g di formaggio spalmabile light
- 1 uovo
- aceto di vino q. b.
- sale q. b.

TEMPO DI PREPARAZIONE: CIRCA 10'

PREPARAZIONE

Iniziamo rivestendo l'interno di una tazzina da caffè con della pellicola trasparente, facendo in modo che esca dai bordi di qualche centimetro. Poi rompiamo un uovo al suo interno e congiungiamo i lembi della pellicola in eccesso, a formare un sacchettino.
Nel frattempo facciamo bollire l'acqua con un cucchiaio di aceto di vino. Creiamo un vortice nell'acqua con l'aiuto di un cucchiaio e immergiamo il nostro uovo ancora chiuso nella pellicola. Cuociamo per 2 minuti, poi scoliamo il sacchettino, apriamolo e appoggiamo l'uovo sulla fetta di pane e formaggio. Siete pronti per questa esperienza?

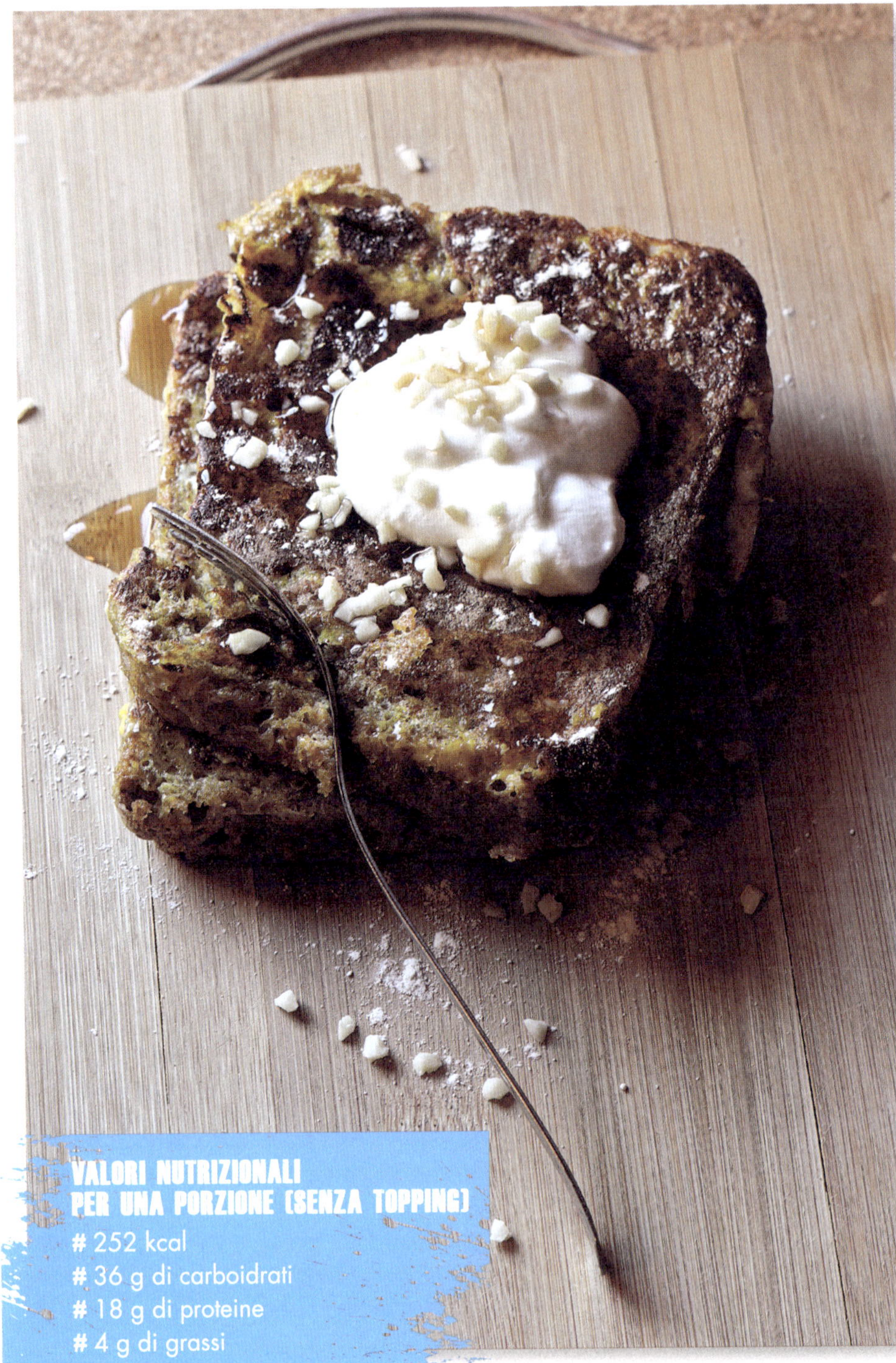

VALORI NUTRIZIONALI
PER UNA PORZIONE (SENZA TOPPING)

252 kcal
36 g di carboidrati
18 g di proteine
4 g di grassi

FRENCH TOAST

Ammetto che una delle motivazioni che mi spinge a fiondarmi giù dal letto la mattina è la colazione. Per me è un momento sacro della giornata e per questo adoro mangiare ogni giorno qualcosa di diverso.
Il french toast, che di francese ha solo il nome, penso sia, insieme ai pancake, una delle colazioni più gettonate in America, il regno del burro. La ricetta originale prevede, infatti, il pan brioche e burro a volontà, ma io voglio variare.

INGREDIENTI
PER 2 TOAST

- 4 fette di pane ai cereali
- 60 g di albume (2 uova piccole)
- 2 cucchiai di latte
- 1 uovo intero
- aroma naturale alla vaniglia
- dolcificante a piacere
- olio evo q. b.

Topping (facoltativo)

- sciroppo d'acero o miele
- 60 g di yogurt greco alla frutta
- granella di nocciola q. b.

TEMPO DI PREPARAZIONE: 15'

PREPARAZIONE

Iniziamo sbattendo l'uovo intero con l'albume, il latte, l'aroma alla vaniglia e il dolcificante. Mettiamo a scaldare un goccio d'olio in una padella e disponiamo le fette di pane che abbiamo immerso nel mix di uova e latte aromatizzato. Cuociamo entrambi i lati per qualche secondo e serviamo ciascuna fetta con il nostro topping preferito. Che sia una crema allo yogurt greco con nocciole o semplicemente della frutta secca, ricordiamoci che il tocco finale non può essere altro che una bella colata di miele o di sciroppo d'acero. Troveremo la voglia di alzarvi dal letto e iniziare la giornata al meglio?

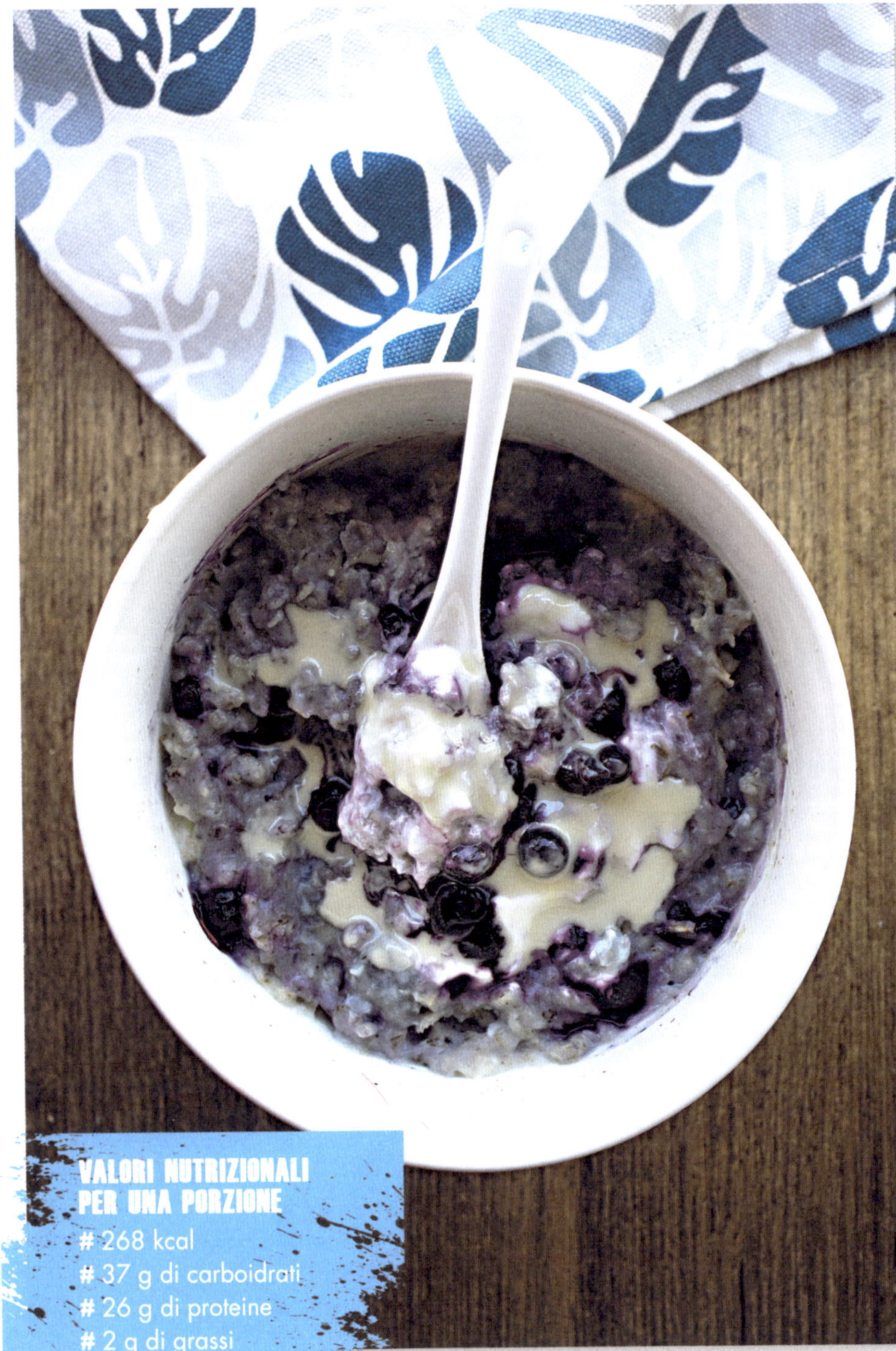

VALORI NUTRIZIONALI PER UNA PORZIONE

268 kcal
37 g di carboidrati
26 g di proteine
2 g di grassi

PORRIDGE PROTEICO AI MIRTILLI

Ecco la ricetta più richiesta sui miei canali dopo il frankerotto. Parlando con amici e colleghi, mi sono resa conto che la colazione inglese ha superato la classica italiana "cappuccio e brioche". In particolare, il porridge è diventato un must per chi segue un'alimentazione sana. Questa ricetta accompagna le mie colazioni da molti anni e ci sono affezionata. I fiocchi d'avena andrebbero cotti in un pentolino, ma per comodità – e senza rinunciare in alcun modo al gusto – preferisco utilizzare il microonde. Se per qualsiasi motivo non riesco a replicarla più volte a settimana, il mio corpo si ribella.

INGREDIENTI
PER UNA PERSONA

- 50 g di fiocchi d'avena
- 100 g di albume (3 uova medie)
- 80 g di yogurt greco o magro
- dolcificante a piacere

Topping

- 50 g di mirtilli
- 15 g di burro di arachidi

TEMPO DI PREPARAZIONE: 10'

PREPARAZIONE

In una ciotola abbastanza capiente mettiamo l'avena e la ricopriamo con l'albume e 100 ml d'acqua (il rapporto fiocchi/liquidi deve essere sempre 1:4) e cuociamo in microonde per un minuto a 800 watt. Mescoliamo e cuociamo ancora per circa 40 secondi, fino a che l'avena non risulta cremosa. Non deve diventare un "pappone" liquido, ma neanche una frittata di albume e avena. Se non abbiamo un microonde, possiamo procedere con la cottura sui fornelli, ci metteremo solo un pochino di più.
A questo punto abbiamo creato la base e possiamo sbizzarrirci aggiungendo dello yogurt greco o magro, o del formaggio spalmabile, a piacere. Inoltre, abbiamo modo di variare aggiungendo qualsiasi frutto e, perché no, una buona dose di grassi buoni, come del burro di arachidi 100%. Una colazione equilibrata e completa come questa è l'ideale per iniziare la giornata: appagante, gustosa e veloce da preparare.

VALORI NUTRIZIONALI PER UNA PORZIONE

325 kcal
42 g di carboidrati
33 g di proteine
4 g di grassi

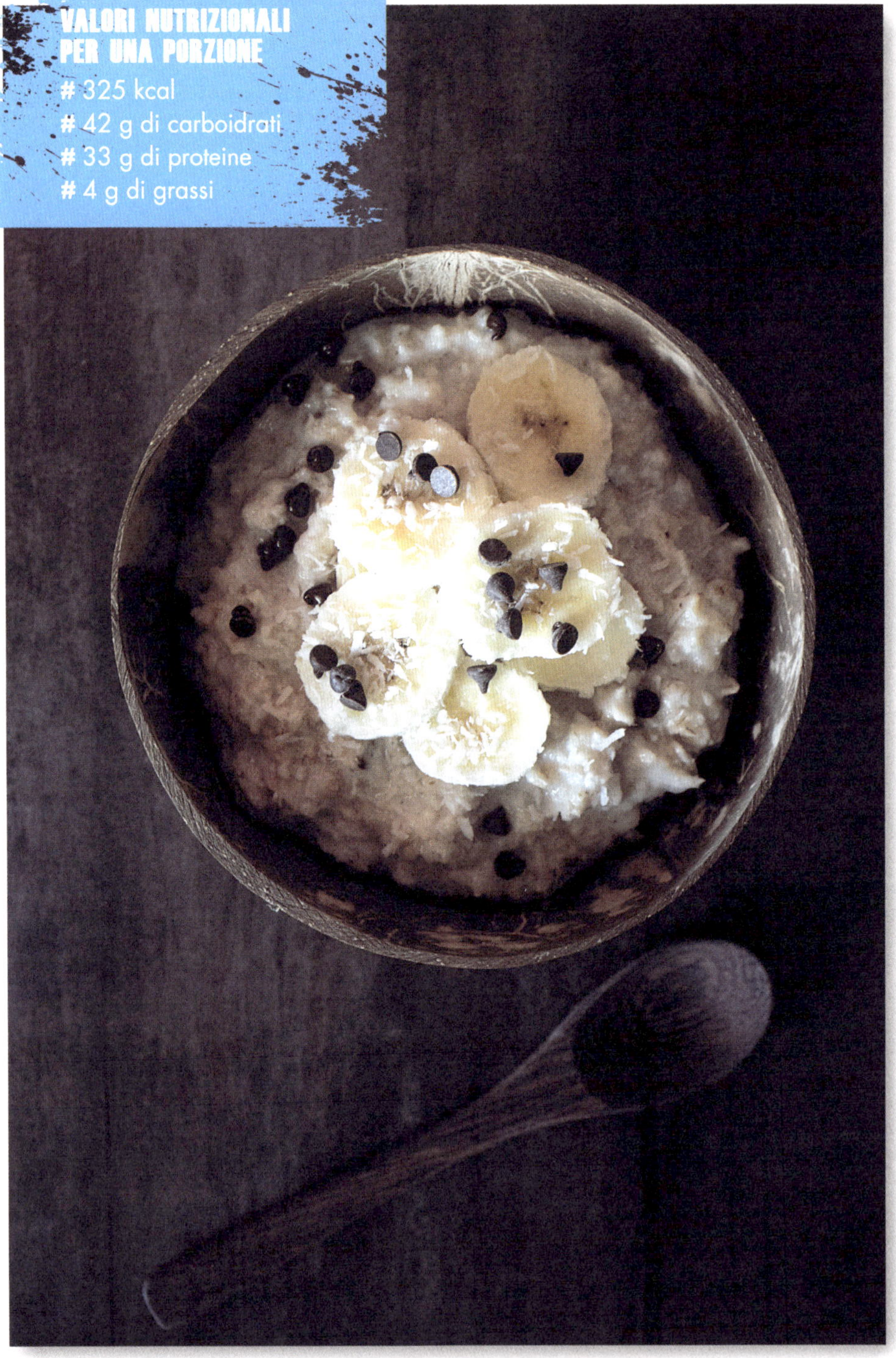

PORRIDGE CON PROTEINE DEL LATTE

Per chi avesse bisogno di seguire una dieta iperproteica e non potesse utilizzare gli albumi, ho pensato di proporvi le proteine whey. Questa ricetta trasformerà la vostra colazione in un pasto ricco di proteine e vi eviterà l'assunzione di strani beveroni.

INGREDIENTI
PER UNA PERSONA
- 40 g di fiocchi d'avena
- 180 ml di latte
- 20 g di whey
- 100 g di yogurt magro

Topping
- frutta fresca o secca
- cioccolato fondente

TEMPO DI PREPARAZIONE: 15'

PREPARAZIONE

In una ciotola abbastanza capiente mettiamo l'avena e la ricopriamo con le whey, 100 ml d'acqua e il latte il rapporto fiocchi/liquidi deve essere sempre 1:4). Cuociamo in microonde per un minuto a 800 watt. Mescoliamo e cuociamo ancora per circa 40 secondi, fino a che l'avena non risulta cremosa. Una volta terminata la cottura, aggiungiamo lo yogurt ed eventualmente i nostri topping preferiti.

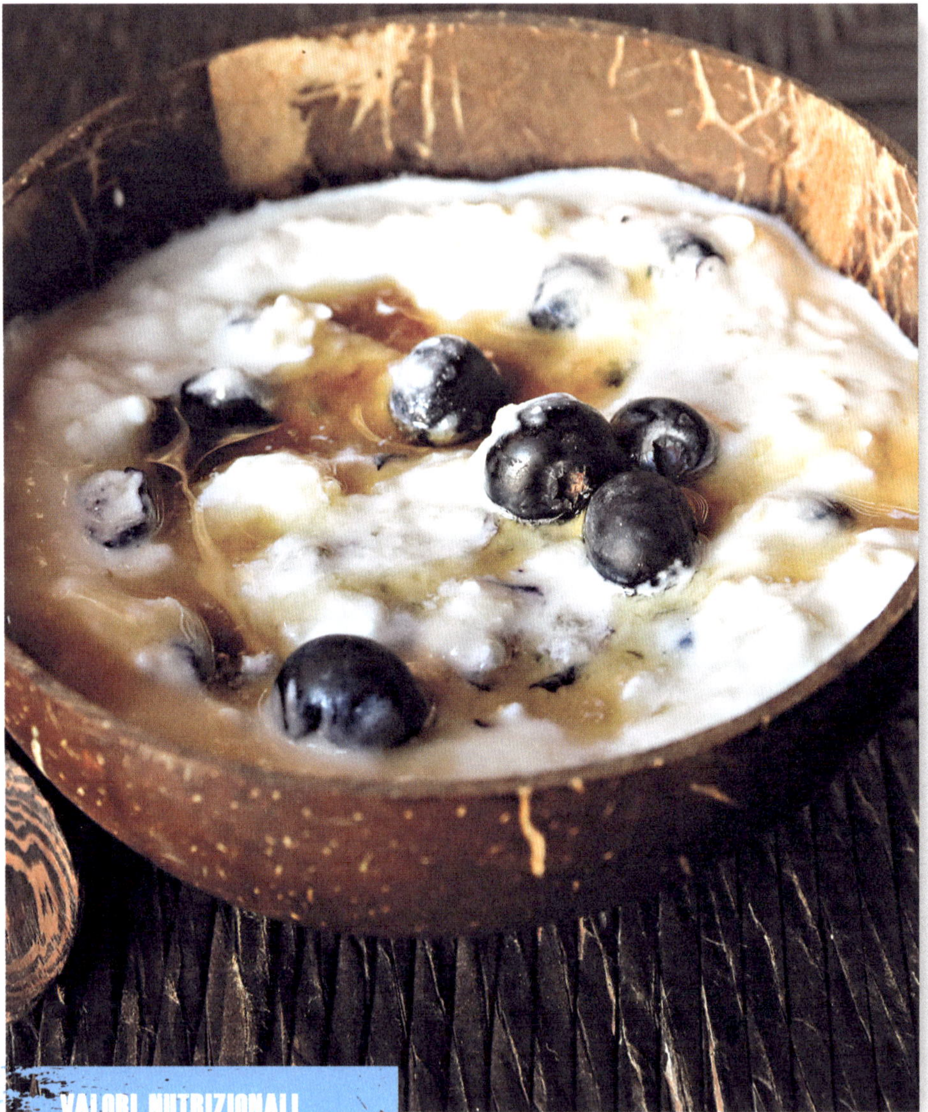

VALORI NUTRIZIONALI PER UNA PORZIONE

202 kcal
34 g di carboidrati
13 g di proteine
1 g di grassi

PORRIDGE CON FIOCCHI DI RISO

Si sente spesso dire che l'avena gonfia, ma in realtà è solo l'abuso di questo ingrediente, o la cottura sbagliata, a causare questo problema.
Questo porridge è pensato proprio per coloro che vogliono evitare l'avena, perché a prendere il suo posto sono i fiocchi di riso.

INGREDIENTI
PER UNA PERSONA

- 30 g di fiocchi di riso
- 100 g di yogurt greco 0% grassi
- mirtilli freschi q. b.
- dolcificante q. b.
- miele o sciroppo d'acero q. b.

TEMPO DI PREPARAZIONE: 20'

PREPARAZIONE

Mettiamo 200 ml d'acqua in un pentolino e aggiungiamo i fiocchi di riso. Una volta raggiunta una consistenza cremosa, mescoliamo qualche secondo unendo il dolcificante. Poi togliamo dal fuoco e lasciamo raffreddare.
Spostiamo il composto in una tazza in cui metteremo lo yogurt greco, i mirtilli e infine il miele.
Una colazione ideale per le giornate invernali. Se vogliamo provarla anche fredda, prepariamola la sera prima. "Non ho tempo per fare colazione" non è più una giustificazione valida!

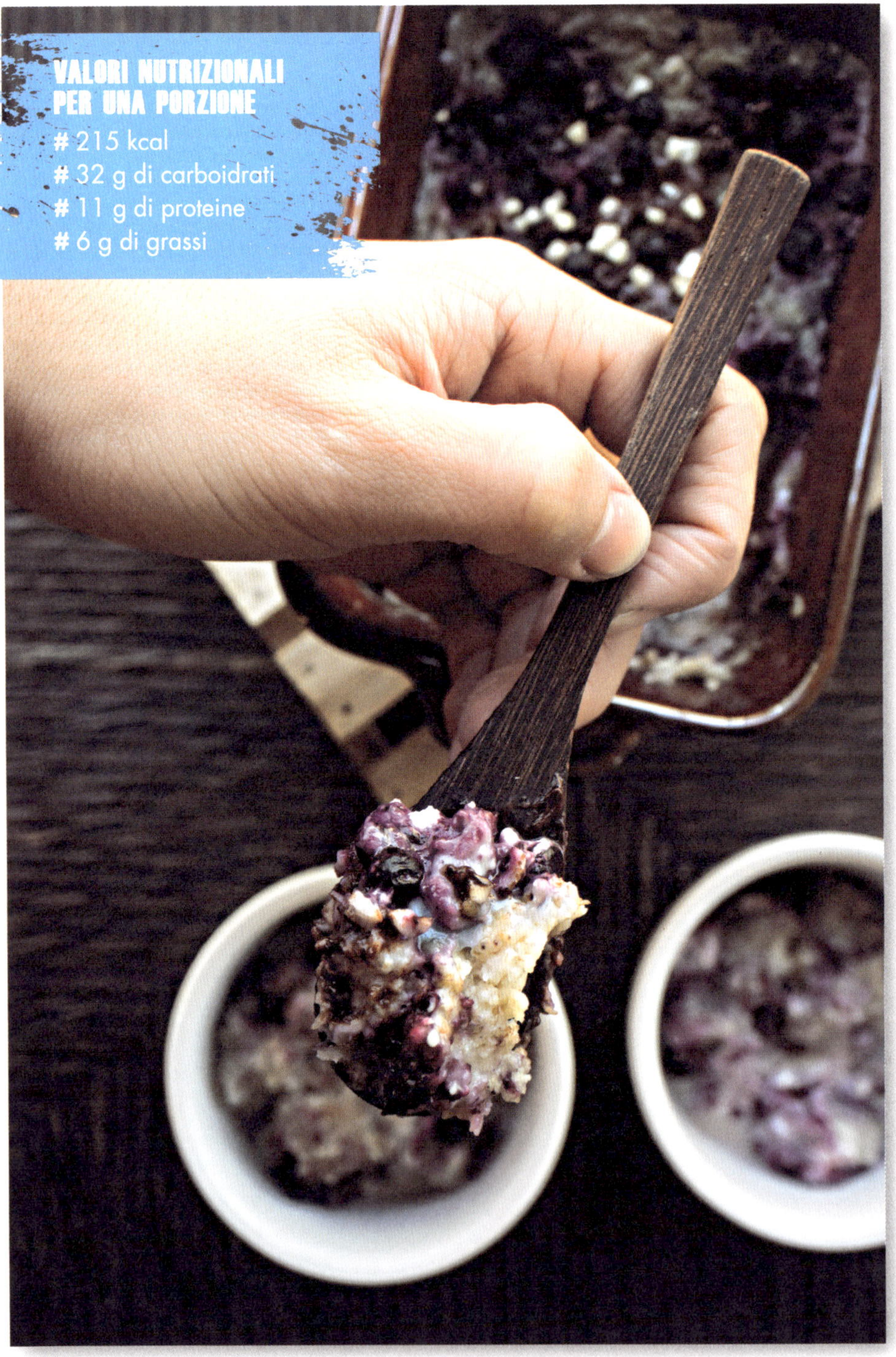

VALORI NUTRIZIONALI PER UNA PORZIONE

215 kcal
32 g di carboidrati
11 g di proteine
6 g di grassi

PORRIDGE AL FORNO

Preparato la sera e lasciato riposare in frigorifero oppure preparato velocemente al microonde o in un pentolino...
Ma se potessimo cucinarlo con più tranquillità? Magari ingannando il tempo di cottura facendo un circuito, leggendo un libro o guardando la tv? Un porridge caldo e più corposo vi coccolerà con un apporto calorico bilanciato e la possibilità di renderlo ogni volta diverso dal precedente. Sarà il vostro nuovo comfort food.

INGREDIENTI
PER UNA PERSONA

- 40 g di fiocchi d'avena
- 30 g di albume (1 uovo piccolo)
- 25 g di mirtilli
- dolcificante a piacere

Topping

- 1 quadretto di cioccolato
- 1 cucchiaino di granella di mandorle

TEMPO DI PREPARAZIONE: 35'

PREPARAZIONE

Uniamo tutti gli ingredienti e 160 ml d'acqua e mettiamoli in una pirofila. Inforniamo a 180 °C e cuociamo per circa 30 minuti nella griglia centrale. Gli ultimi 5 minuti aggiungiamo il topping.
Una volta cotto, lasciamo raffreddare qualche minuto e prepariamoci a gustare il nostro porridge.

VALORI NUTRIZIONALI PER UNA PORZIONE

- # 85 kcal
- # 4 g di carboidrati
- # 4 g di proteine
- # 5 g di grassi

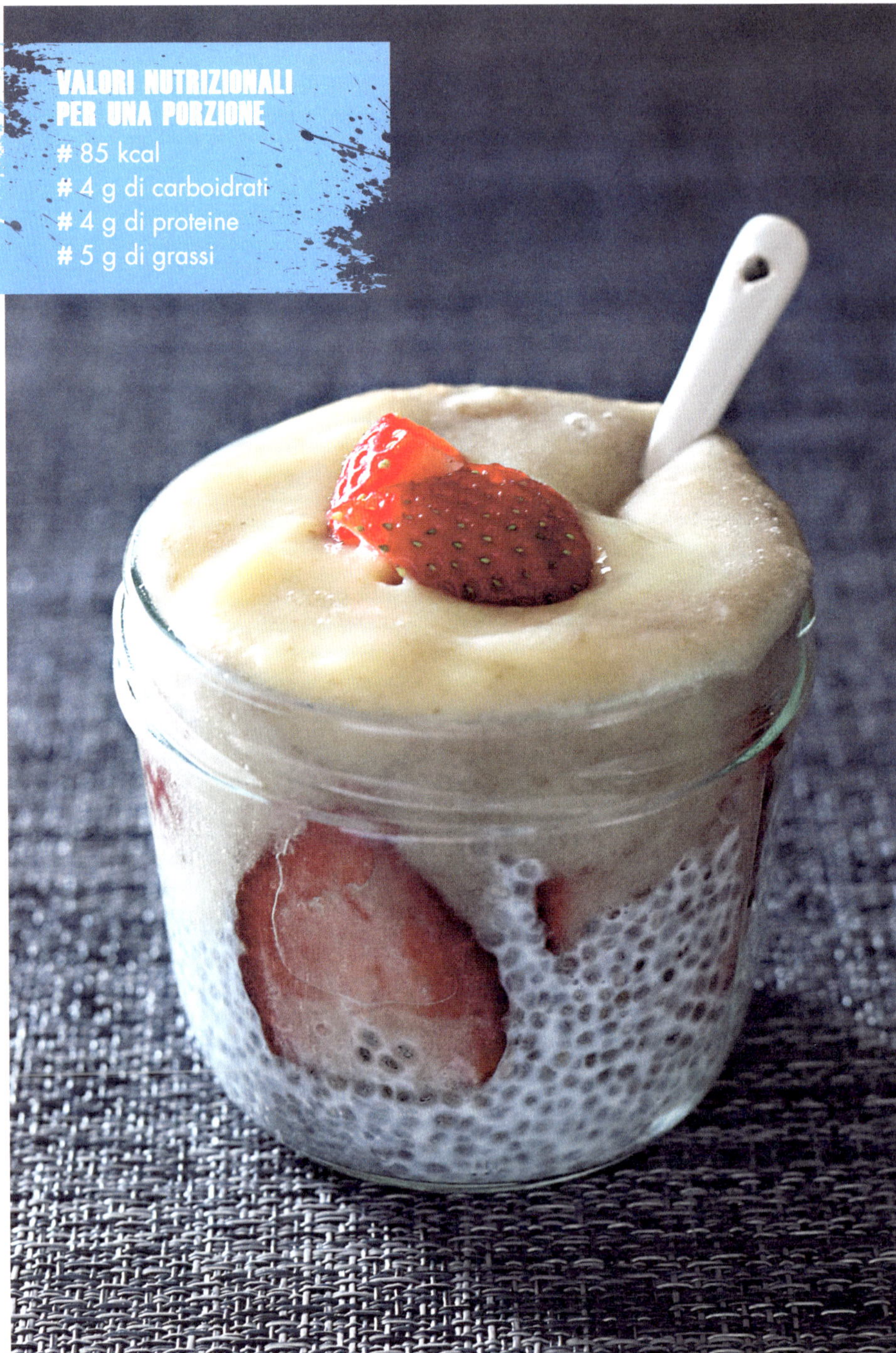

CHIA PUDDING

Chi direbbe che questi "semi d'oro" contengono sali minerali, vitamine e acidi grassi essenziali in quantità così alte da essere definiti veri e propri "superfood"?
In cucina l'impiego dei semi di chia non è così limitato come si potrebbe pensare, e l'assenza di glutine li rende ideali anche per chi soffre di intolleranze o celiachia. Inseriamoli in una colazione dolce: di super non ci sarà solo il gusto.

INGREDIENTI
PER UNA PERSONA
- 15 g di semi di chia
- 60 ml di latte
- dolcificante a piacere
- aroma naturale alla vaniglia

Topping
- mezza banana
- fragole

TEMPO DI PREPARAZIONE: 2' + 4 H

PREPARAZIONE

Uniamo i semi di chia, il latte, il dolcificante e qualche goccia di vaniglia in un contenitore, poi lasciamo riposare 4 ore in frigorifero. Trascorso il tempo di riposo, il composto è diventato gelatinoso. Prepariamo una crema frullando mezza banana con un cubetto di ghiaccio. Aggiungiamola al pudding insieme alle fragole a pezzetti e affondiamo il cucchiaino in questa super colazione, che ci darà la giusta energia e una buona quantità di micronutrienti, l'ideale per affrontare la giornata.

VALORI NUTRIZIONALI PER UN PANCAKE

- # 27 kcal
- # 2,5 g di carboidrati
- # 2 g di proteine
- # 1 g di grassi

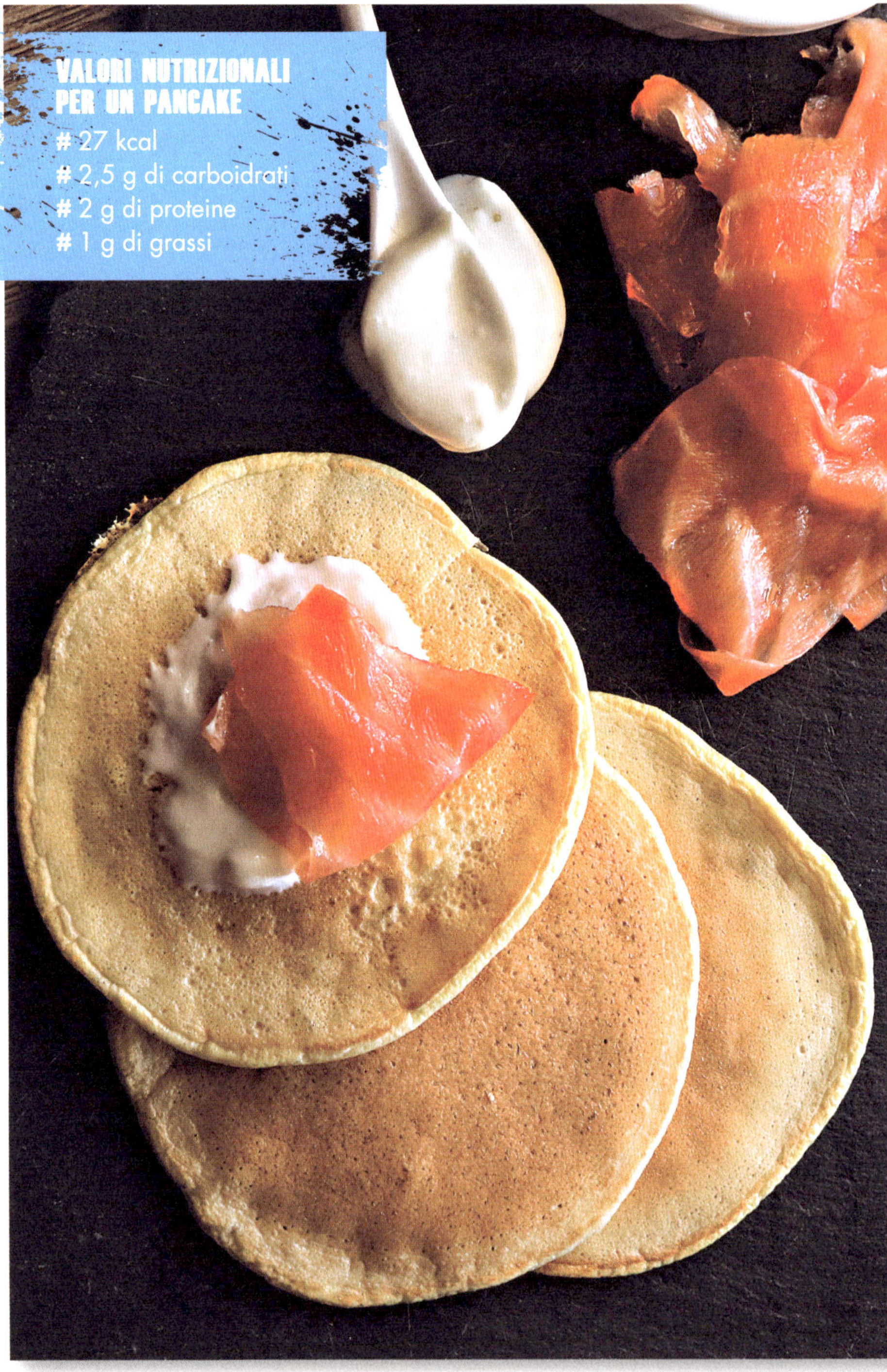

PANCAKE DI CECI

Ricordatevi che la parola chiave nell'alimentazione è: variare. Ecco perché spesso rielaboro le mie ricette e individuo ingredienti alternativi. La ricetta dei pancake salati, per esempio, ha una componente principale di farina di grano o di avena: a me piace invertire le dosi o sostituire con altre farine. Avete mai provato quella di legumi? Qui vedremo l'utilizzo della farina di ceci, ricca di fibre e proteine.

INGREDIENTI
PER 10 PANCAKE

- 2 g di idrolitina
- 50 g di farina di ceci
- 80 g di albume (2 uova grandi)
- 1 cucchiaio di olio evo
- sale q. b.
- rosmarino a piacere

TEMPO DI PREPARAZIONE: CIRCA 20'

PREPARAZIONE

Montiamo a neve l'albume e mescoliamo in una ciotola la farina di ceci, un pizzico di sale e il rosmarino. In un bicchiere con 40 ml d'acqua aggiungiamo l'idrolitina e aspettiamo che faccia reazione divenendo effervescente. Uniamo agli ingredienti secchi l'olio e l'albume, mescolando dal basso verso l'alto per non smontare l'uovo. Una volta amalgamato il tutto, aggiungiamo il bicchiere d'acqua effervescente e facciamo assorbire bene.

Mettiamo sul fuoco una padella antiaderente e con l'aiuto di un cucchiaio cuociamo il composto formando dei dischi. Quando compaiono le bolle in superficie, giriamo e cuociamo dall'altra parte. È un'idea veloce, sana e buona per iniziare la giornata col piede giusto.

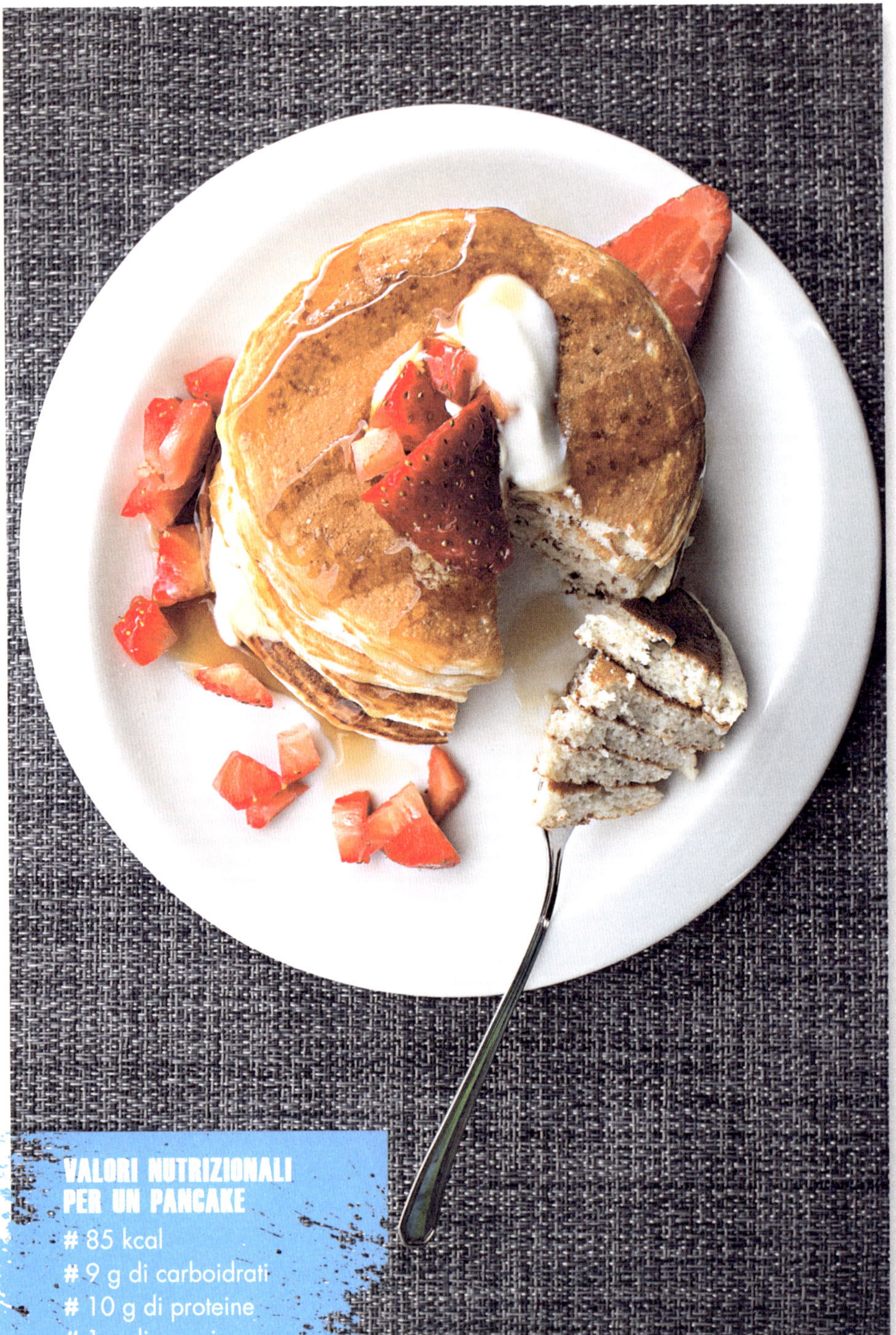

VALORI NUTRIZIONALI PER UN PANCAKE

- # 85 kcal
- # 9 g di carboidrati
- # 10 g di proteine
- # 1 g di grassi

PANCAKE PROTEICI
(SENZA WHEY E TUORLI)

Quando iniziai ad armeggiare ai fornelli cercavo un'idea soddisfacente per una colazione proteica. L'elemento importante erano le proteine e quindi utilizzavo litri di albume a discapito delle farine. Tutti sbagliano, del resto! Con il tempo ho trovato il giusto equilibrio per una colazione gustosa e con una buona dose di proteine e carboidrati.
Se vi siete stancati delle solette di cartone che vi ostinate a chiamare pancake, provate questa ricetta.

INGREDIENTI
PER 4 PANCAKE

- 40 g di farina d'avena
- 20 g di farina di cocco
- 160 g di albume (5 uova medie)
- mezzo cucchiaino di lievito per dolci (oppure la punta di 1 cucchiaino di bicarbonato con 1 cucchiaino di aceto di mele)
- 60 g di yogurt greco
- dolcificante a piacere

Topping

- sciroppo d'acero
- yogurt

TEMPO DI PREPARAZIONE: 15'

PREPARAZIONE

Montiamo a neve metà dell'albume. Uniamo al restante albume le polveri e lo yogurt e infine aggiungiamo il composto montato avendo cura di incorporarlo dal basso verso l'alto per evitare che si sgonfi.
Scaldiamo una padella antiaderente, versiamo due cucchiai di composto e facciamo cuocere a fiamma media per circa 2 minuti per lato. Quando appariranno le bollicine in superficie sarà il momento di girare il pancake. Ultimata la cottura impiliamo le nostre frittelle.
Gustatele calde o lasciatele raffreddare, preparatele la sera prima o la mattina appena svegli, ma soprattutto… divertitevi con i condimenti. Ecco un'altra colazione sana e sfiziosa.

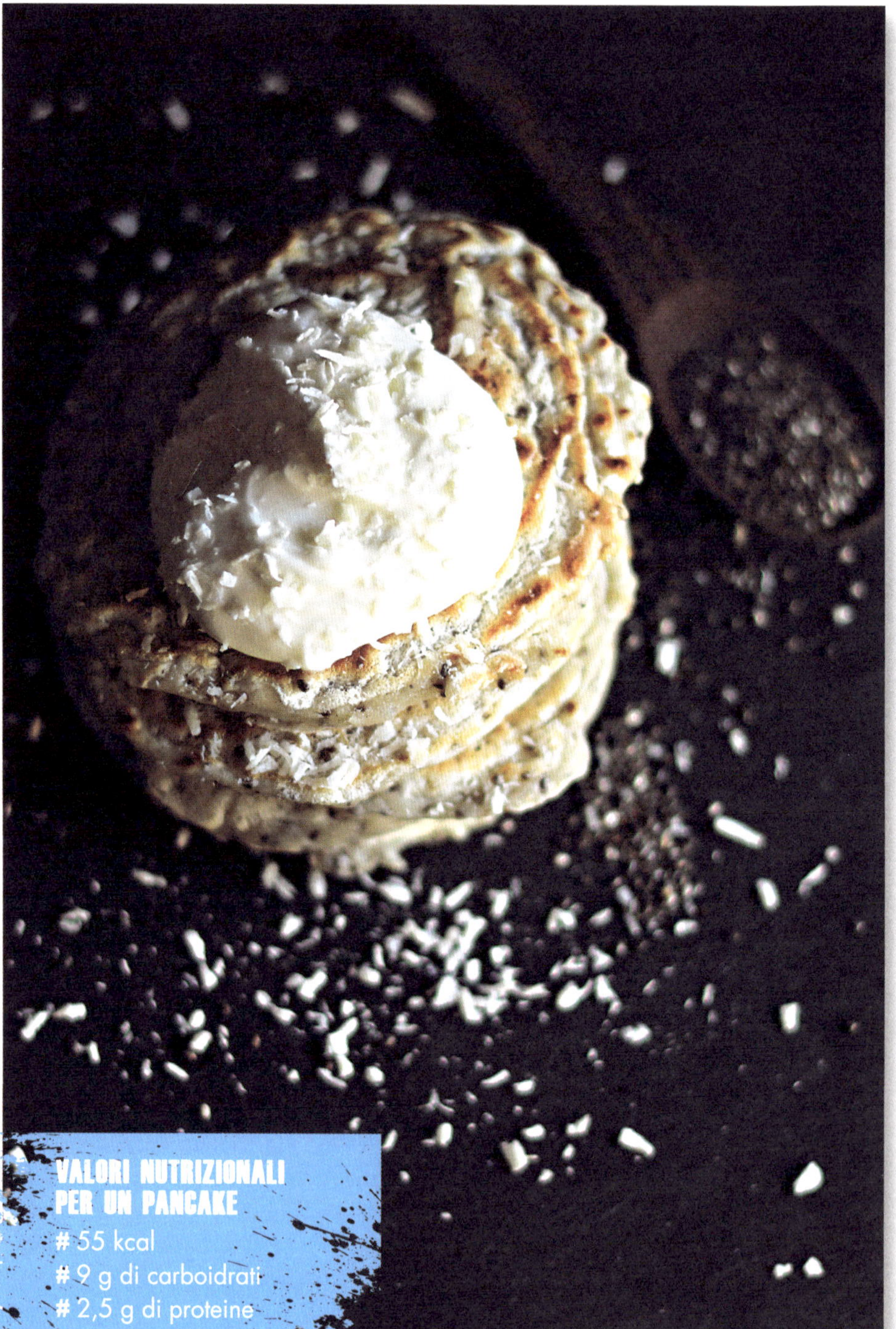

VALORI NUTRIZIONALI PER UN PANCAKE

55 kcal
9 g di carboidrati
2,5 g di proteine
1 g di grassi

PANCAKE CON SEMI DI CHIA

Abbiamo già parlato di pancake e anche di semi di chia: la colazione più apprezzata nel mondo del fitness che incontra un super food tanto piccolo quanto ricco. Per variare, vi propongo un pancake che non prevede l'uso dell'uovo.

INGREDIENTI
PER 5 PANCAKE

- 60 g di farina d'avena
- 10 g di semi di chia
- 1 cucchiaino di lievito per dolci
- 40 g di yogurt greco
- dolcificante a piacere

TEMPO DI PREPARAZIONE: 1 H + 10'

PREPARAZIONE

Lasciamo riposare i semi di chia in 60 ml d'acqua per almeno un'ora.
Uniamo tutti gli ingredienti in una ciotola e mescoliamo aggiungendo l'acqua a filo, fino a raggiungere una consistenza cremosa.
Mettiamo sul fuoco una padella antiaderente e procediamo versando l'impasto con un cucchiaio, cuocendo ciascuna frittella su entrambi i lati.
Aggiungiamo i semi di chia, condiamo a piacere e prepariamoci a vivere la giornata al massimo!

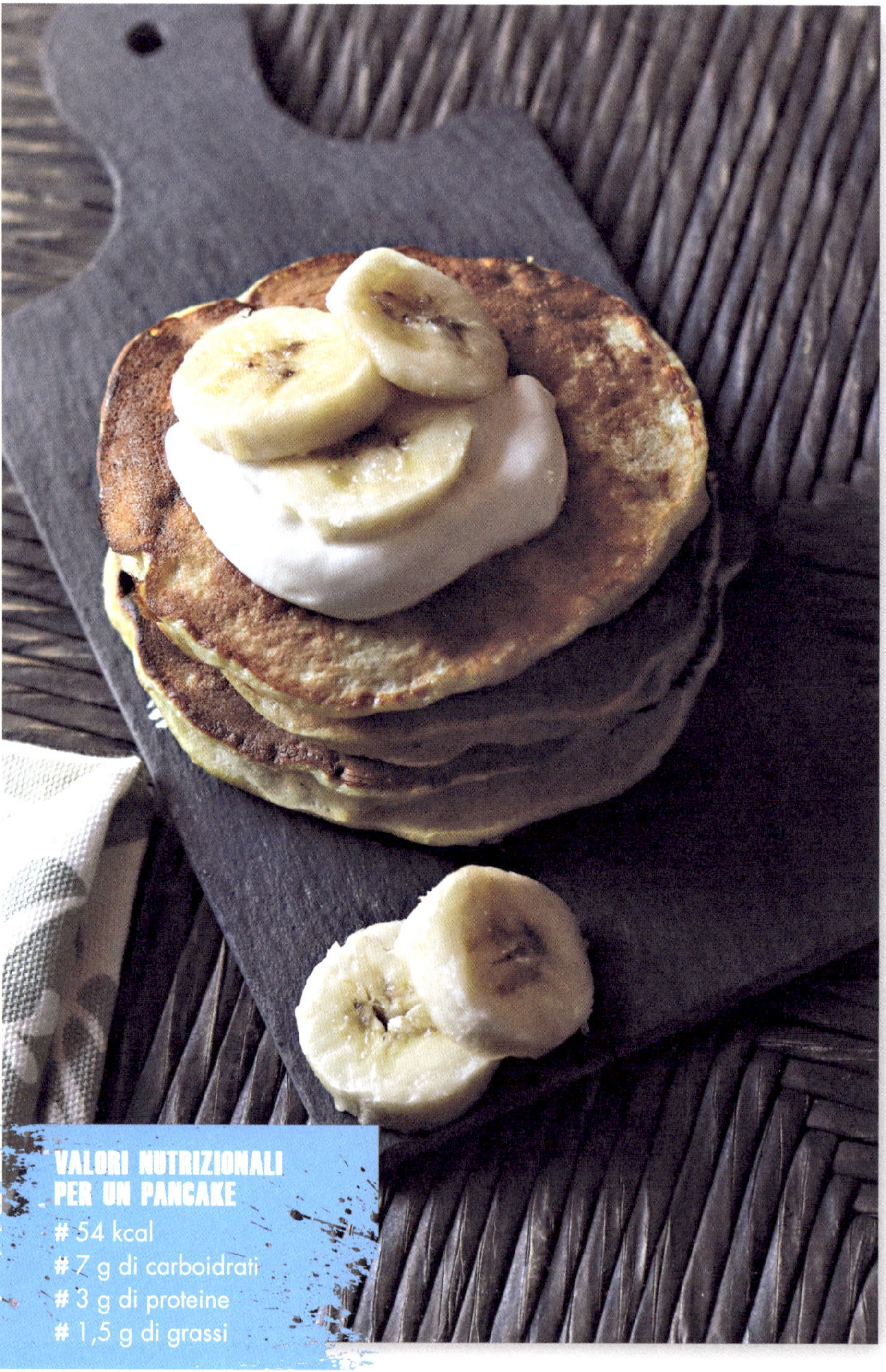

VALORI NUTRIZIONALI PER UN PANCAKE

54 kcal
7 g di carboidrati
3 g di proteine
1,5 g di grassi

PANCAKE ALLA BANANA

Se c'è una cosa che odio è dover cambiare i piani, soprattutto quando si tratta di cibo, ma sono sicura che anche a voi sia capitato di dover ripiegare su un'altra ricetta per mancanza di ingredienti. E magari succede proprio a colazione, quando desiderate ardentemente dei pancake dalla sera prima. Ecco, non temete: con pochissima farina e con una bella banana matura riuscirò a soddisfare le vostre fantasie culinarie mattutine.

INGREDIENTI
PER 4 PANCAKE
- 2 cucchiai di farina manitoba
- 5 g di farina di cocco
- 1 uovo
- 1 banana matura
- 1 g di lievito per dolci
- 2 cucchiai di latte
- dolcificante a piacere

Topping (facoltativo)
- frutta secca
- cioccolato

TEMPO DI PREPARAZIONE: 15'

PREPARAZIONE

Schiacciamo la banana con una forchetta. Aggiungiamo la farina di cocco, il dolcificante, il lievito e i 2 cucchiai di farina, poi amalgamiamo con il latte e l'uovo fino a ottenere una pastella.
Mettiamo sul fuoco una padella antiaderente ben oleata e versiamo un cucchiaio di impasto. Sulla superficie si formeranno delle bollicine, a questo punto giriamo e cuociamo dall'altra parte. Procediamo in questo modo fino a che non terminiamo la pastella.
Per completare, possiamo utilizzare della frutta secca o del cioccolato, in modo da avere una buona dose di carboidrati, accompagnata da proteine e grassi.

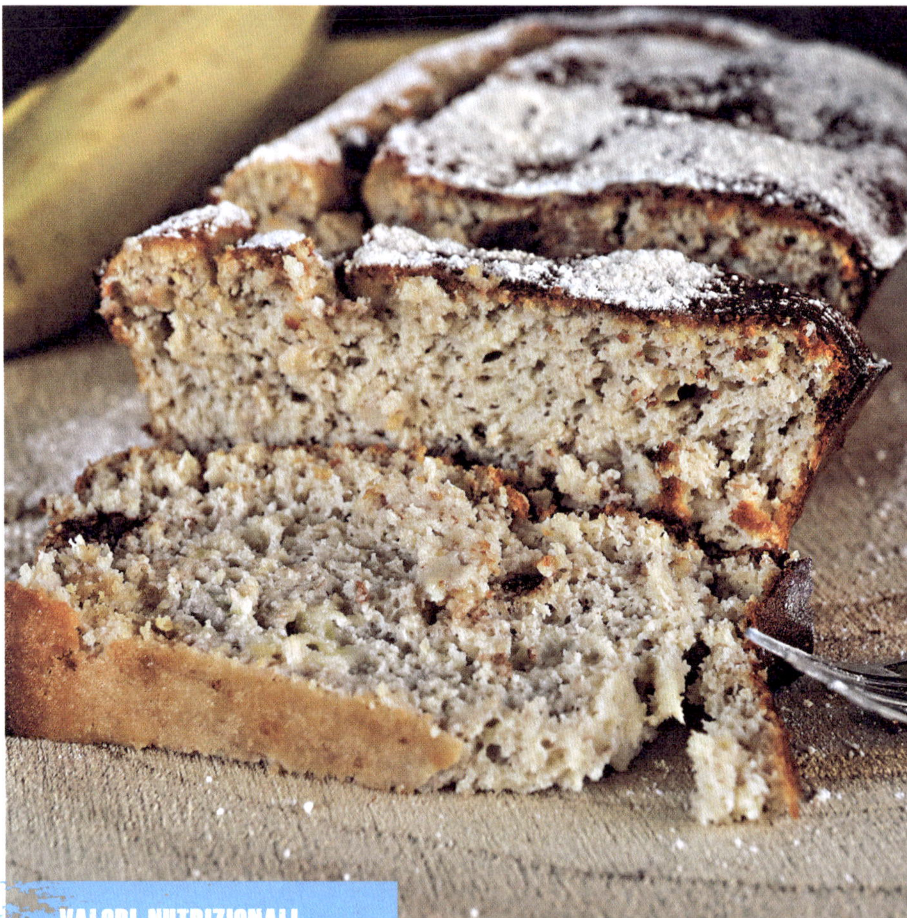

VALORI NUTRIZIONALI PER UNA FETTA DA 30 G

- # 77 kcal
- # 11 g di carboidrati
- # 6 g di proteine
- # 1 g di grassi

BANANA BREAD A MODO MIO

Questa ricetta è la coccola ideale per chi non riesce a immaginare un inizio di giornata o una merenda senza un po' di dolcezza. Vedrete che risultato, nonostante l'assenza di tuorlo, olio e burro e quanto il fruttosio delle banane vi farà dimenticare lo zucchero bianco.

INGREDIENTI

- 3 banane mature
- 80 g di albume (2 uova grandi)
- 90 ml di latte di frutta secca
- 3 ml di sciroppo di agave
- 100 g di farina manitoba
- 50 g di whey al gusto che preferite
- 50 g di burro di arachidi
- 20 g di cioccolato fondente
- 3 g di idrolitina

TEMPO DI PREPARAZIONE: 50'

PREPARAZIONE

Uniamo le banane schiacciate al burro di arachidi e mescoliamo fino a formare una crema. Setacciamo le polveri, uniamole alla crema e aggiungiamo a filo i liquidi. Infine, mettiamo l'idrolitina in una tazzina piena d'acqua, aspettiamo che faccia reazione – l'acqua diventerà effervescente – e poi la uniamo al composto, nel quale abbiamo aggiunto anche il cioccolato tritato.
Mettiamo il tutto in uno stampo da plumcake e cuociamo in forno preriscaldato a 180 °C in modalità statica. Una volta raffreddato spolveriamo con un cucchiaino di zucchero a velo.
Potete sostituire il burro di arachidi con 30 ml di olio e le whey, con della farina a vostra scelta: ricordatevi però che la farina integrale richiede l'utilizzo di più liquidi.

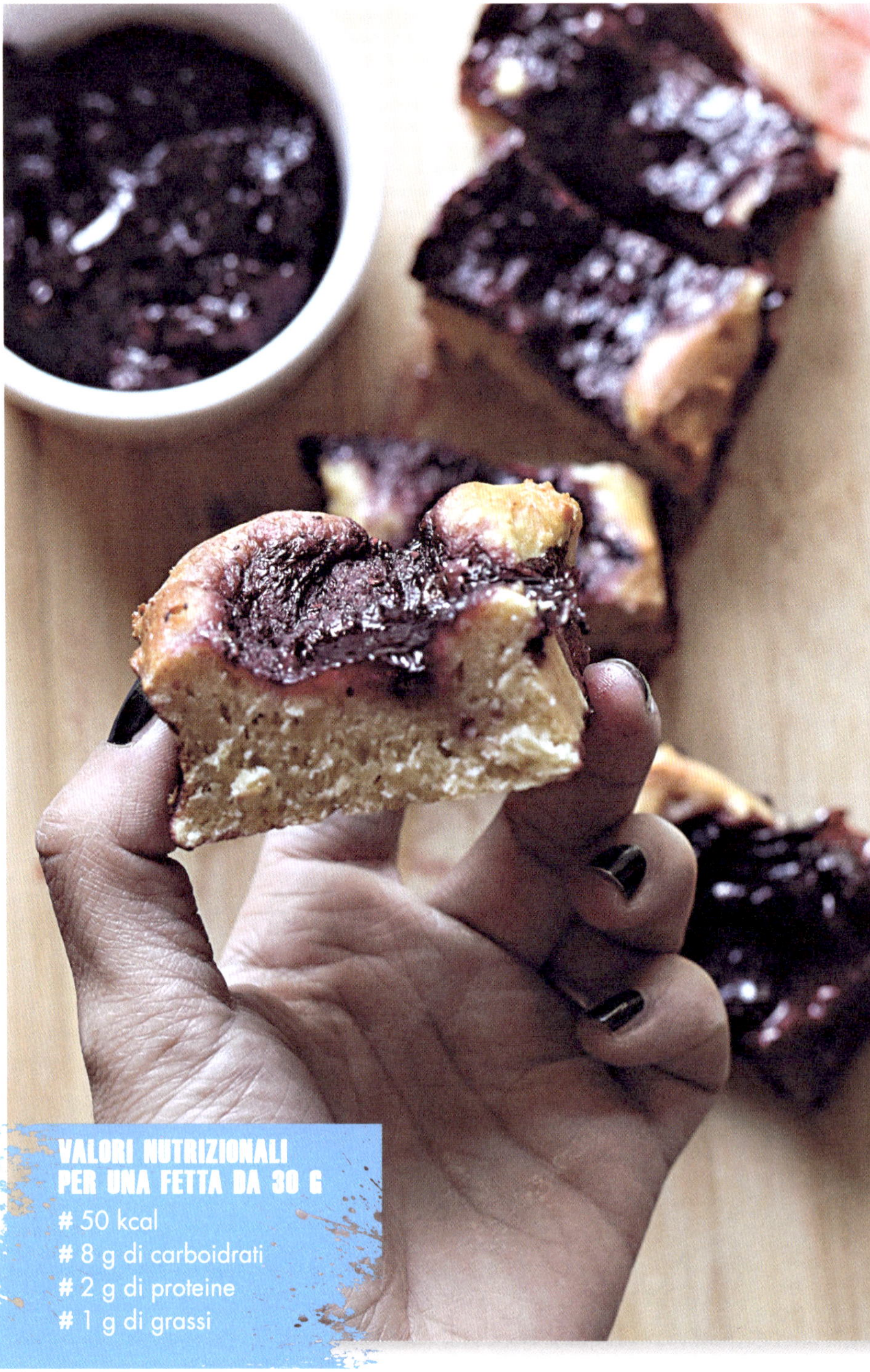

VALORI NUTRIZIONALI
PER UNA FETTA DA 30 G

50 kcal
8 g di carboidrati
2 g di proteine
1 g di grassi

PAN DOLCE ALLA MARMELLATA

Quante volte avete sognato una valida alternativa alle fette biscottate? Ecco la risposta: una carezza a ridotto contenuto di zuccheri e grassi.

INGREDIENTI
- 100 g di farina manitoba
- 20 g zucchero di cocco
- 1 uovo
- 60 g di yogurt greco
- 1 cucchiaino di lievito per dolci
- 1 cucchiaino di stevia
- 1 cucchiaino di olio evo
- 60 g di marmellata leggera

TEMPO DI PREPARAZIONE: 45'

PREPARAZIONE

Preriscaldiamo il forno a 170 °C in modalità statica. Nel frattempo uniamo in una ciotola la farina setacciata con il lievito, la stevia e lo zucchero. Aggiungiamo l'uovo, l'olio e lo yogurt greco e lavoriamo fino a creare un impasto senza grumi, che lasciamo riposare in frigorifero per 10-15 minuti. Rivestiamo con carta da forno uno stampo per plumcake lasciando i bordi alti, inseriamo l'impasto e aggiungiamo la marmellata sopra. Inforniamo per circa 30 minuti: il pane sarà pronto quando la marmellata sarà diventata leggermente croccante.

VALORI NUTRIZIONALI PER 100 G

- # 238 kcal
- # 43,2 g di carboidrati
- # 11 g di proteine
- # 2,2 g di grassi

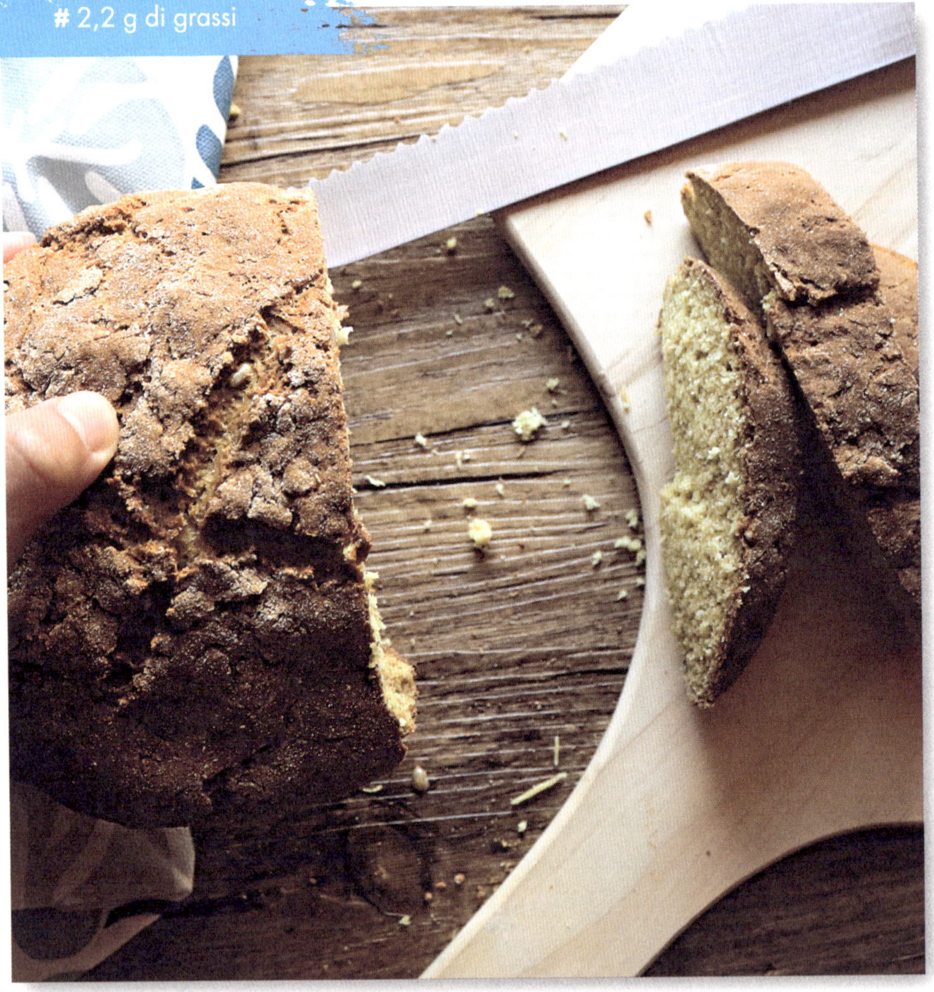

SODA BREAD

Lo so, sarebbe bellissimo fare il pane in casa e mangiarlo appena uscito dal forno – magari di mattina, quando abbiamo bisogno di una coccola in più – ma la preparazione richiede lunghi tempi di attesa, e al lievito non si può mettere fretta. Quale potrebbe essere la soluzione? Be', un pane senza lievitazione.

INGREDIENTI PER UNA PAGNOTTA DA 500 G

- 100 g di farina di teff
- 200 g di semola di grano duro
- 130 ml di latte
- 120 g di yogurt magro
- 2 cucchiaini di succo di limone
- 4 g di sale
- 6 g di bicarbonato
- 10 g di semi di girasole

TEMPO DI PREPARAZIONE: 1 H

PREPARAZIONE

Preriscaldiamo il forno a 200 °C in modalità statica. In una ciotola versiamo il latte, lo yogurt e il succo di limone. Amalgamiamo, copriamo con pellicola trasparente e lasciamo riposare 15 minuti a temperatura ambiente.

In un altro contenitore setacciamo le farine, uniamo il sale, il bicarbonato e i semi di girasole, poi lo uniamo al composto che abbiamo appena preparato e amalgamiamo fino a ottenere un impasto morbido e liscio. Foderiamo una teglia con della carta da forno e disponiamo la pagnotta, sulla quale incidiamo una croce.

Cuociamo per circa 30 minuti, poi abbassiamo la temperatura del forno a 180 °C, ultimando la cottura per altri 10 minuti.

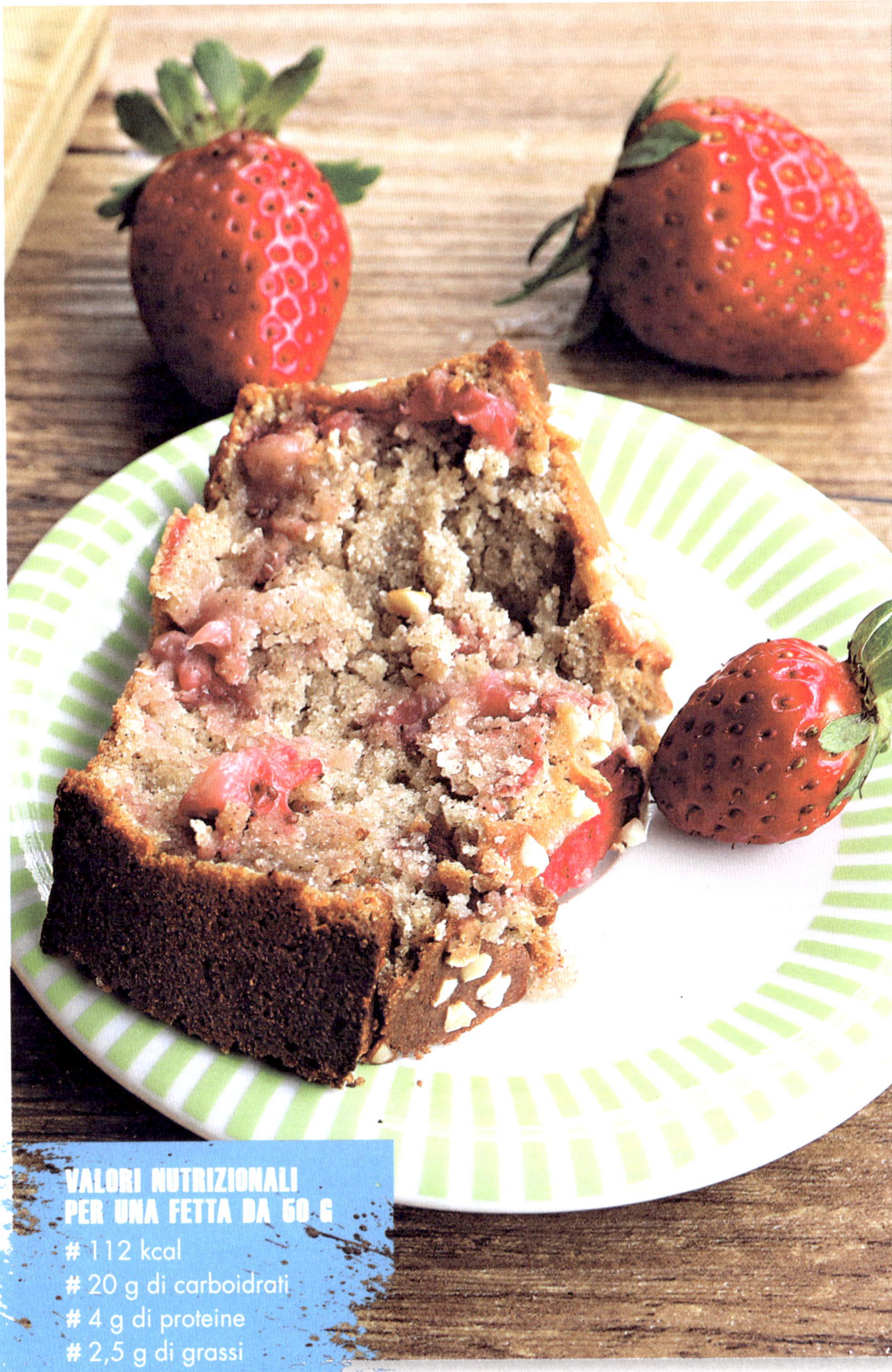

VALORI NUTRIZIONALI PER UNA FETTA DA 50 G

- # 112 kcal
- # 20 g di carboidrati
- # 4 g di proteine
- # 2,5 g di grassi

PLUMCAKE VEGAN ALLE FRAGOLE

Abbiamo visto diversi modi per rendere l'inizio della giornata più piacevole, dolce ed equilibrato.
In questa ricetta utilizzeremo un sostituto delle uova, facilmente reperibile nei supermercati in bustine monouso, e del latte vegetale. Senza uova, yogurt e burro, questa è una ricetta assolutamente vegan!

INGREDIENTI

- 220 g di farina di grano saraceno
- 80 g di farina di teff
- 130 g di fragole fresche
- 250 ml di latte vegetale
- 1 bustina di sostituto di uova per dolci
- 2 cucchiai di olio di riso
- 1 cucchiaino abbondante di bicarbonato
- 1 cucchiaio di aceto di mele
- 1 cucchiaio di sciroppo di agave
- 1 cucchiaino di stevia

TEMPO DI PREPARAZIONE: 1 H

PREPARAZIONE

Preriscaldiamo il forno a 180 °C in modalità statica. In una ciotola uniamo le farine, il sostituto di uova, il bicarbonato e la stevia. Aggiungiamo il latte a filo, poi l'aceto di mele e l'olio.
Laviamo e puliamo le fragole tagliandone a cubetti la maggior parte e tenendone da parte alcune per la decorazione. Incorporiamo le fragole tagliate nell'impasto insieme allo sciroppo di agave. Poi versiamo tutto nello stampo da plumcake ben oleato, decoriamo la superficie con le rimanenti fragole e inforniamo per 50-55 minuti.

VALORI NUTRIZIONALI PER UNA FETTA DA 30 G

- # 230 kcal
- # 18 g di carboidrati
- # 12 g di proteine
- # 11 g di grassi

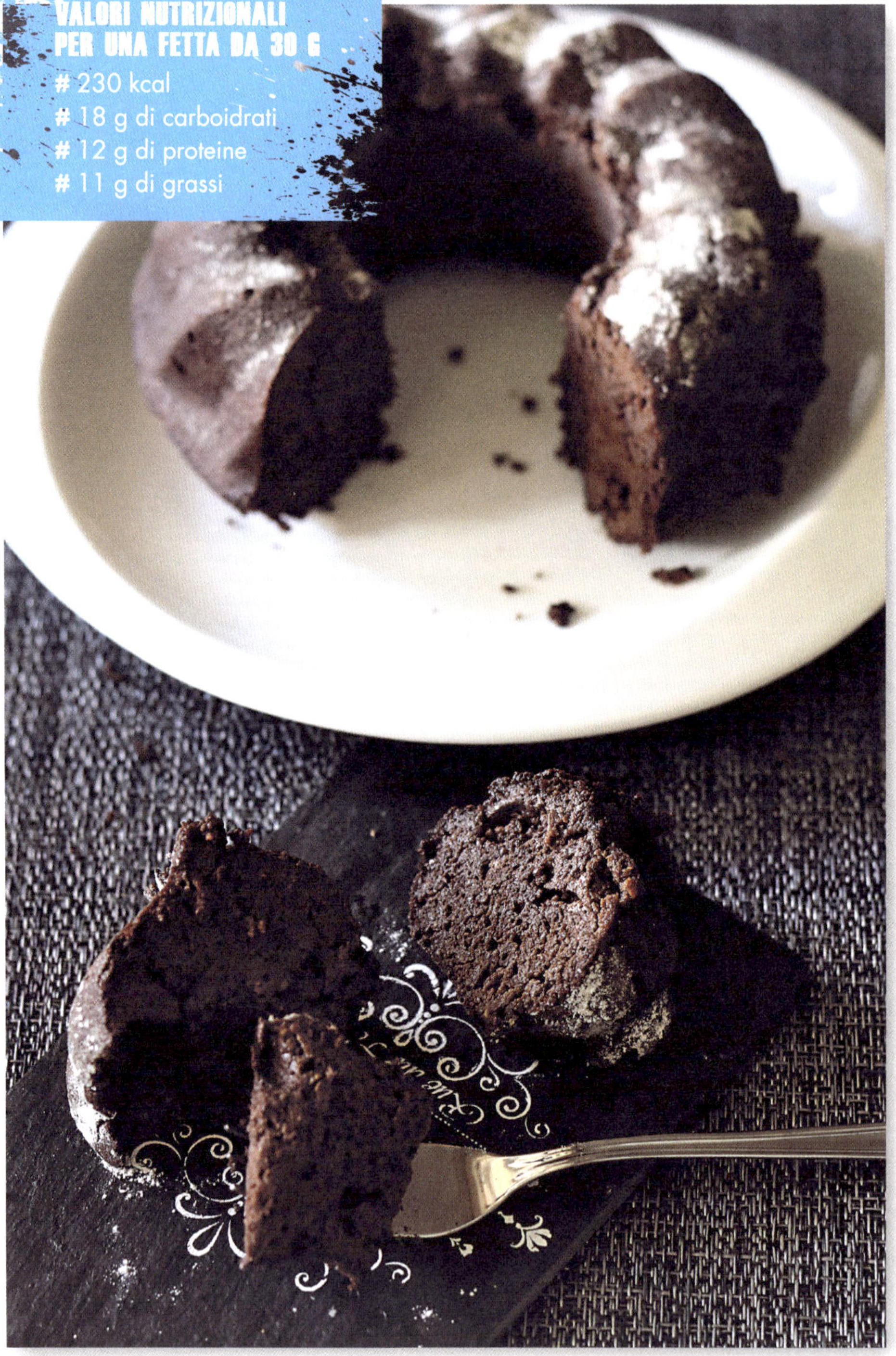

CIAMBELLONE MORBIDO AL CACAO

Quando ho addentato questo ciambellone per la prima volta, il sapore del cacao e la morbidezza dell'impasto mi hanno portato indietro a quando ero bambina. Chi avrebbe mai detto che tutto quello zucchero avrebbe ceduto il passo a versioni più leggere e in linea con le esigenze di una personal trainer?

INGREDIENTI PER UNO STAMPO DA 17 CM DI DIAMETRO

- 40 g di farina integrale
- 20 g di farina di cocco
- 40 g di cacao amaro
- 200 g di albume (6 uova medie)
- 1 uovo intero
- 20 g di olio di cocco
- 50 g di purea di mele
- 70 g di marmellata di albicocca
- 40 ml di latte di farro
- 3 g di lievito per dolci
- 50 g di latte di cocco in crema
- sale q. b.

TEMPO DI PREPARAZIONE: 30'

PREPARAZIONE

In una ciotola uniamo tutte le polveri: cacao, farine e sale. In un recipiente a parte montiamo a neve l'albume, e in un terzo contenitore lavoriamo l'olio di cocco – che deve essere allo stato liquido – con l'uovo, la crema di cocco e il latte di farro.
Incorporiamo le tre lavorazioni, avendo cura di non smontare gli albumi. Aggiungiamo il lievito per dolci, la purea di mele e la marmellata, fino a ottenere un composto liscio e cremoso.
Preriscaldiamo il forno a 180 °C, oliamo per bene lo stampo e ci versiamo l'impasto. Facciamo cuocere per 25-30 minuti, poi lasciamo raffreddare e serviamo. Non cuocete troppo il ciambellone: è molto buono quando è morbido e umido all'interno.

VALORI NUTRIZIONALI PER UNA FRITTELLA

184 kcal
4 g di carboidrati
12 g di proteine
13 g di grassi

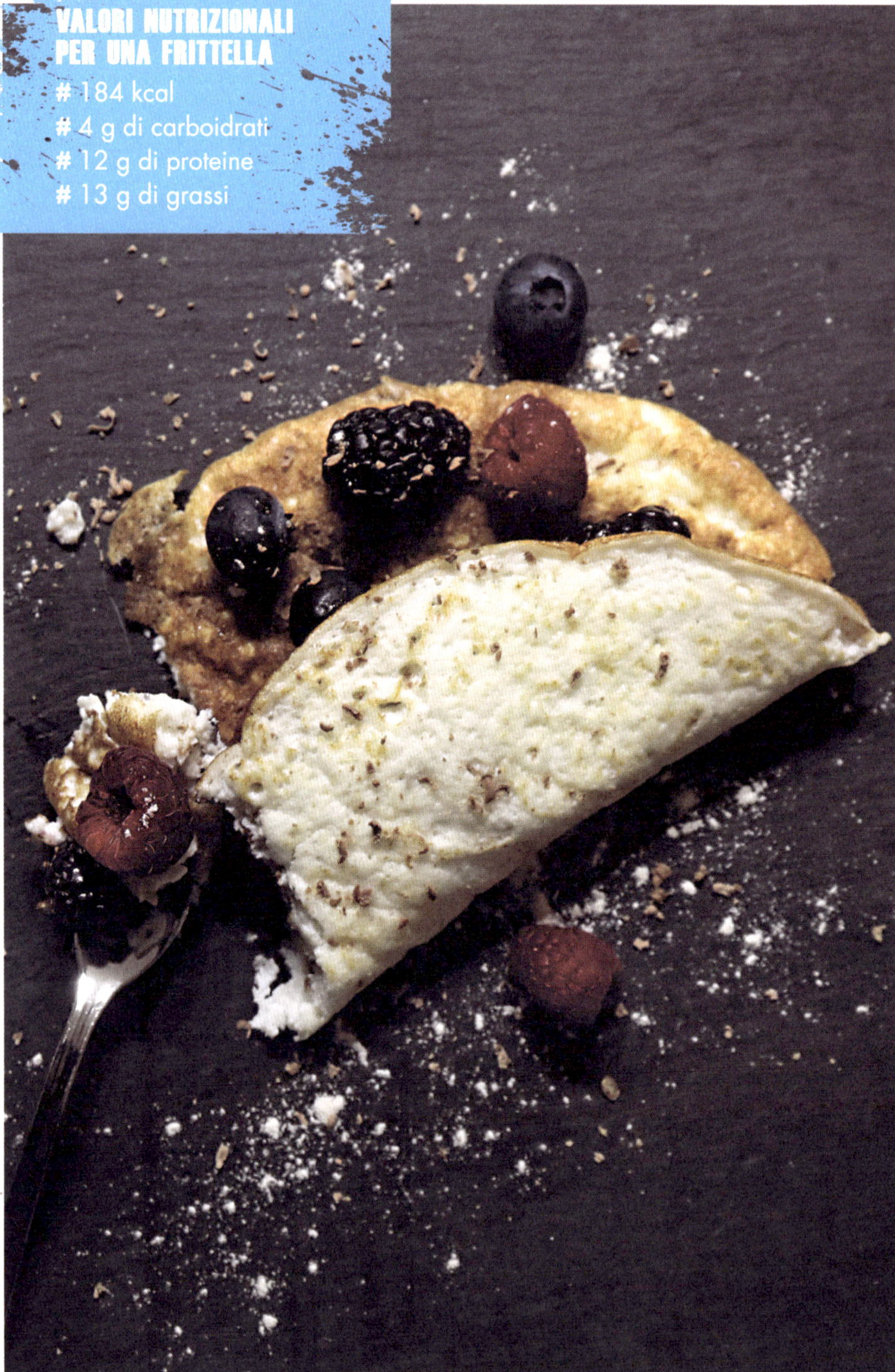

FRITTELLA ALLA RICOTTA E FRUTTA

Nei periodi in cui uno sportivo deve ridurre i carboidrati, che sia per la prova costume o per la preparazione atletica, le idee per una colazione o uno spuntino low carb vacillano. Gli alleati più in voga sono gli albumi, ma non possiamo certo vivere solo di quelli. Ricordate? Variare fa sempre bene.

INGREDIENTI
PER UNA FRITTELLA

- 100 g di ricotta vaccina
- 40 g di albume (1 uovo grande)
- 2 g di stevia
- cioccolato fondente tagliato finemente q. b.
- frutta fresca q. b.

TEMPO DI PREPARAZIONE: 5'

PREPARAZIONE

Lavoriamo la ricotta con il dolcificante e l'albume fino a ottenere un composto cremoso e leggermente spumoso. Poniamo sul fuoco una padella antiaderente da 20 cm di diametro, versiamo il composto e copriamo. Facciamo cuocere fino a quando la frittella non si rapprende la giriamo e ultimiamo la cottura. Aggiungiamo il cioccolato e la frutta fresca a piacere e poi richiudiamo la frittella su se stessa.

VALORI NUTRIZIONALI PER UNA FETTA DA 50 G

- # 157 kcal
- # 22 g di carboidrati
- # 6 g di proteine
- # 5 g di grassi

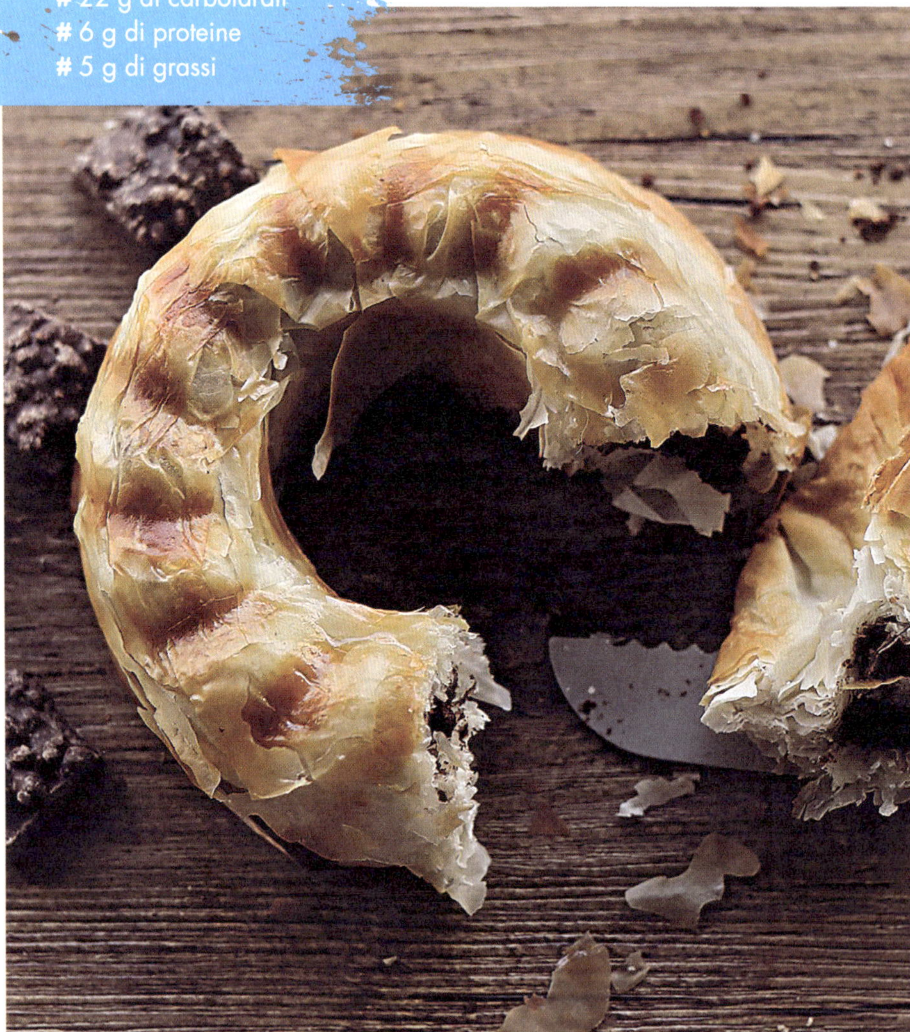

FILLO AL CIOCCOLATO

Chi mi conosce e segue i miei canali sa quanto io abbia fatto uso di pasta fillo negli ultimi anni. Infatti sono dell'idea che questo ingrediente sia sinonimo di versatilità, gusto e ottimi valori nutrizionali.
Allora preparate uno stampo da 20 cm di diametro e una lista di ingredienti davvero, davvero breve!

INGREDIENTI PER UNA TEGLIA DA 20 CM DI DIAMETRO

- 120 g di pasta fillo
- 6 ml di olio di riso
- 50 g di cioccolato fondente
- 3 g di stevia

TEMPO DI PREPARAZIONE: 30'

PREPARAZIONE

Preriscaldiamo il forno a 200 °C in modalità statica. Procediamo ungendo lo stampo con un'emulsione di olio e acqua. Su un foglio disponiamo i 2/3 della pasta fillo, avendo cura di darle una forma rettangolare e di farne uscire i lembi dal bordo, così da poterla richiudere a portafoglio. Ricordiamoci di spennellare ogni foglio e di aggiungere un pizzico di stevia su ciascuno. Utilizzati i primi fogli, disponiamo il cioccolato su tutta la superficie e ultimiamo con la restante fillo.
Chiudiamo il dolce e spennelliamo bene tutta la superficie, in modo da sigillare perfettamente. Schiacciamo bene i lembi di pasta per evitare la fuoriuscita di cioccolato e inforniamo per 10-15 minuti nella griglia centrale del forno.
Una volta raffreddato, capovolgiamo lo stampo e assaggiamo.

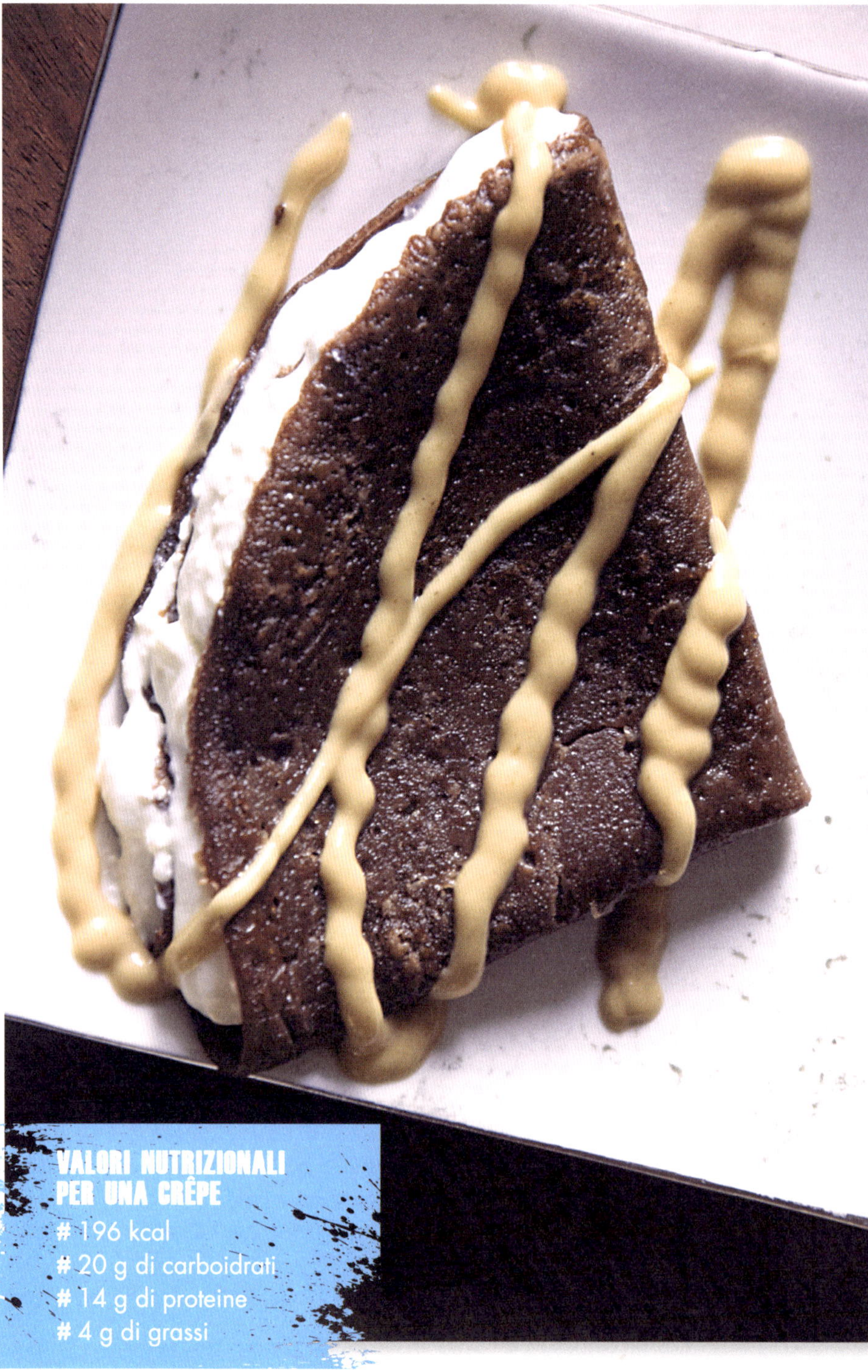

VALORI NUTRIZIONALI PER UNA CRÊPE

- # 196 kcal
- # 20 g di carboidrati
- # 14 g di proteine
- # 4 g di grassi

CRÊPES AL CACAO

Lo so, lo so, siete stufi delle solite colazioni. Della crêpe, poi, non ne parliamo. Ma questa è speciale, perché è al cacao. Potrete "condirla" con ciò che più vi piace. Io ho scelto del quark magro leggermente dolcificato e del burro di anacardi.

INGREDIENTI
PER 3 CRÊPES

- 15 g di farina di cocco
- 15 g di farina d'avena
- 5 g di cacao amaro
- 80 g di albume (2 uova grandi)
- 40 ml di latte di riso (o quel che più preferite)

TEMPO DI PREPARAZIONE: 10'

PREPARAZIONE

Mescoliamo le polveri e i liquidi senza formare grumi. Mettiamo sul fuoco una padella piccola antiaderente e con l'aiuto di un cucchiaio versiamo una quantità di preparato proprio al centro.

Roteando la padella, o con l'aiuto del dorso di un cucchiaio, facciamo in modo di creare un disco di composto.

Cuociamo qualche secondo per lato e guarniamo a piacimento.

VALORI NUTRIZIONALI PER UNA CRÊPE

105 kcal
11 g di carboidrati
7,5 g di proteine
3,5 g di grassi

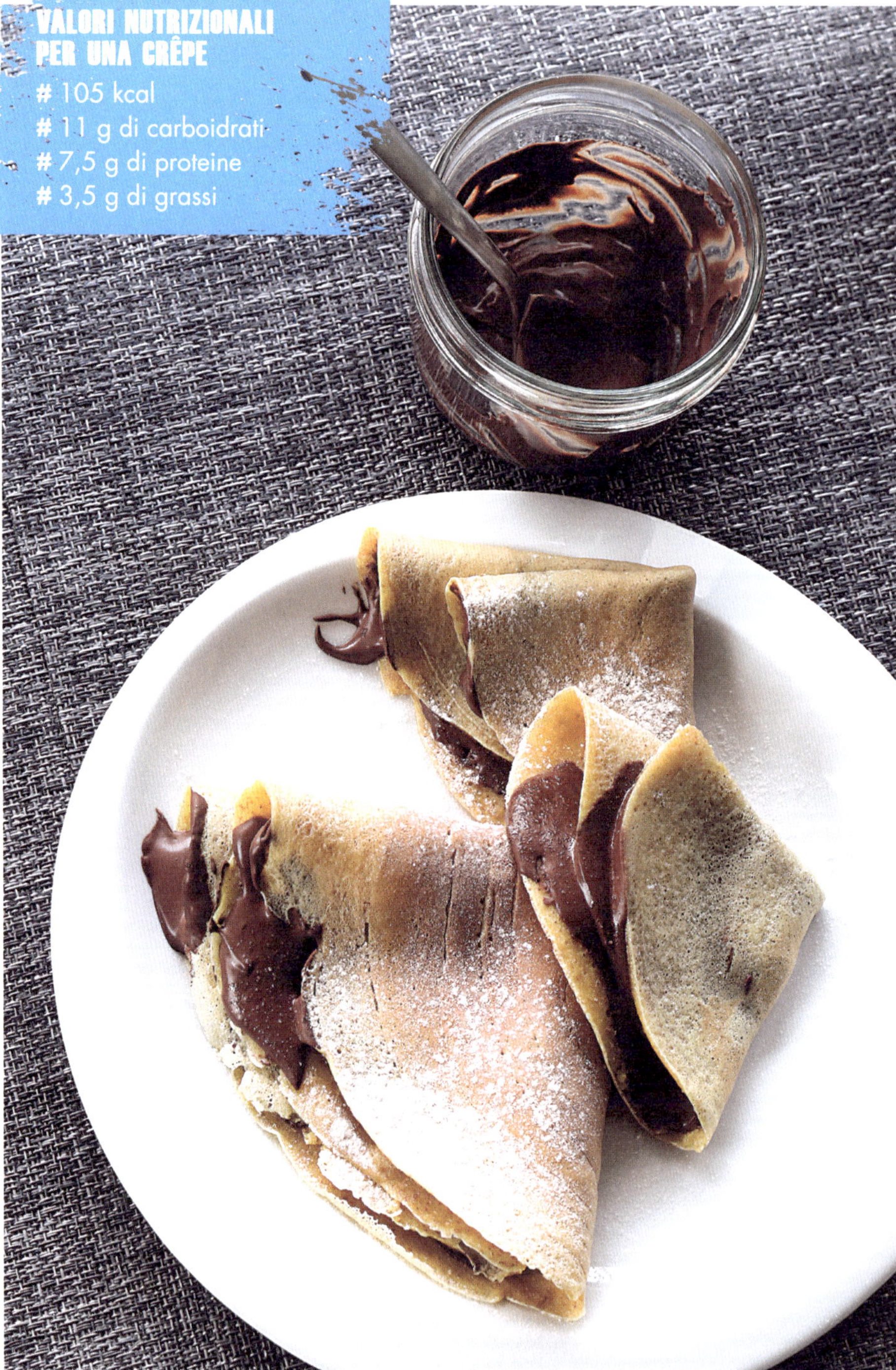

CRÊPES CON CREMA AL CACAO

Quando avevo 18 anni, io e la mia migliore amica andavamo matte per le crêpes e ce le dividevamo, ma ogni volta discutevamo su come farcirle. Allora alternavamo: oggi crema al cioccolato, domani frutta.
Poi per anni non ne ho più mangiate, ma si sa che quando si è a dieta le voglie represse tornano a far capolino. Allora ho studiato diverse ricette, ho provato e ho fallito tante volte, ma sono arrivata a un risultato di cui sono davvero orgogliosa.

INGREDIENTI
PER 3 CRÊPES

- 1 uovo intero
- 30 g di albume (1 uovo piccolo)
- 40 ml di latte
- 40 g di farina integrale
- aroma naturale alla vaniglia
- dolcificante a piacere

Per la crema al cacao

- 20 g di cacao amaro

TEMPO DI PREPARAZIONE: 30'

PREPARAZIONE

Sbattiamo l'uovo con il latte, l'albume e l'aroma alla vaniglia. Aggiungiamo la farina integrale e il dolcificante, avendo cura di non formare grumi. Una volta ottenuta una pastella completamente liscia, lasciamo riposare in frigorifero per 20 minuti.
Mettiamo sul fuoco una padella antiaderente e versiamo un paio di cucchiaiate stendendo la pastella con movimenti circolari. Cuociamo per qualche secondo fino a che ciascun lato non è cotto e impiliamo i dischi uno sopra l'altro su un piatto.
Adesso dedichiamoci alla crema al cacao: uniamo 20 g di cacao amaro e 30 ml di acqua calda, mescoliamo con una frusta evitando la formazione di grumi.
Adesso possiamo farcire le nostre crêpes!

VALORI NUTRIZIONALI PER UN BISCOTTO

114 kcal
13 g di carboidrati
3 g di proteine
5,5 g di grassi

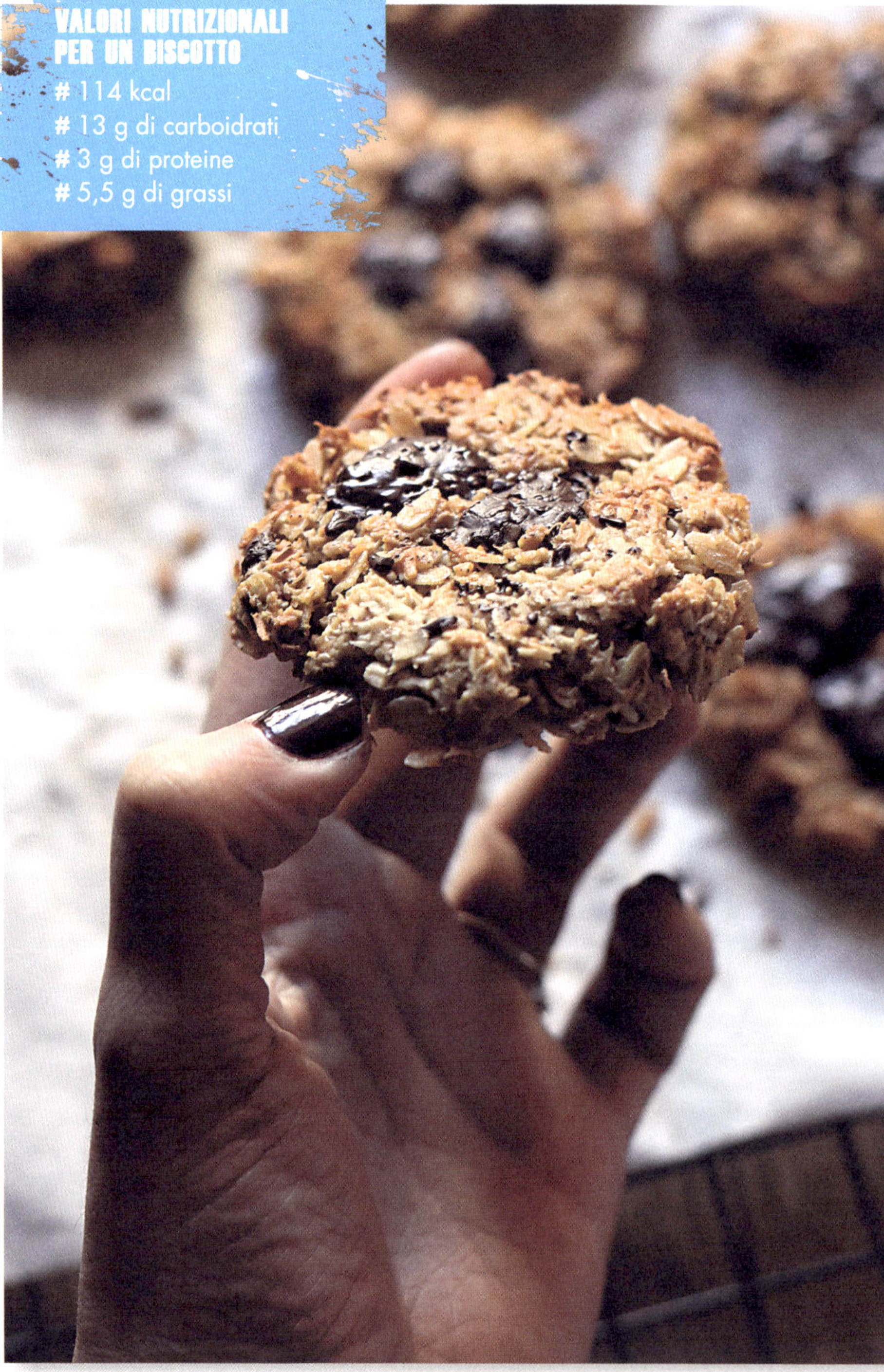

COOKIE SENZA BURRO

Io non sono mai stata una ragazza da tè e biscotti e da piccola non volevo mai fare colazione, quindi il rito dell'inzuppo non mi è mai appartenuto. Visto che in molti non riescono a cominciare la giornata senza questa accoppiata, mi sono messa al lavoro per creare i biscotti più buoni e leggeri del mondo.

INGREDIENTI PER 6 BISCOTTI

- 60 g di fiocchi d'avena
- 40 g di fiocchi di riso
- 10 g di cocco in scaglie
- 10 g di zucchero di cocco
- 2 cucchiaini di stevia
- 1 cucchiaino di lievito per dolci
- aroma naturale alla vaniglia
- 1 cucchiaio abbondante di olio di riso
- 50 g di albume (2 uova piccole)
- 40 ml di acqua frizzante fredda
- 30 g di cioccolato fondente
- sale q. b.

TEMPO DI PREPARAZIONE: 45'

PREPARAZIONE

Preriscaldiamo il forno a 160 °C in modalità statica. In una ciotola uniamo i fiocchi d'avena, quelli di riso, un pizzico di sale, il cocco in scaglie, lo zucchero di cocco, il lievito e la stevia.
Aggiungiamo l'olio di riso a filo, l'acqua frizzante, l'albume e infine l'aroma naturale alla vaniglia. Tagliamo in modo grossolano il cioccolato fondente e aggiungiamone solo metà. Otterremo un composto morbido e non del tutto legato. Continuiamo a lavorarlo con le mani fino ad avere una sfera morbida. Poi lasciamo riposare 10 minuti in frigorifero in una ciotola coperta con della pellicola trasparente.
Una volta trascorso il tempo necessario, riprendiamo l'impasto e dividiamolo in sei palline. Le posizioniamo su una teglia ricoperta di carta da forno e le schiacciamo. Cospargiamo con il restante cioccolato e inforniamo per circa mezz'ora.

VALORI NUTRIZIONALI PER UNA FETTA DA 100 G

- # 107 kcal
- # 18 g di carboidrati
- # 6 g di proteine
- # 1,2 g di grassi

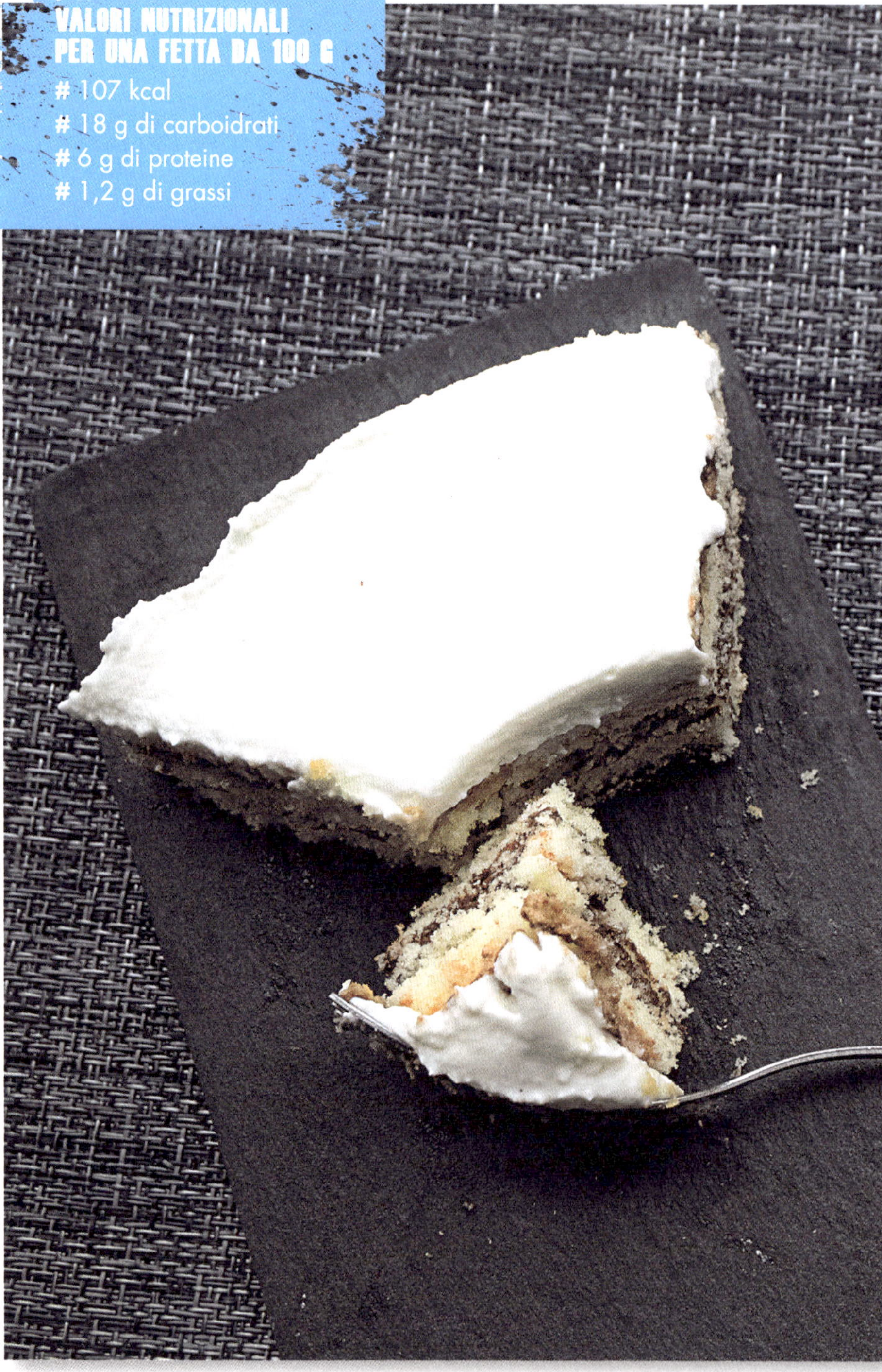

TORTA TRE STRATI

Ti svegli la mattina, senza energie, e vuoi solo bere un caffè e divorarti un bel pezzo di torta tipo quelle che hai visto sulla tua home di Instagram. Ma sei particolarmente attento all'alimentazione e non puoi "cedere" al richiamo di tonnellate di zucchero e burro. Questa ricetta è nata così: non volevo rinunciare a una colazione buona e "instagrammabile" come quelle del bar.

INGREDIENTI PER LA BASE
- 150 g di farina d'avena
- 100 g di albume (3 uova medie)
- 3 g di stevia
- mezzo cucchiaino di bicarbonato
- 1 cucchiaino di succo di limone

Per la crema al cacao
- 20 g di cacao amaro

Per la crema al cocco
- 200 g di yogurt magro
- 2 g di agar agar (o 1 foglio di gelatina per alimenti)
- 10 g di farina di cocco
- aroma naturale alla vaniglia
- 1 g di stevia

TEMPO DI PREPARAZIONE: 40' + 3 H

PREPARAZIONE

Lavoriamo il bicarbonato con il succo di limone e uniamo la farina e la stevia. Montiamo a neve l'albume e lo uniamo al composto.
Mettiamo sul fuoco una padella antiaderente di 20 cm di diametro: versiamo il composto, abbassiamo il fuoco e lasciamo cuocere con coperchio per circa 20 minuti, avendo cura di girare agli ultimi 5 minuti di cottura. Lasciamo raffreddare su una gratella e nel frattempo prepariamo la crema. Lavoriamo lo yogurt, la farina di cocco, la stevia e un goccio di aroma naturale alla vaniglia. Scaldiamo 40 ml d'acqua e aggiungiamo l'agar agar. Uniamo i due composti e lasciamo riposare.
Ora prepariamo la crema al cacao seguendo la ricetta a pag. 155.
Dividiamo la base in due dischi e spalmiamo in mezzo la crema ottenuta. Poniamo in uno stampo a cerniera da 20 cm di diametro, stendiamo sopra la crema al cocco, copriamo con la pellicola trasparente e lasciamo riposare per 3 ore in freezer.

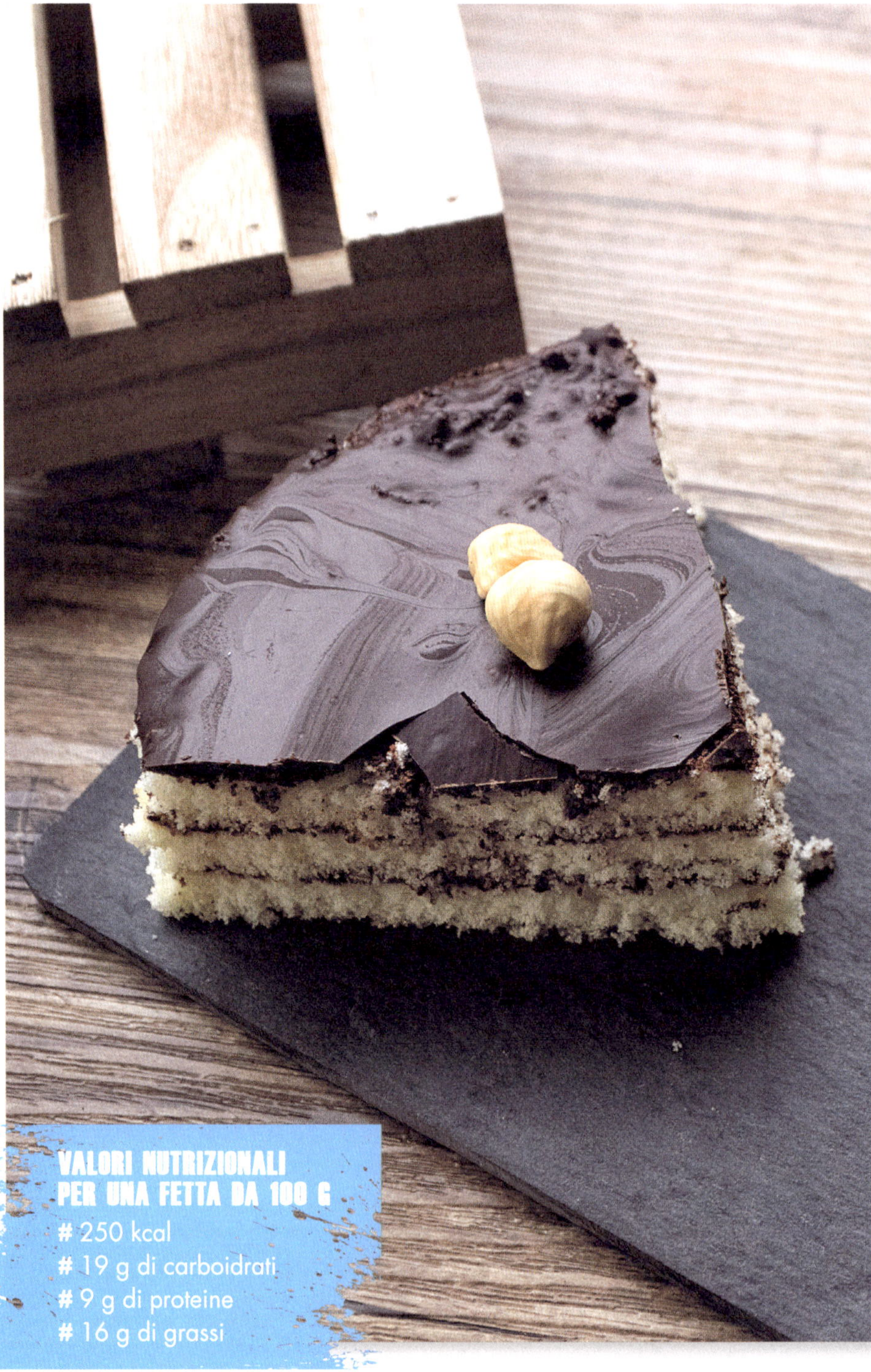

VALORI NUTRIZIONALI PER UNA FETTA DA 100 G

250 kcal
19 g di carboidrati
9 g di proteine
16 g di grassi

TORTA SAVOIA

In questa ricetta parliamo di un alleato prezioso: il vitafiber, un ingrediente che si può trovare in alcuni store di integratori alimentari online e che altro non è che un dolcificante naturale.

INGREDIENTI PER IL PAN DI SPAGNA (STAMPO DA 18 CM DI DIAMETRO)

- 65 g di fecola di patate
- 85 g di farina di grano duro (o farina 0)
- 4 uova medie
- 35 g di stevia
- 10 g di vitafiber

Per la crema

- 80 g di nocciole
- 5 g di vitafiber
- 50 g di cacao amaro
- 80 ml di latte scremato o vegetale
- 30 g di whey
- 170 g di yogurt greco 0% di grassi
- 150 g di cioccolato extrafondente

Per la bagna

- 150 ml d'acqua
- aroma naturale alla vaniglia

TEMPO DI PREPARAZIONE: 5 H

PREPARAZIONE

Separiamo gli albumi dai tuorli. Montiamo a neve gli albumi con i ⅔ delle polveri e i dolcificanti e uniamo i tuorli al resto delle farine setacciate, fino a formare una crema spumosa.
Incorporiamo gli albumi dal basso verso l'alto.
Disponiamo il composto in uno stampo a cerniera da 18 cm di diametro leggermente oliato e inforniamo in modalità statica a 180 °C per 30-35 minuti. Mentre il pan di Spagna è in forno ci dedichiamo alla farcia della torta. Tritiamo le nocciole con il vitafiber poi aggiungiamo i restanti ingredienti nel mixer. Otteniamo così una crema di nocciole al cioccolato, che facciamo raffreddare in frigorifero qualche minuto.
Ora tagliamo il pan di Spagna: dovremmo ricavare tre dischi. (Vi raccomando di tagliare il pan di Spagna quando è completamente raffreddato.)
Sistemiamo il primo disco nello stampo, farciamo con uno strato di crema e aggiungiamo un altro disco. Prepariamo la bagna di acqua calda e aroma alla vaniglia – a me piace aggiungere anche un goccio di rum – e irroriamo il pan di Spagna. Aggiungiamo un altro strato di crema e chiudiamo con l'ultimo disco. Facciamo riposare in frigorifero per 30 minuti.
Nel frattempo facciamo sciogliere a bagnomaria 150 g di cioccolato extrafondente e ricopriamo la torta. Lasciamo in frigorifero almeno 3 ore. Poi, finalmente, gustiamo.

PRANZO

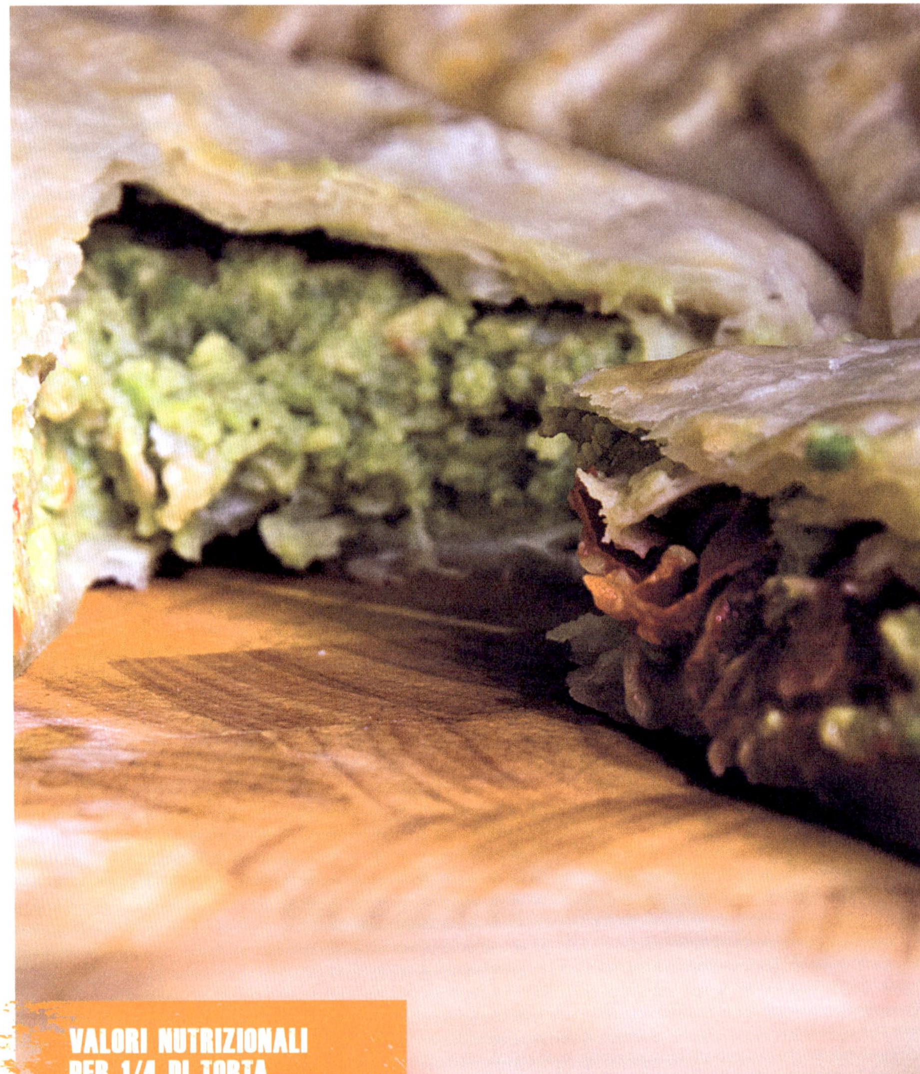

VALORI NUTRIZIONALI PER 1/4 DI TORTA

- # 190 kcal
- # 30 g di carboidrati
- # 6 g di proteine
- # 5 g di grassi

TORTA SALATA MATTA

Avete mai provato un impasto senza lievito? Un impasto che riposa solo 40 minuti prima di essere steso? Vi presento la torta matta! Quando si vive privandosi di determinati alimenti, spesso inutilmente, si può arrivare a un punto in cui si esplode e le voglie prendono il sopravvento. È uno dei principali motivi che portano le persone a perdere di vista l'obiettivo e ad abbandonare una dieta.
Questa ricetta è proprio un compromesso per chi, in preda a un raptus di fame, è tentato di correre dal panettiere per comprare tutto quello che gli fa gola.

INGREDIENTI PER UNA TEGLIA DA 17 CM DI DIAMETRO

- 170 g di farina 0
- 12 ml di olio evo
- 1 cucchiaino di aceto di vino bianco
- 80 ml di acqua
- sale q. b.
- rosmarino a piacere

Per la farcitura

- 50 g di crema di avocado
- 40 g di pomodori secchi senza olio

TEMPO DI PREPARAZIONE: 1 H E 15'

PREPARAZIONE

Uniamo la farina, l'olio, un pizzico di sale, il rosmarino, l'acqua e un cucchiaino di aceto di vino. Impastiamo formando una sfera liscia e omogenea, che copriamo con della pellicola trasparente e facciamo riposare a temperatura ambiente per circa 40 minuti.
Dividiamo in due la pasta e la stendiamo su un piano infarinato, formando dei dischi. Disponiamo il primo disco su una teglia foderata con carta da forno, inseriamo al centro il condimento scelto, in questo caso la crema di avocado e i pomodori secchi.
Stiamo attenti a non farcire il disco in tutta la sua superficie – lasciamo almeno un paio di centimetri dai bordi – e infine sovrapponiamo l'ultimo strato di pasta unendo i bordi.
Sigilliamo, spennellando tutta la superficie con acqua o latte, foriamo con una forchetta il disco superiore e cuociamo in forno a 200 °C in modalità statica per 30 minuti. Lasciamo raffreddare e serviamo.

VALORI NUTRIZIONALI PER UNA PORZIONE

434 kcal
60 g di carboidrati
26 g di proteine
9 g di grassi

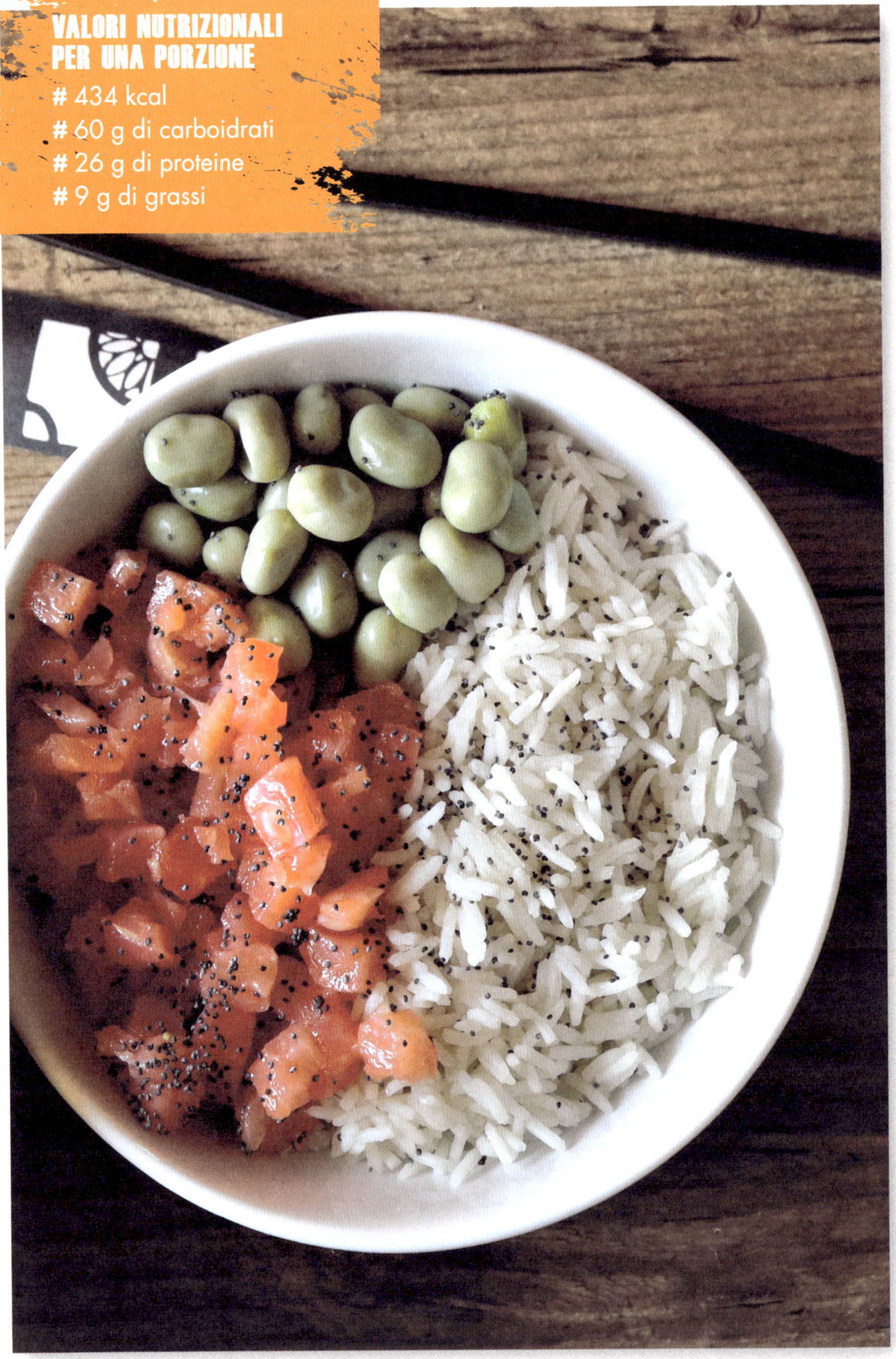

POKÈ BOWL

Questo piatto tipicamente hawaiano, arrivato in Italia recentemente, altro non è che un'insalata di pesce crudo su un letto di riso lessato, arricchita poi da infiniti ingredienti e combinazioni anche molto particolari. C'è chi aggiunge l'avocado, chi l'erba cipollina e gli edamame, chi la frutta secca e il sesamo, ma anche la papaya o il mango. Possiamo provare una pokè semplice o una esotica. È un'ottima scelta per chi vuole pranzare in modo sano e veloce: non avete più scuse, smettetela di buttarvi nei fast food!

INGREDIENTI
PER UNA PERSONA

- 60 g di riso basmati
- 80 g di tartare di salmone
- 1 cucchiaino di salsa di soia iposodica
- 100 g di fave cotte
- semi di papavero q. b.
- sale q. b.

TEMPO
DI PREPARAZIONE:
20'

PREPARAZIONE

Lessiamo il riso in acqua bollente e salata per circa 15 minuti, scoliamolo e lasciamolo coperto a raffreddare. Una volta sgranato, spostiamolo sul fondo della bowl e aggiungiamo i nostri ingredienti preferiti. Io ho deciso di ultimarla con della tartare di salmone presa in pescheria e di condirla con un cucchiaino di salsa di soia, delle fave e una manciata di semi di papavero. Al posto del riso bollito, si può provare quello al vapore sgranato alla perfezione. Dimenticavo: mangiarlo senza le bacchette riduce le sue capacità anaboliche.

VALORI NUTRIZIONALI PER UNA PORZIONE

270 kcal
40 g di carboidrati
16 g di proteine
4 g di grassi

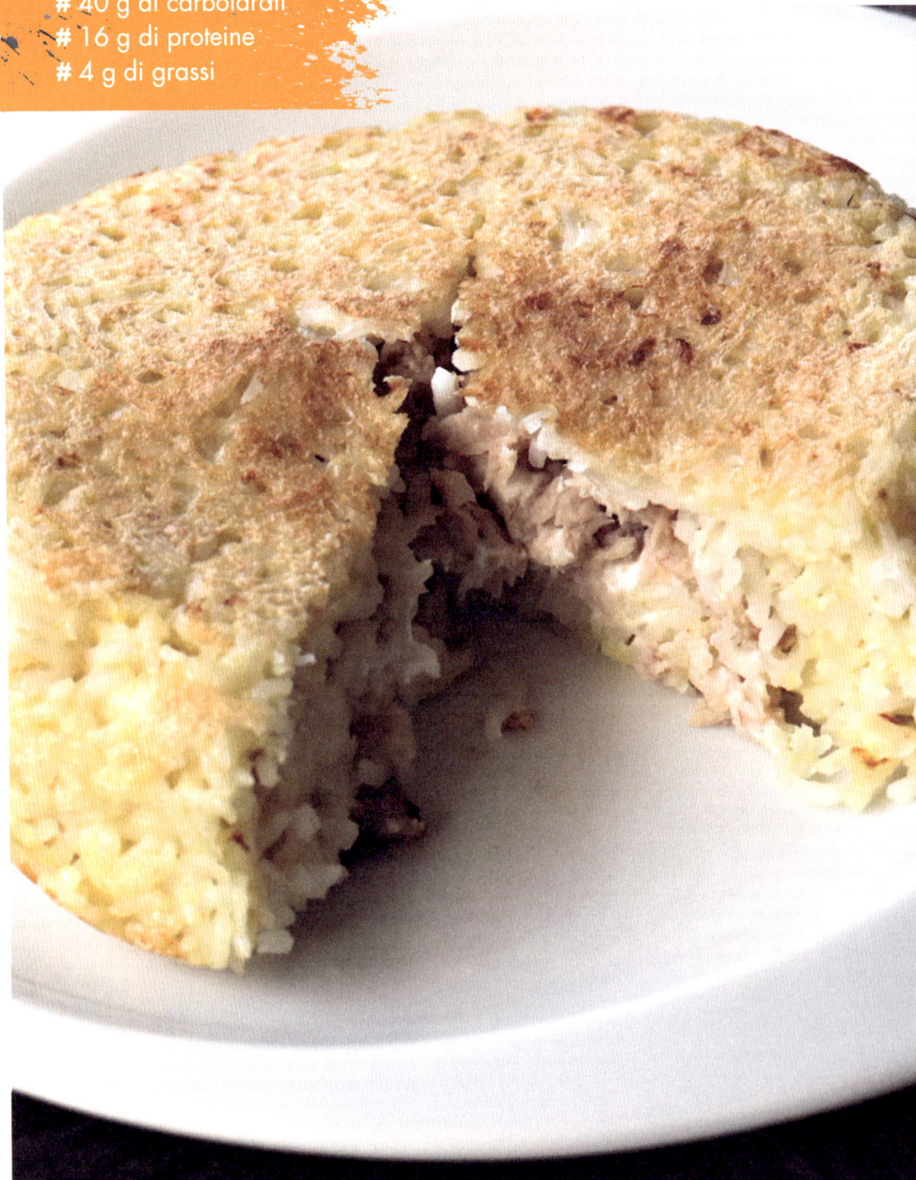

TIMBALLO DI RISO IN PENTOLA

Vi capita mai di pensare di cominciare bene la settimana preparandovi i pranzi di ogni giorno ma poi puntualmente ritrovarvi a dover mangiare le stesse cose prima che scadano? Succede anche a me... In passato mi sono trovata ad avere piatti pieni di riso bianco già cotto e a non sapere più come mangiarlo. Poi è arrivata l'illuminazione: un bel timballo di riso. Potrebbe essere il papà del Frankerotto?

INGREDIENTI
PER 2 PERSONE

- 250 g di riso già cotto
- 1 uovo intero
- 50 g di albume (2 uova piccole)
- 1 cucchiaio di pecorino
- sale q. b.
- pepe a piacere

Per il condimento

- 30 g di formaggio light spalmabile
- 60 g di tonno al naturale

TEMPO DI PREPARAZIONE: 20'

PREPARAZIONE

Uniamo in una ciotola tutti gli ingredienti tranne quelli per il condimento e mettiamo sul fuoco un pentolino da 16 o 18 cm di diametro. Versiamo metà del composto nella pentola e creiamo una conchetta al centro aiutandoci con il cucchiaio. Aggiungiamo il condimento e chiudiamo con il restante composto. Copriamo con il coperchio e cuociamo a fuoco medio per 10 minuti, poi con l'aiuto della spatola giriamo il preparato e ultimiamo la cottura senza coperchio per altri 5 minuti, fino a doratura completa.

VALORI NUTRIZIONALI PER UNA PORZIONE

320 kcal
64 g di carboidrati
6 g di proteine
4 g di grassi

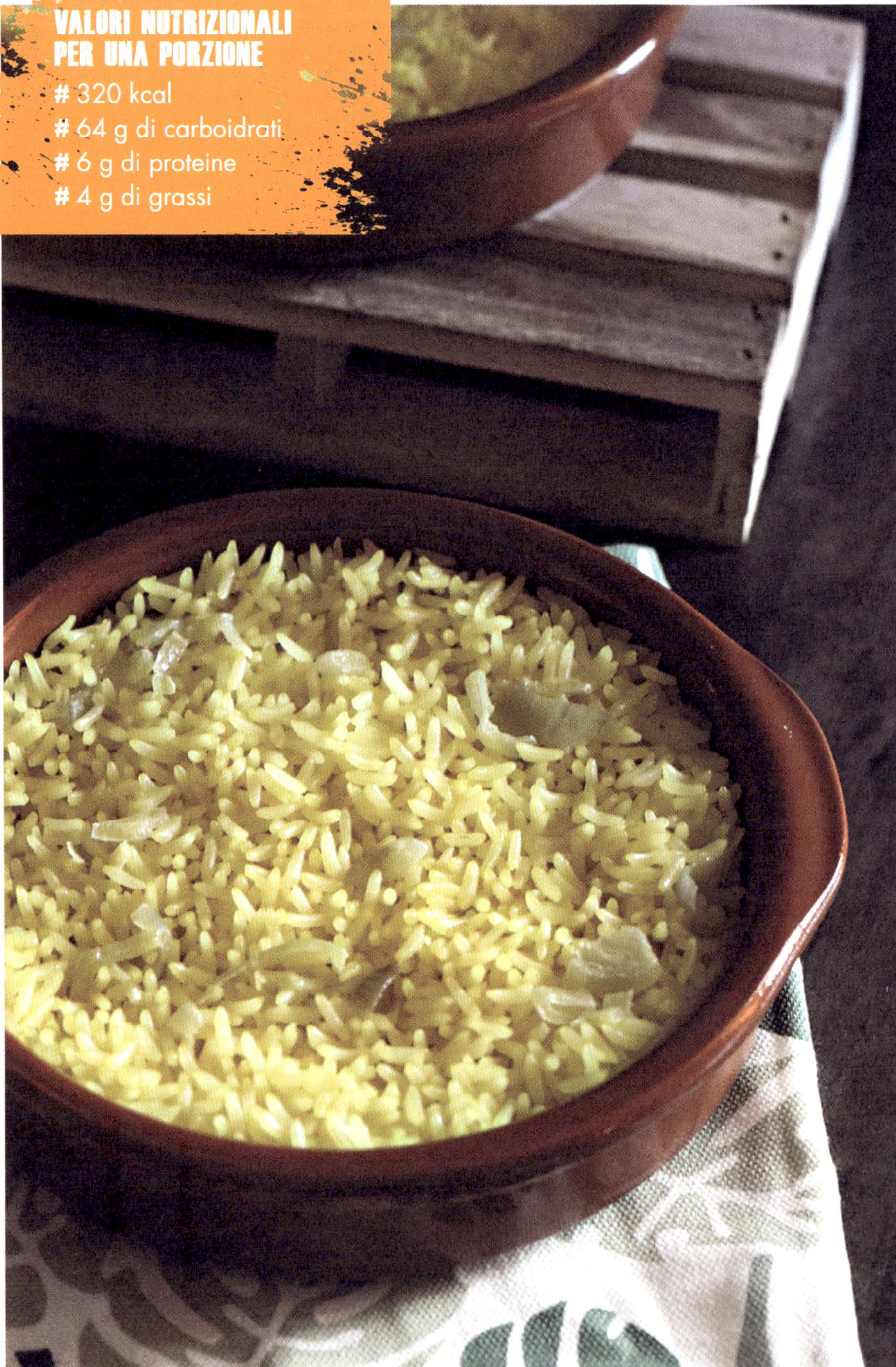

RISO PILAF

È vero, delle volte il riso è noioso ma prima di voltare pagina date retta a me: provate il riso pilaf, è davvero buonissimo. È la versione turca del riso: viene tostato in pentola con un soffritto e poi cotto al forno insieme a un saporitissimo brodo. Che ne dite di provarne una versione leggera e veloce? Potete usarlo come accompagnamento per carne o pesce!

INGREDIENTI
PER 2 PERSONE
- 160 g di riso a chicco lungo
- 300 ml di brodo (di verdura o di carne)
- 1 bustina di zafferano
- 1 cucchiaio di olio evo
- 1 cipolla piccola
- sale q. b.

TEMPO
DI PREPARAZIONE:
40'

PREPARAZIONE

Prima di tutto prepariamo 300 ml di brodo di carne o di verdura e teniamolo caldo.
Versiamo in una pentola un goccio d'acqua e un cucchiaio d'olio e quando sarà caldo vi aggiungiamo una cipolla sminuzzata. Appena inizia a sfrigolare, aggiungiamo anche il riso e iniziamo la tostatura avendo cura di continuare a mescolare. Quando i chicchi diventano quasi trasparenti, spegniamo il fuoco e versiamo il riso in una pirofila da forno. Aggiungiamo una bustina di zafferano nel brodo precedentemente preparato, poi versiamo tutto nella pirofila fino a coprire abbondantemente il riso. Copriamo con della carta stagnola e mettiamo in forno a 200 °C in modalità statica per 30 minuti. Mi raccomando: i fogli d'alluminio non vanno mai alzati.
A cottura terminata, il riso sarà asciutto e pronto per essere gustato come primo oppure per accompagnare della carne. Cosa vi avevo detto? Il riso non è noioso.

VALORI NUTRIZIONALI PER UNA PORZIONE

420 kcal
65 g di carboidrati
26 g di proteine
4 g di grassi

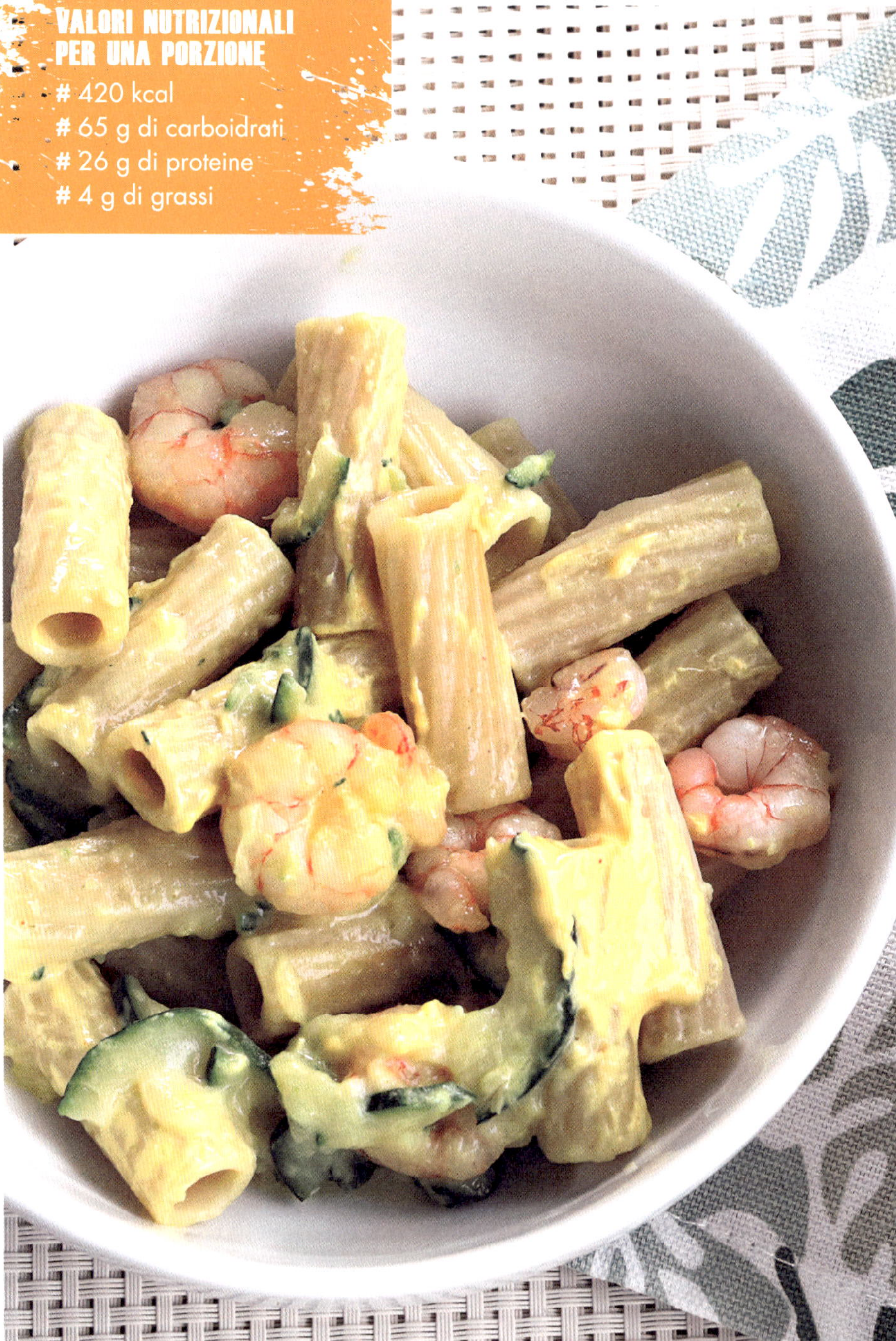

PASTA GAMBERETTI, ZAFFERANO E ZUCCHINE

Quando ci mettiamo a dieta, il primo pensiero va a ciò che non si può mangiare. Cerchiamo sul web, chiediamo consigli a colleghi e amici e una serie di idee, opinioni e dicerie si materializza nella nostra testa già confusa.
Per esempio, per tantissimo tempo la pasta è stata bandita dall'alimentazione degli sportivi professionisti o amatori, ma era veramente necessario eliminarla? Io ne sono un'amante e con il tempo ho imparato a variarne tipologia: integrale, di grano saraceno, ai legumi, di grano duro, di mais. Insaporirla in modo gustoso ed equilibrato è forse la parte più difficile, ma con questa ricetta vi do una buona alternativa.

INGREDIENTI
PER 2 PERSONE

- 160 g di pasta di grano duro
- 200 g di gamberetti
- 1 zucchina
- mezzo scalogno
- 70 g di formaggio spalmabile light
- 1 bustina di zafferano
- sale q. b.
- vino bianco q. b.

TEMPO DI PREPARAZIONE: 20'

PREPARAZIONE

Versiamo in una padella mezza tazzina d'acqua, aggiungiamo lo scalogno tritato e la zucchina tagliata a rondelle e cuociamo per qualche minuto a fuoco medio. Sfumiamo con il vino bianco, cuociamo per 10 minuti e aggiungiamo i gamberetti. Cuociamo per altri 5 minuti. Nel frattempo mettiamo a bollire l'acqua e cuociamo la pasta.
Prima di scolare versiamo un paio di cucchiai d'acqua di cottura in un bicchiere e sciogliamo lo zafferano.
Versiamo, infine, nella padella il formaggio spalmabile, la pasta e mantechiamo con lo zafferano.
Una pasta cremosa, saporita e bilanciata, che non ci farà rimpiangere la panna.
Un classico rivisitato e a basso contenuto di grassi.

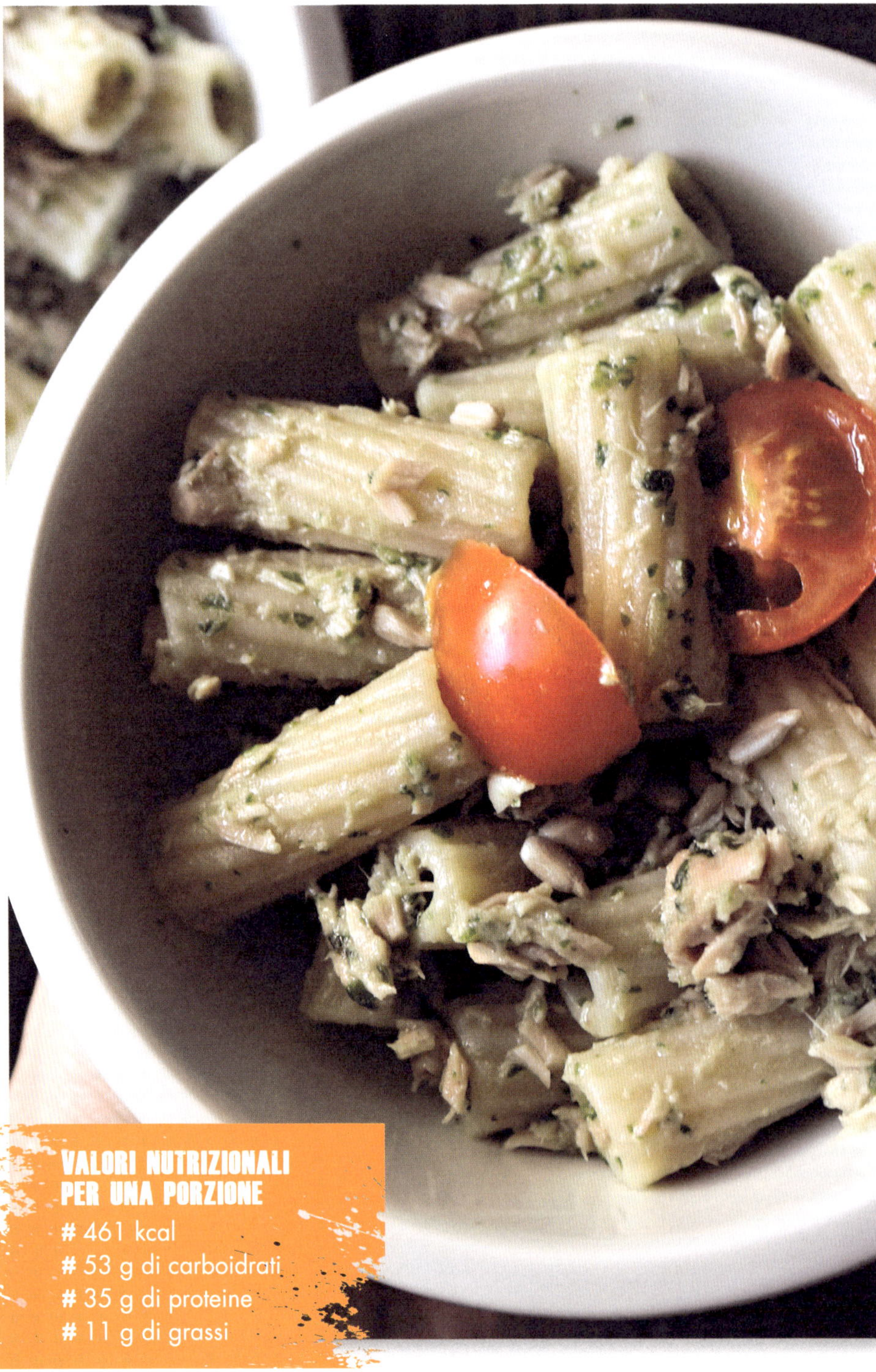

VALORI NUTRIZIONALI PER UNA PORZIONE

- # 461 kcal
- # 53 g di carboidrati
- # 35 g di proteine
- # 11 g di grassi

PASTA TONNO E BASILICO

Un primo piatto gustoso e con un apporto calorico ben bilanciato tra proteine, grassi e carboidrati. Un'idea semplicissima per un pranzo o una cena, che si può consumare sia caldo che freddo. Non ditemi che non siete amanti della classica insalata di pasta, fresca, con dei pomodorini e del pesto.
Qui una versione veloce e leggera che arricchirà la vostra pasta in modo equilibrato. La mangerete comodamente seduti a tavola o seduti su una panchina all'aperto mentre fate la vostra pausa pranzo tra palestra e lavoro?

INGREDIENTI
PER 2 PERSONE

- 160 g di pasta integrale
- 200 g di tonno al naturale
- 30 g di basilico fresco
- 4 pomodorini
- 1 cucchiaio di olio evo
- 1 cucchiaio di formaggio grattugiato
- sale q. b.

TEMPO DI PREPARAZIONE: 15'

PREPARAZIONE

Cuociamo la pasta in abbondante acqua salata. Nel frattempo, frulliamo in un mixer il basilico fresco insieme al formaggio e all'olio e aggiustiamo di sale.
Se vogliamo consumare subito il piatto, scoliamo la pasta e condiamo con la salsa, il tonno e i pomodorini. Se, invece, abbiamo in programma di mangiarla in un secondo momento, il mio consiglio è di passare la pasta sotto l'acqua fredda, così da bloccarne la cottura e solo in un secondo momento aggiungere il condimento.

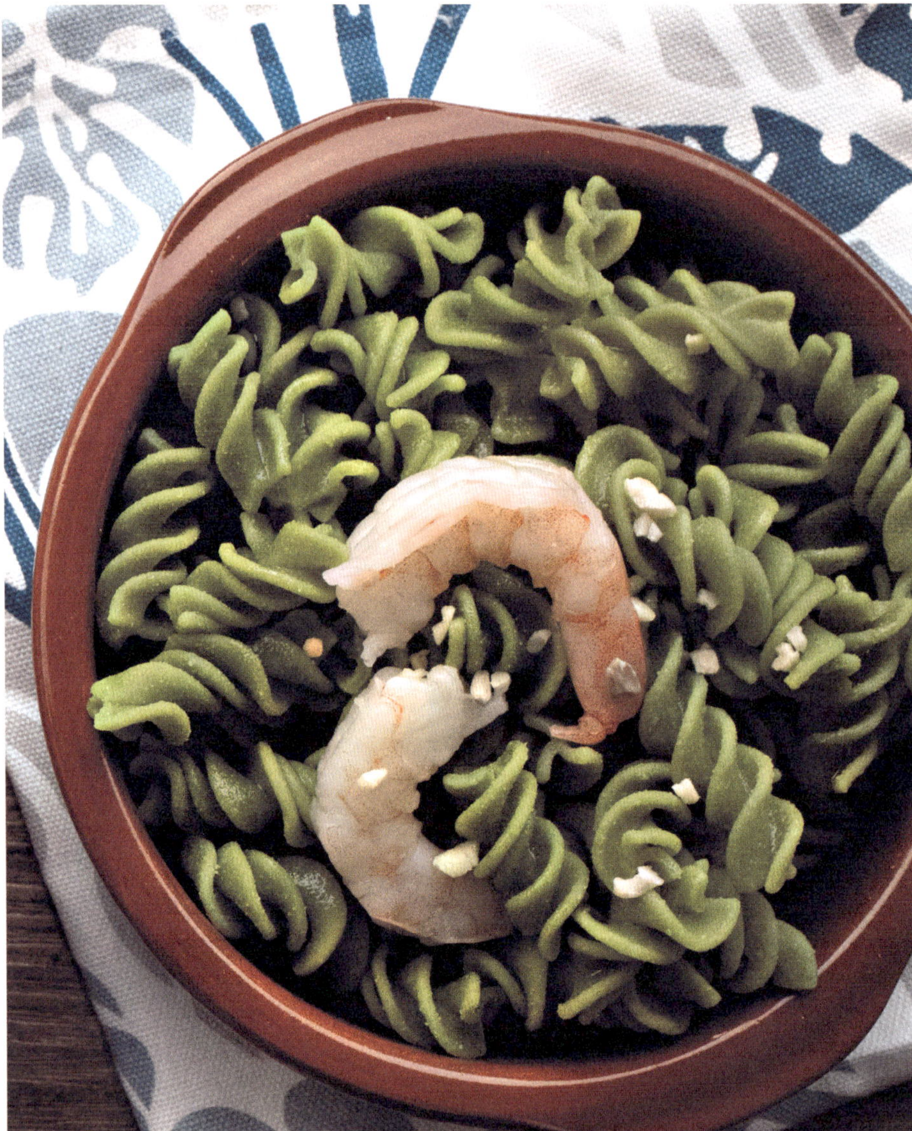

VALORI NUTRIZIONALI PER UNA PORZIONE

433 kcal
56 g di carboidrati
32 g di proteine
9 g di grassi

PASTA DI PISELLI

Non tutti sanno che esiste la pasta di legumi: sì, intendo proprio una pasta 100% legumi da condire a piacimento, come la pasta di grano. Si può trovare di ceci, di lenticchie rosse o verdi, di fagioli o di piselli. È un altro ingrediente da inserire nella nostra alimentazione bilanciata e variegata, e considerate che cuoce in pochissimi minuti!

INGREDIENTI
PER 2 PERSONE

- 200 g di pasta di piselli
- 120 g di gamberi
- 2 cucchiai di olio evo
- 2 cucchiai di salsa di soia iposodica
- granella di mandorle a piacere
- pepe a piacere
- menta a piacere
- sale q. b.

TEMPO DI PREPARAZIONE: 10'

PREPARAZIONE

Mettiamo subito sul fuoco una pentola con abbondante acqua salata e rinveniamo i gamberi sotto acqua fresca corrente.
Facciamoli cuocere per qualche minuto in padella insieme a due cucchiai di salsa di soia e insaporiamoli con pepe e menta. Una volta scolata la pasta, uniamola ai gamberi in padella aggiungendo dell'olio a crudo e una manciata di granella di mandorle.
È un piatto equilibrato, ideale anche per un pranzo al volo e, soprattutto, è la porzione di legumi di cui abbiamo bisogno.

VALORI NUTRIZIONALI PER UNA PORZIONE

367 kcal
70 g di carboidrati
7 g di proteine
6 g di grassi

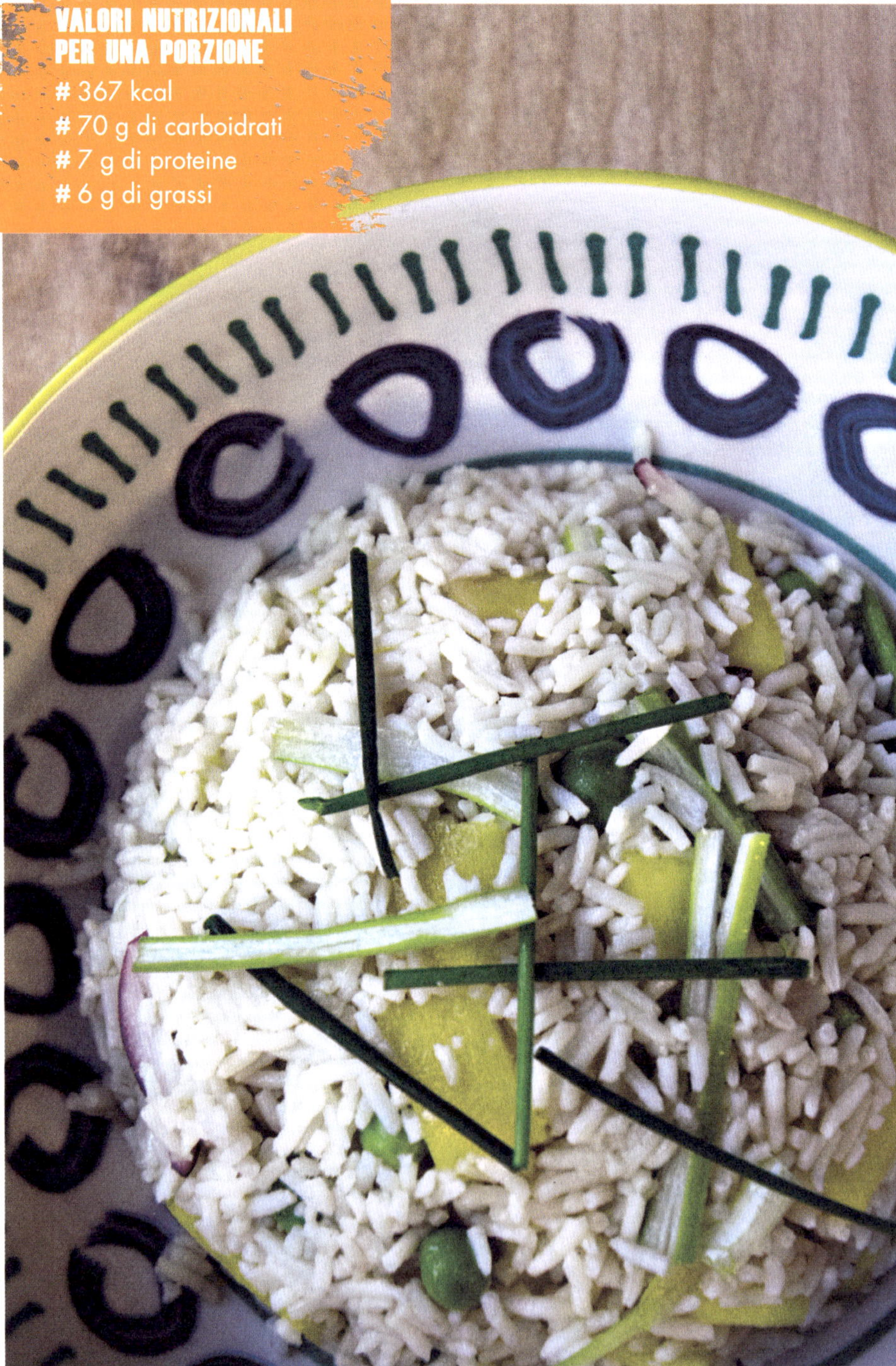

INSALATA DI RISO E MANGO

Una delle prime cose che vengono dette quando si decide di approcciarsi a un'alimentazione sana è "inserisci due porzioni giornaliere di frutta". Mangiare un frutto come spuntino può andare bene ma non è una soluzione poi così bilanciata e fare il pieno di soli zuccheri in un unico pasto potrebbe non essere l'ideale. Immaginiamo ora una calda giornata d'estate: abbiamo finito il nostro allenamento e abbiamo bisogno di introdurre nel nostro corpo energia, cibo sano, gustoso e ricco di nutrienti. E se fosse anche colorato e fresco, sarebbe fantastico!
Che cosa ne pensate se aggiungessimo una di quelle porzioni giornaliere di frutta in un'insalata di riso comoda da portare via?"

INGREDIENTI
PER UNA PERSONA

- 60 g di riso
- 50 g di piselli cotti
- 100 g di mango
- mezza cipolla rossa
- 1 cucchiaio di olio evo
- sale q. b.
- curcuma a piacere

TEMPO
DI PREPARAZIONE:
20'

PREPARAZIONE

Facciamo cuocere il riso in abbondante acqua salata e speziata con due cucchiaini di curcuma. A fine cottura passiamolo sotto l'acqua fredda e lasciamo che si asciughi completamente. Nel frattempo, tagliamo a rondelle la cipolla e uniamola ai piselli cotti e al mango tagliato a cubetti.
Aggiungiamo il riso e condiamo il tutto con un cucchiaio di olio.

VALORI NUTRIZIONALI PER UNA PORZIONE

410 kcal
70 g di carboidrati
25 g di proteine
3 g di grassi

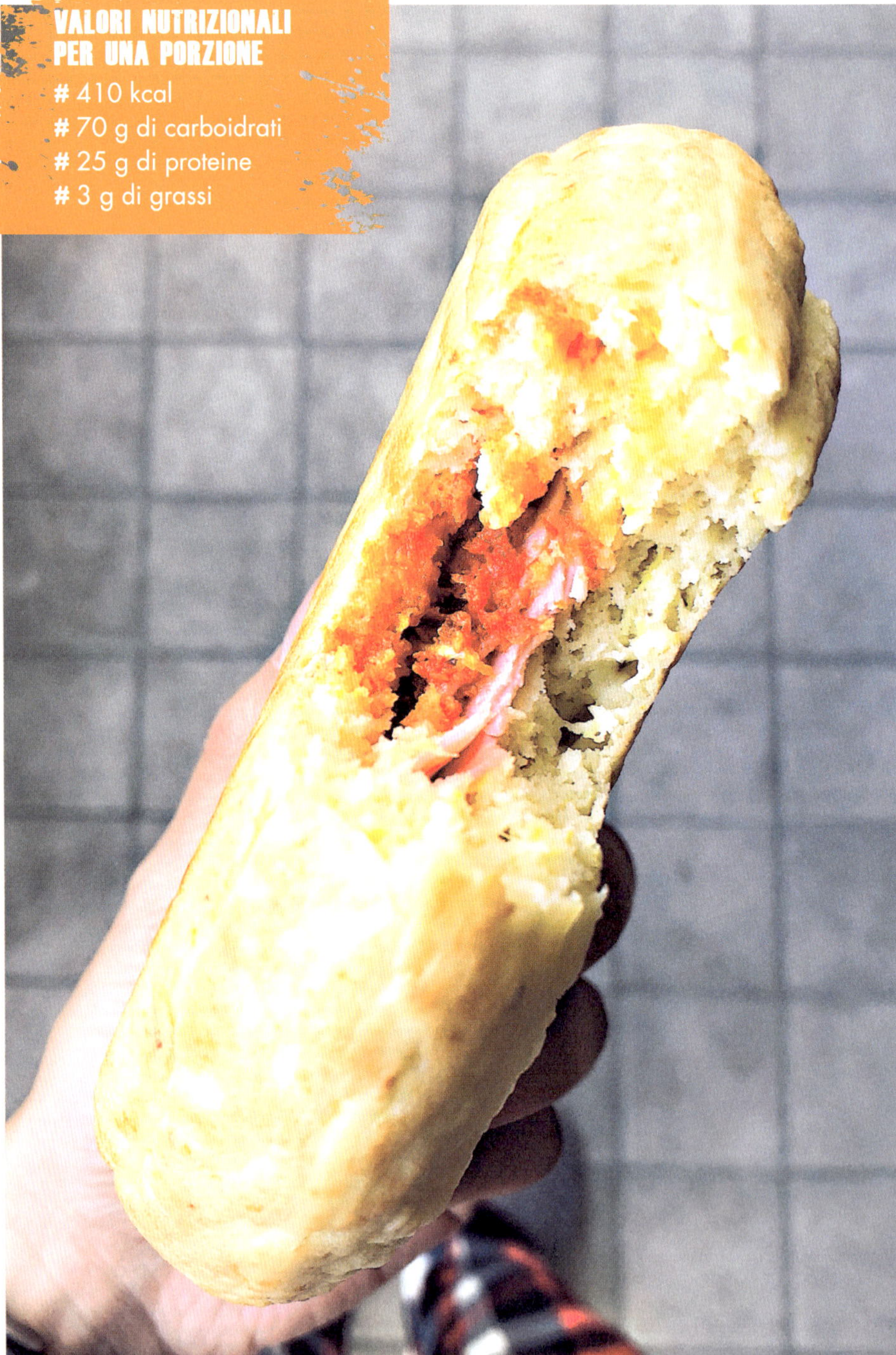

FRANKEROTTO

Il frankerotto è il mio panzerotto healthy. Un pranzo take away comodissimo e veloce che non necessita di tagliare e farcire. È un pancake versione XXL con un cuore speciale. Un pranzo al sacco che vi salverà in tante occasioni!

INGREDIENTI PER UNA PERSONA
- 100 g di farina di grano duro
- 70 g di albume (2 uova medie)
- mezza zucchina gialla tritata
- 1 g di idrolitina
- sale q. b.
- rosmarino a piacere

Per il ripieno
- 30 g di prosciutto cotto sgrassato
- 20 g di passata di pomodoro

TEMPO DI PREPARAZIONE: CIRCA 30'

PREPARAZIONE

Uniamo tutti gli ingredienti dell'impasto a esclusione dell'idrolitina, che aggiungeremo all'ultimo dopo averla sciolta in mezza tazzina d'acqua.
Cuociamo a fiamma media metà dell'impasto in un pentolino con coperchio. Una volta che si è rappreso, aggiungiamo il nostro ripieno al centro della base, ricoprendo successivamente con la seconda metà d'impasto tutta la superficie fino ai bordi.
Cuociamo con coperchio a fiamma moderata per circa 10 minuti. Giriamo e cuociamo gli ultimi due minuti.
Il risultato sarà stupefacente e la varietà di condimenti renderà ogni frankerotto diverso da quello precedente.

VALORI NUTRIZIONALI PER UN PANINO

- # 107 kcal
- # 17 g di carboidrati
- # 25 g di proteine
- # 2 g di grassi

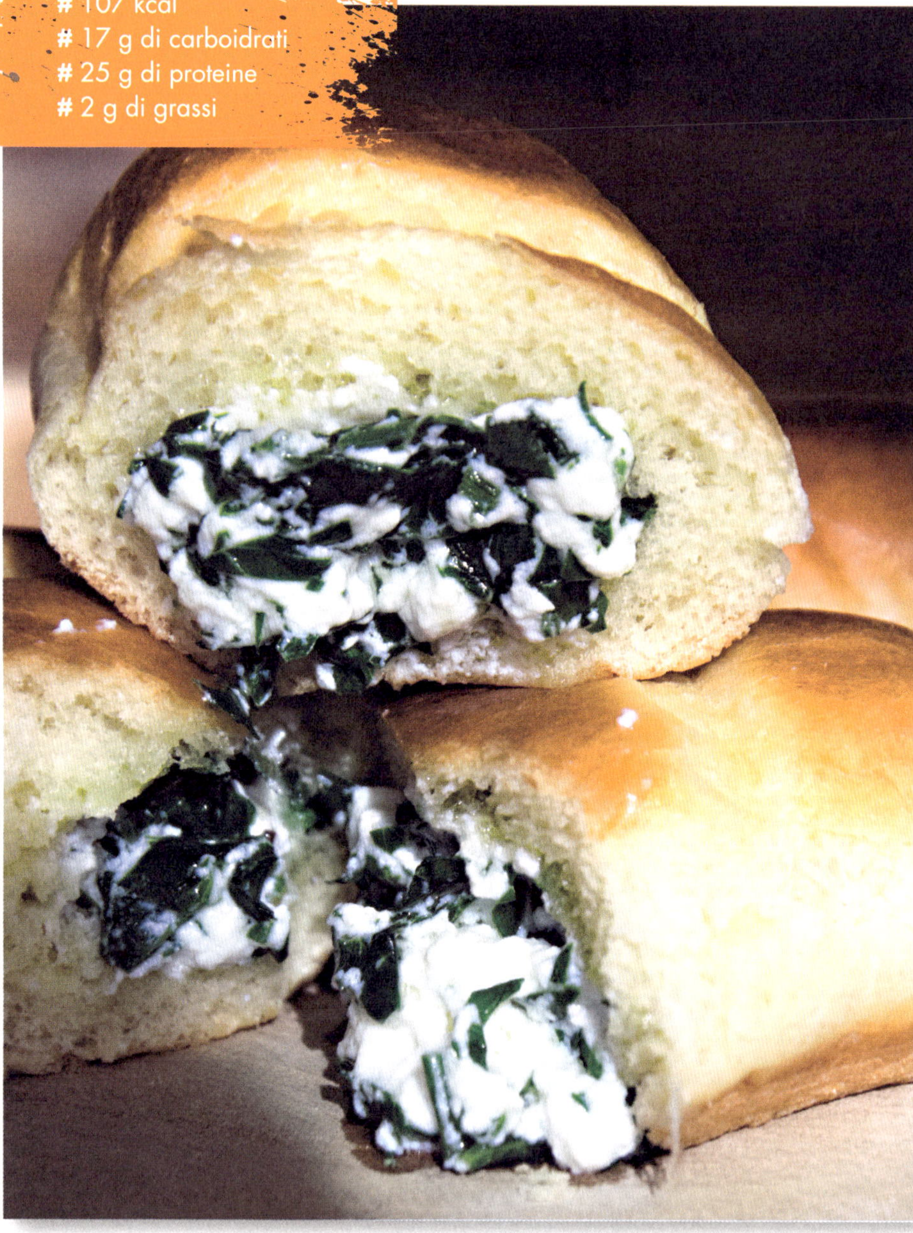

PANINI RICOTTA E SPINACI

È praticamente impossibile non collegare gli spinaci a Braccio di Ferro e, grazie a questo personaggio e alla sua forza, da bambini ci siamo tappati il naso e abbiamo mandato giù bocconi amari. Potevo non avere in serbo una ricetta che riguardasse questo ingrediente miracoloso?

INGREDIENTI PER 10 PANINI
- 125 g di farina manitoba
- 130 g di farina di grano duro
- 4 g di sale
- 110 ml di latte parzialmente scremato
- 8 g di lievito di birra

per il ripieno
- 100 g di ricotta magra
- 100 g di spinaci freschi

TEMPO DI PREPARAZIONE: CIRCA 4 H

PREPARAZIONE

Sciogliamo il lievito in 100 ml di latte. Setacciamo le farine in una ciotola e versiamo a filo il latte.
Una volta che il liquido sarà quasi del tutto assorbito, aggiungiamo il sale e impastiamo fino a formare un panetto liscio e omogeneo. Copriamo con un panno e lasciamo riposare a temperatura ambiente per circa 2 ore.
A questo punto dividiamo l'impasto in 10 palline ben distanziate tra loro, le mettiamo su una teglia foderata con carta da forno e lasciamo riposare per un'altra ora.
Nel frattempo, prepariamo la farcitura: facciamo bollire gli spinaci in una pentola per pochi minuti, li scoliamo, li strizziamo bene e aggiungiamo la ricotta e un pizzico di sale. Mettiamo da parte e lasciamo raffreddare.
Una volta finita la lievitazione spennelliamo i panini con un goccio di latte e li inforniamo a 180 °C in modalità statica per 25 minuti. Una volta cotti e dorati in superficie, lasciamoli intiepidire.
Con l'aiuto di una sac à poche con il beccuccio sottile, foriamo la base dei panini e procediamo con la farcitura del composto di ricotta e spinaci.

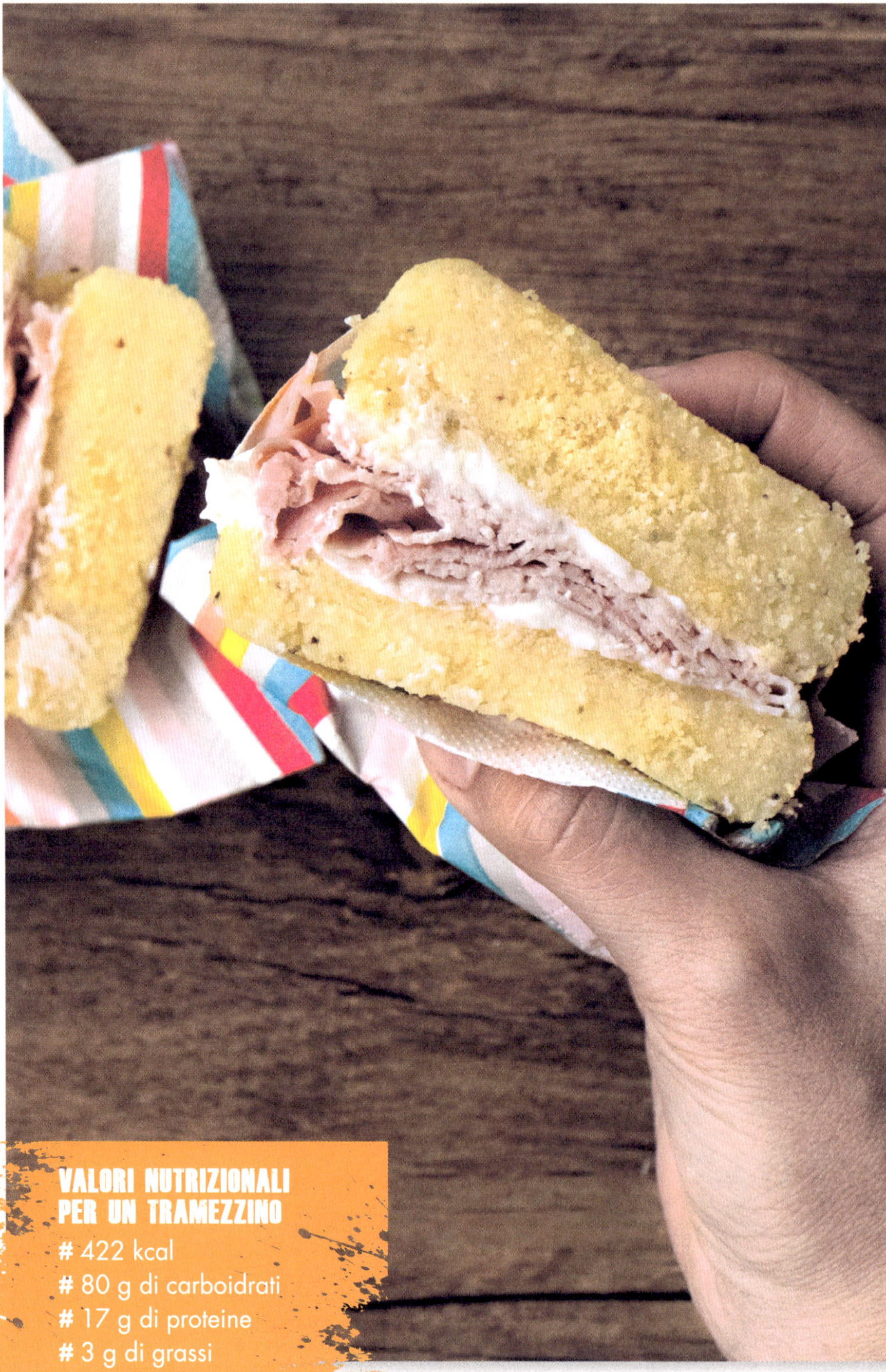

VALORI NUTRIZIONALI PER UN TRAMEZZINO

422 kcal
80 g di carboidrati
17 g di proteine
3 g di grassi

TRAMEZZINO DI POLENTA

Potrebbe sembrare un panino o un frankerotto, di sicuro è una valida alternativa per chi vuole variare la propria fonte di carboidrati, o per chi è intollerante al glutine e fa del mais un alleato. Senza lievito, grano e grassi aggiunti.
Il tramezzino che vi propongo è comodo da consumare fuori casa, in pausa pranzo o appena finito l'allenamento in palestra.

INGREDIENTI
PER UN TRAMEZZINO

- 100 g di polenta istantanea
- 40 g di prosciutto cotto
- 30 g di formaggio spalmabile light
- sale q. b.
- pepe a piacere
- rosmarino a piacere

TEMPO
DI PREPARAZIONE:
40'

PREPARAZIONE

Facciamo bollire 400 ml di acqua salata nella quale versiamo a pioggia la polenta istantanea. Condiamo con le spezie e cuociamo per circa 5 minuti senza mai smettere di mescolare. Una volta cotta spostiamo la polenta in un piatto e lasciamo riposare a temperatura ambiente per circa 10 minuti. Dividiamola in due parti e trasferiamola in frigorifero per almeno 15-20 minuti. Grigliamo ciascun lato su una piastra antiaderente.
Infine, farciamo il "panino" con una buona fonte di proteine e grassi, in questo caso il prosciutto e il formaggio.
Ecco un pasto sano, equilibrato ed eventualmente take away.

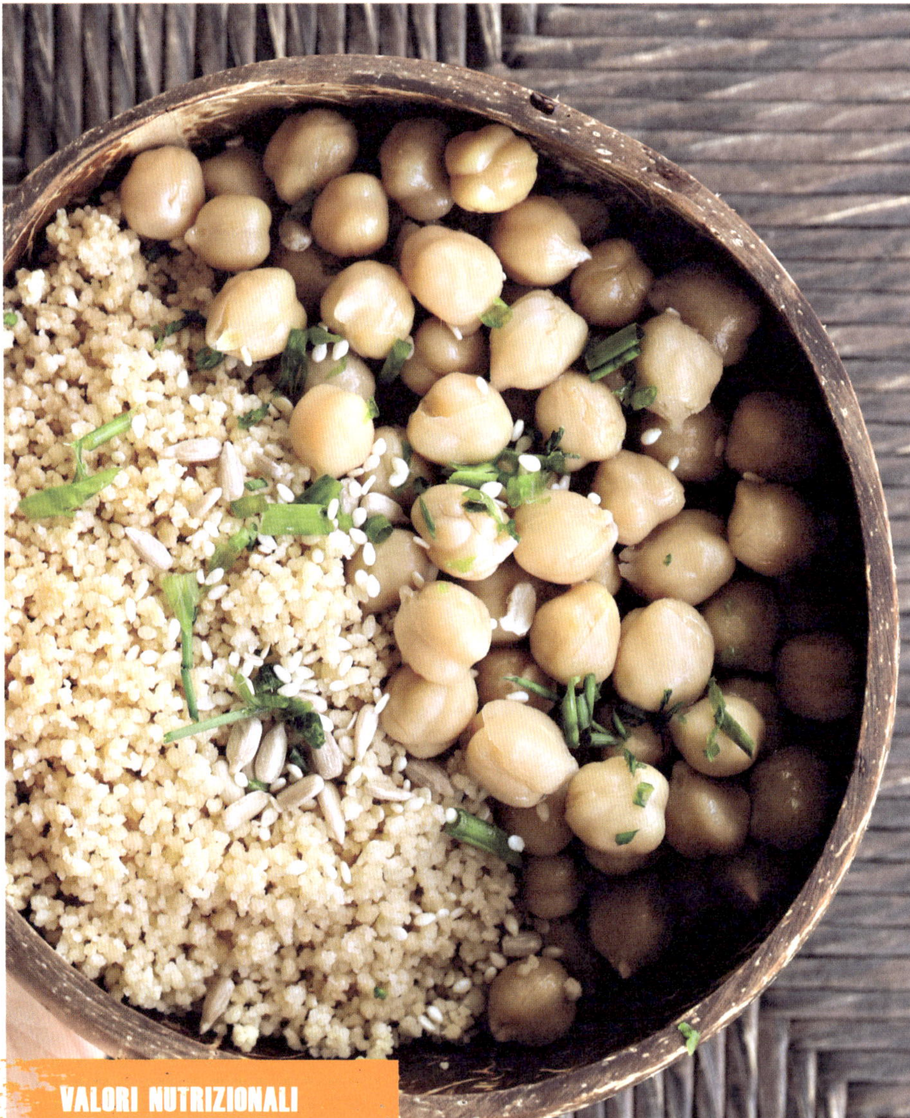

VALORI NUTRIZIONALI PER UNA PORZIONE

- # 420 kcal
- # 63 g di carboidrati
- # 15 g di proteine
- # 9 g di grassi

COUS COUS E CECI

Come vi ho già spiegato la mia concezione di alimentazione sana ruota attorno all'equilibrio e alla varietà. Qui vi mostro uno dei piatti che preferisco quando voglio puntare sulla sazietà, su un piatto unico e su una fonte proteica di origine vegetale. Inoltre è anche veloce da preparare!

INGREDIENTI
PER 2 PERSONE

- 140 g di cous cous
- 240 g di ceci cotti
- 2 cucchiai di olio evo
- sale q. b.
- pepe a piacere
- erba cipollina a piacere
- semi a piacere

TEMPO DI PREPARAZIONE: 15'

PREPARAZIONE

In una ciotola per microonde portiamo a ebollizione 200 ml di acqua speziata e salata. Versiamo il cous cous, chiudiamo ermeticamente e lasciamo riposare per circa 5-10 minuti. Nel frattempo scoliamo i nostri ceci già cotti dall'acqua in eccesso.

Sgraniamo il cous cous con una forchetta e uniamolo ai ceci.

Serviamo con una spolverata di erba cipollina fresca, un goccio d'olio, semi e pepe.

Possiamo consumare il nostro pasto subito oppure possiamo conservarlo in un contenitore per una pausa pranzo veloce ma anche sana e gustosa.

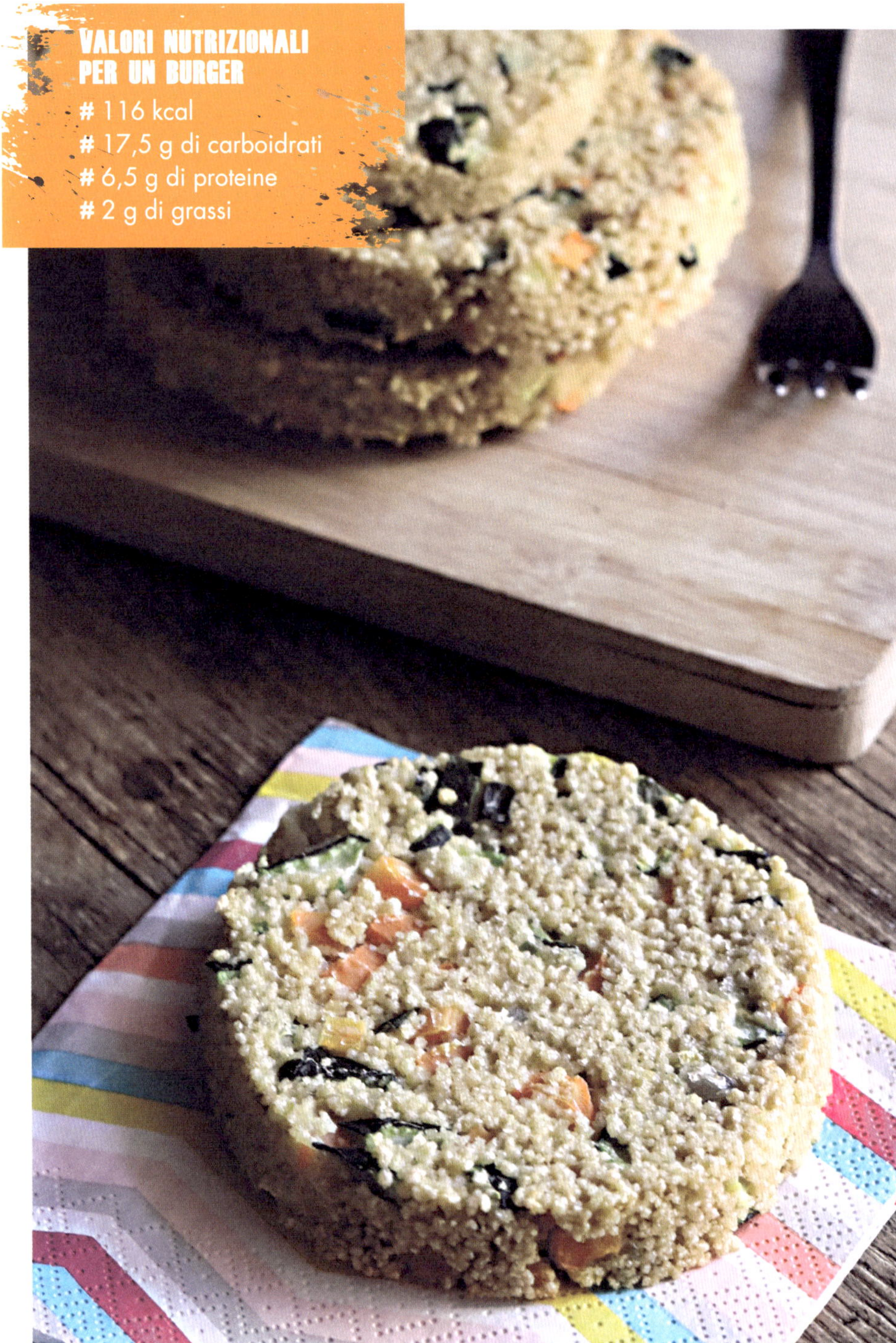

VALORI NUTRIZIONALI PER UN BURGER

116 kcal
17,5 g di carboidrati
6,5 g di proteine
2 g di grassi

BURGER DI COUS COUS

Negli ultimi anni abbiamo imparato a non associare sempre gli hamburger alla carne ma a prodotti che ricordano alimenti di origine animale, pur senza esserlo: da qui le centinaia di burger vegetali che riempiono i banchi frigo. Ecco che nasce l'idea di prepararne alcuni in casa, per avere un controllo maggiore sugli ingredienti e anche per risparmiare qualche soldo divertendosi.

INGREDIENTI
PER 4 BURGER

- 100 g di cous cous
- 2 carote piccole
- 1 cipolla
- 1 zucchina
- 1 uovo intero
- 50 g di albume (due uova piccole)
- sale q. b.
- spezie a piacere

TEMPO DI PREPARAZIONE: 35'

PREPARAZIONE

Portiamo a bollore 100 ml d'acqua in un contenitore adatto al microonde. Saliamo, speziamo a piacere e aggiungiamo il cous cous. Chiudiamo ermeticamente e lasciamo riposare per circa 5 minuti. Nel frattempo peliamo le carote e tagliamole a rondelle, sminuzziamo la cipolla e tagliamo a cubetti la zucchina.
Sgraniamo il cous cous, uniamolo alle verdure, aggiungiamo l'uovo intero sbattuto e l'albume. Aggiustiamo di sale e lavoriamo per bene con una forchetta.
Con l'aiuto di un coppapasta formiamo i burger e inforniamo a 200 °C per 25 minuti, poi lasciamo raffreddare.

VALORI NUTRIZIONALI
PER UN MEDAGLIONE DA 60 G

90 kcal
10,5 g di carboidrati
6 g di proteine
2,5 g di grassi

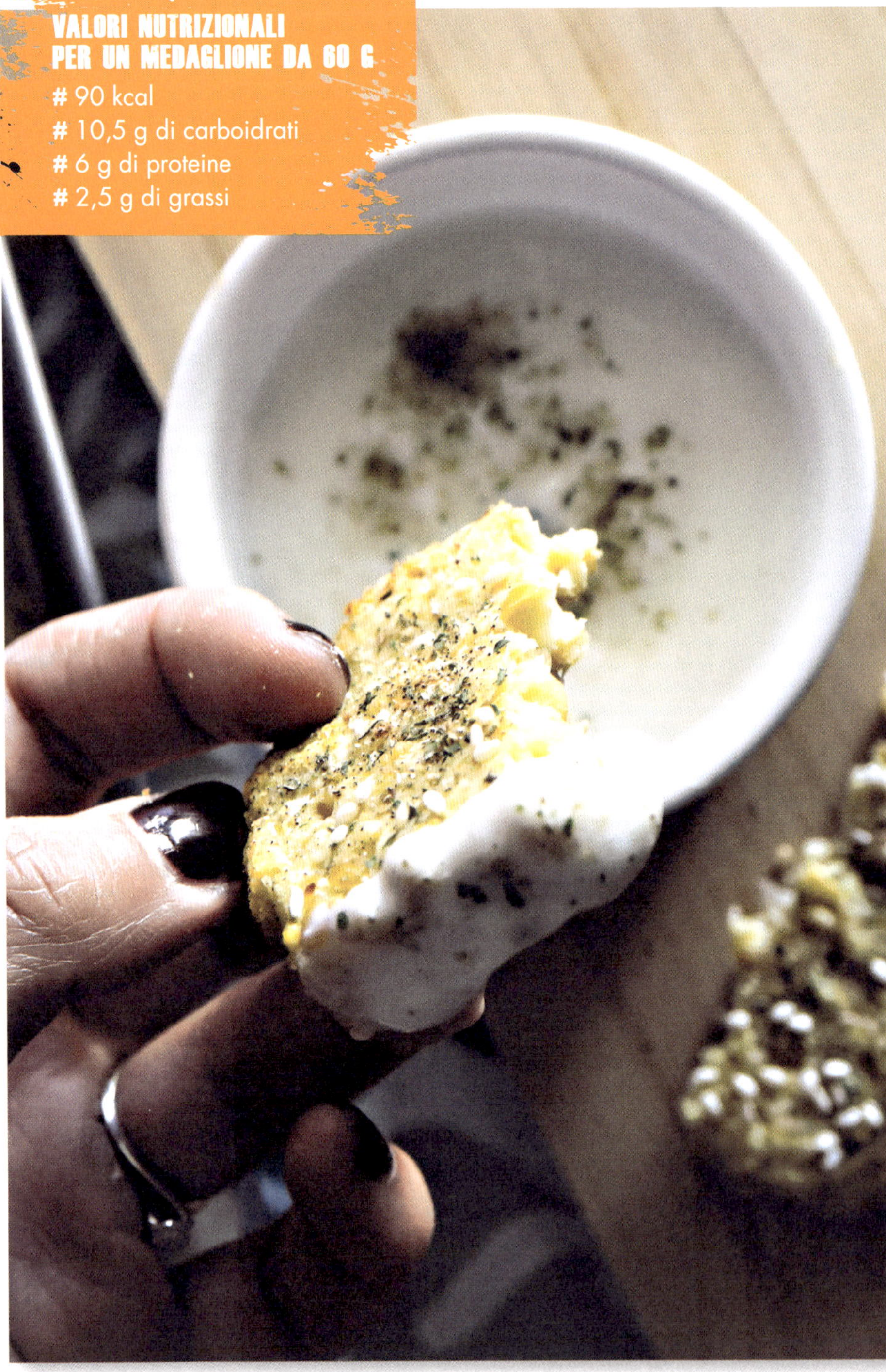

MEDAGLIONI DI CECI AL FORNO

I legumi sono un alimento molto completo, un'ottima fonte di fibre e di proteine che alcuni assumono in sostituzione della carne. Io li adoro perché mi permettono di sperimentare sempre nuove ricette. I ceci, per esempio, sono i protagonisti dei miei medaglioni: croccanti fuori e morbidi dentro, sono deliziosi anche accompagnati con dello yogurt speziato.

INGREDIENTI
PER 6 MEDAGLIONI
- 250 g di ceci cotti
- 2 cucchiai di formaggio grattugiato
- 2 cucchiai di pan grattato
- 1 uovo intero
- 50 g di albume (2 uova piccole)
- curcuma a piacere
- sale q. b.
- semi di sesamo q. b.

TEMPO
DI PREPARAZIONE:
30'

PREPARAZIONE

Preriscaldiamo il forno a 180 °C. Tritiamo in modo grossolano i ceci cotti – quelli in scatola andranno benissimo se sciacquati e ben scolati – uniamoli a tutti gli altri ingredienti che abbiamo già versato in una ciotola, a esclusione del sesamo. Mischiamo fino a ottenere un panetto compatto e creiamo dei medaglioni di circa 60 g l'uno.
Disponiamoli su una teglia foderata con carta da forno, cospargiamoli con qualche seme di sesamo e inforniamo per 10 minuti. Trascorso questo tempo, li giriamo e spostiamo la teglia nella griglia superiore per farli cuocere altri 5-10 minuti in modalità grill.
Una volta cotti, lasciamoli raffreddare e gustiamoli con una salsa allo yogurt e erbe.
Un'ottima idea per arricchire un panino!

VALORI NUTRIZIONALI PER UN PANINO

166 kcal
30 g di carboidrati
6 g di proteine
2,5 g di grassi

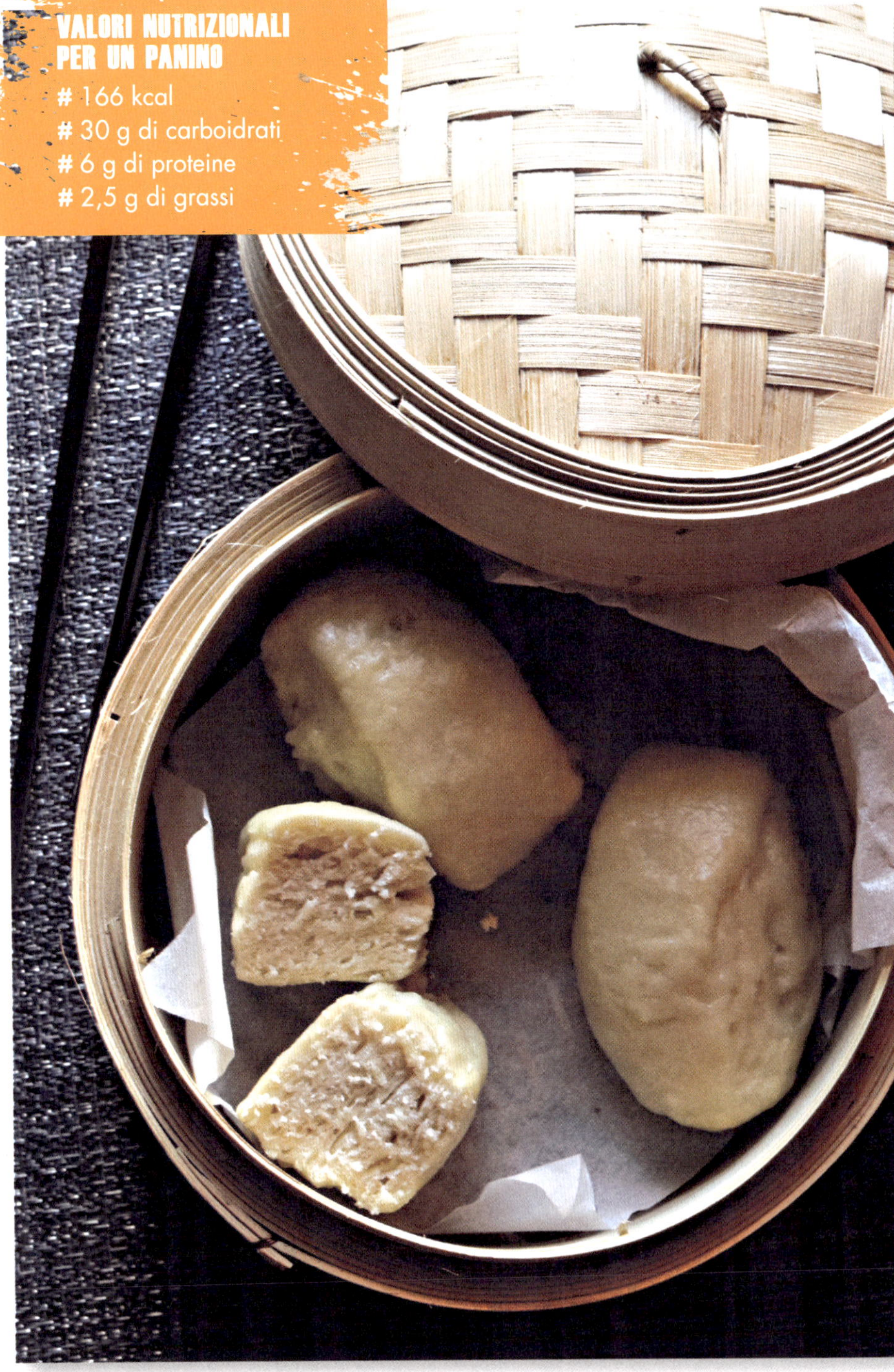

PANE AL VAPORE

Adoro ordinare il pane al vapore nei ristoranti fusion e per questo ho preparato la mia versione che non prevede l'utilizzo di latte intero e di valangate di olio: mi è bastato inserire il latte scremato, usare meno olio e sostituire lo zucchero con la stevia.

INGREDIENTI
PER 6 PANINI

- 250 g di farina manitoba
- 10 ml di olio evo
- 150 ml di latte scremato
- 1 cucchiaino di stevia
- 1 cucchiaino di lievito istantaneo
- sale q. b.

TEMPO
DI PREPARAZIONE:
1 H E 45'

PREPARAZIONE

In una ciotola lavoriamo la farina, il sale, la stevia, il lievito, l'olio e 100 ml di latte scremato.
Aggiungiamo il restante latte a filo e impastiamo su una spianatoia infarinata. Dopo 10 minuti avremo ottenuto un impasto liscio ed elastico, che lasciamo riposare sotto un canovaccio per circa 30 minuti.
Trascorso questo tempo, stendiamo la pasta fino a renderla un filone sottile, che dividiamo in sei piccole sfere.
Portiamo a bollore dell'acqua, poi, a fuoco spento, vi disponiamo sopra un cestello di bambù per la cottura dei cibi nel quale posizioneremo, avvolti nella carta da forno, i nostri bocconcini di pane.
Copriamo e lasciamo riposare per circa 20 minuti a fuoco spento: il vapore dell'acqua calda permetterà ai panini di lievitare. Poi accendiamo il fuoco e lasciamo cuocere per altri 30 minuti circa.

VALORI NUTRIZIONALI PER UN PANINO

- # 174 kcal
- # 32 g di carboidrati
- # 6 g di proteine
- # 2,5 g di grassi

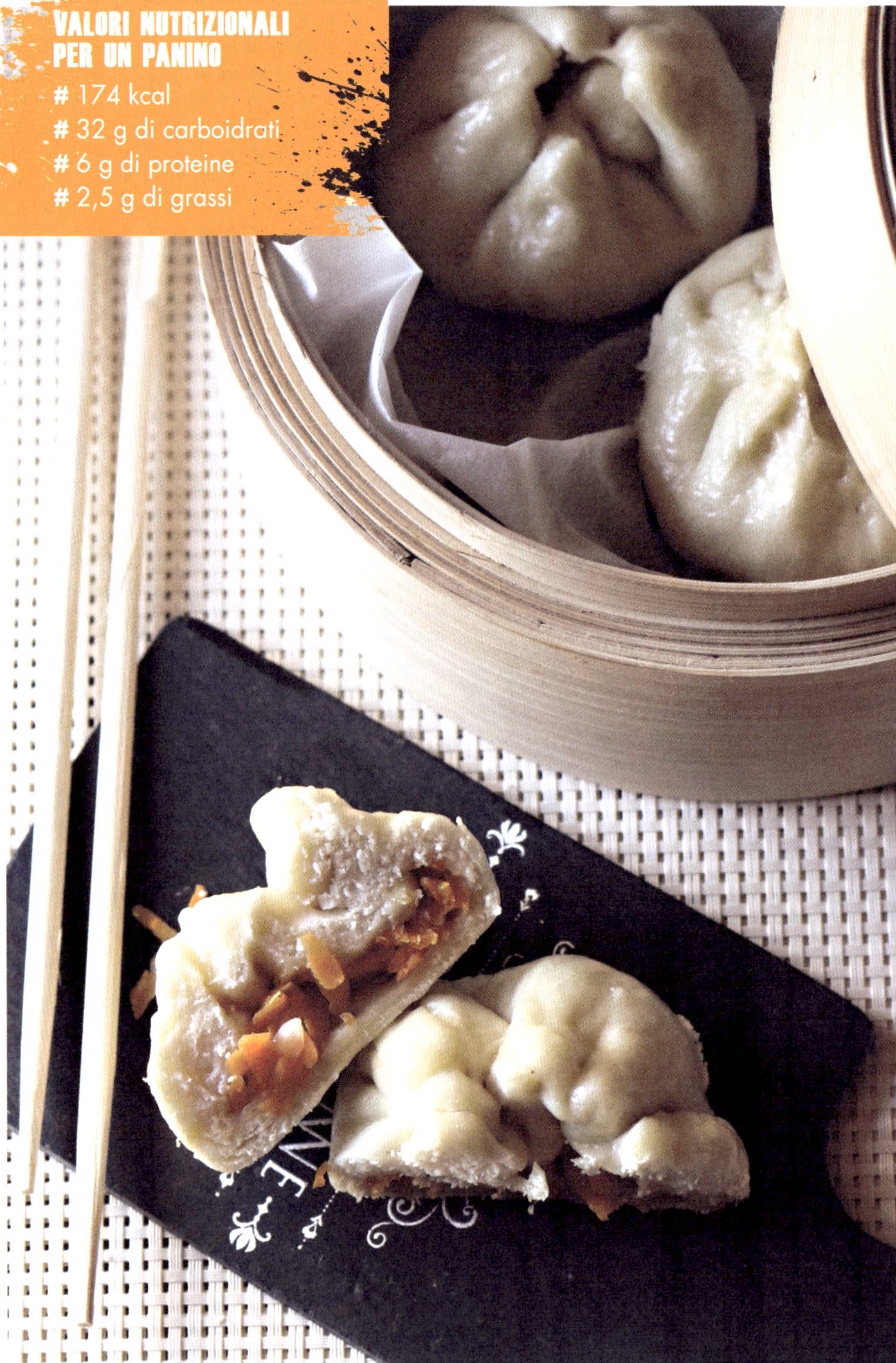

PANE AL VAPORE RIPIENO DI VERDURA

Il mix di carote e cipolle, insaporito dalla salsa di soia, è un regalo per le nostre papille gustative!

INGREDIENTI PER 6 PANINI

- 250 g di farina manitoba
- 10 ml di olio evo
- 150 ml di latte
- 1 cucchiaino di stevia
- 1 cucchiaino di lievito istantaneo
- sale q. b.

Per il ripieno

- 4 carote grattugiate
- 1 cucchiaino di salsa di soia iposodica
- mezza cipolla
- sale q. b.
- pepe a piacere

TEMPO DI PREPARAZIONE: 1 H E 20'

PREPARAZIONE

Prepariamo il ripieno grattugiando le carote e unendole alla cipolla finemente sminuzzata. Saliamo, pepiamo e condiamo con un cucchiaino di salsa di soia iposodica. Lasciamo riposare in frigorifero e procediamo con l'impasto.

In una ciotola lavoriamo la farina, il sale, la stevia, il lievito, l'olio e 100 ml di latte. Una volta incorporati tutti i liquidi, aggiungiamo a filo il restante latte e continuiamo a impastare su una spianatoia infarinata. Otteniamo così un impasto liscio ed elastico che lasceremo riposare circa mezz'ora, poi lo stendiamo fino a renderlo sottile.

La dividiamo in sei piccole sfere, che trasformiamo in dischetti. Poniamo al centro di ciascuno di essi un cucchiaio di ripieno, poi chiudiamo ogni disco nella parte superiore, come se fosse un sacchettino. Posizioniamo ciascuna pagnotta nei cestelli di bambù per la cottura a vapore e cuociamo per 25-30 minuti a fuoco medio.

VALORI NUTRIZIONALI PER 1/4 DI TEGLIA

140 kcal
25 g di carboidrati
3 g di proteine
3 g di grassi

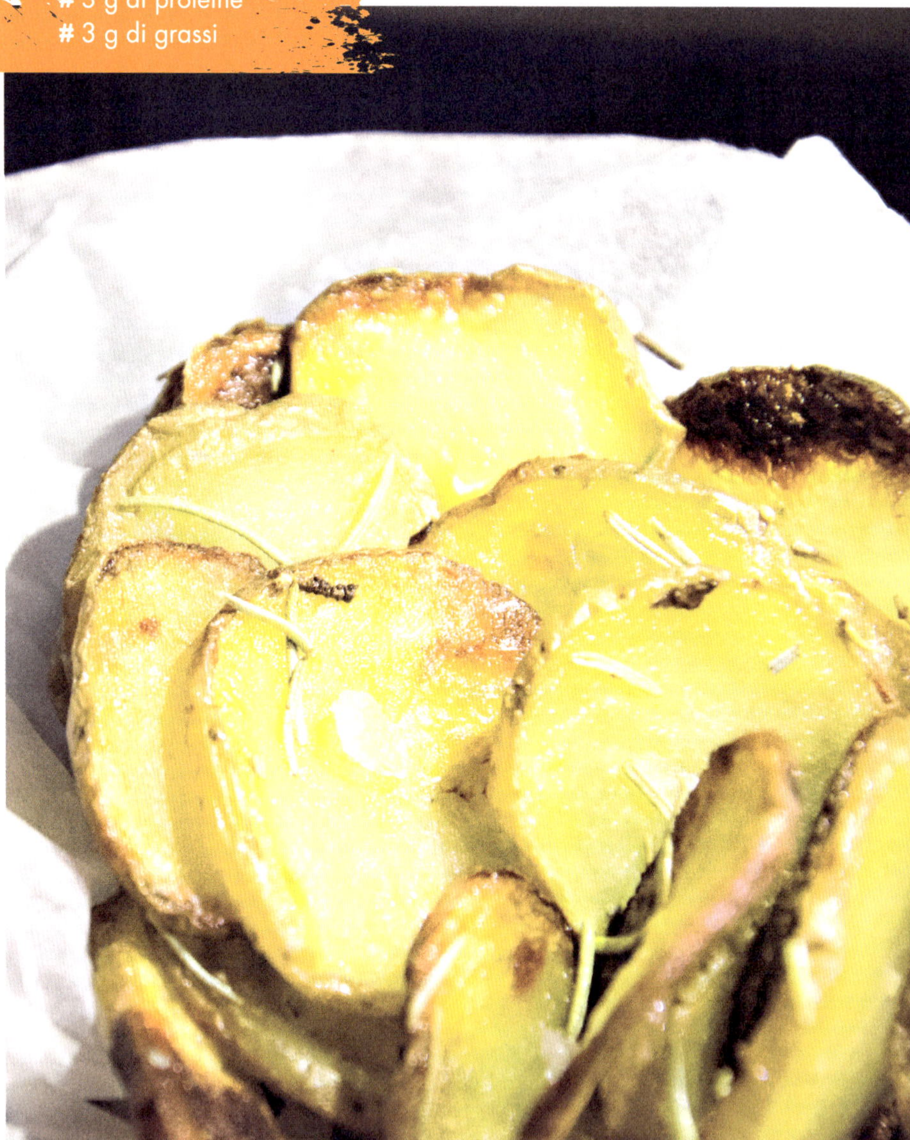

CHIPS DI PATATE

Se fate una rapida ricerca su Google digitando l'espressione "chips croccanti", trovate ricette in cui l'ingrediente principale non sono le patate, ma un'intera bottiglia di olio e la farina. Sempre per soddisfare il nostro palato bilanciando al meglio le diverse componenti, vi propongo le mie chips croccanti con solo un cucchiaio di olio evo. A fare la differenza sarà la cottura.

INGREDIENTI

- 600 g di patate
- 1 cucchiaio di olio evo
- sale q. b.
- rosmarino a piacere
- spezie a piacere

TEMPO DI PREPARAZIONE: 15'

PREPARAZIONE

Laviamo bene le patate e asciughiamole con della carta assorbente. Con una mandolina tagliamole a fettine sottilissime senza pelarle e mettiamole in una busta di plastica per alimenti – le classiche usate per la conservazione dei cibi in freezer – che abbiamo riempito con le spezie e un abbondante cucchiaio di olio. Massaggiamo delicatamente il sacchetto per farc assorbire il condimento in modo omogeneo.

Preriscaldiamo il forno a 200 °C in modalità ventilata. Disponiamo le fettine di patate su una teglia foderata con carta da forno, avendo cura di non ammassarle una sopra l'altra – questo renderà la cottura più omogenea – e inforniamo nel ripiano centrale. Facciamo cuocere per circa 5 minuti, poi giriamo le patate e procediamo per altri 3 minuti.

Trascorso questo tempo di cottura, spostiamo la teglia nella parte superiore del forno e, utilizzando la funzione grill, facciamo cuocere per altri 2 minuti, fino a doratura.

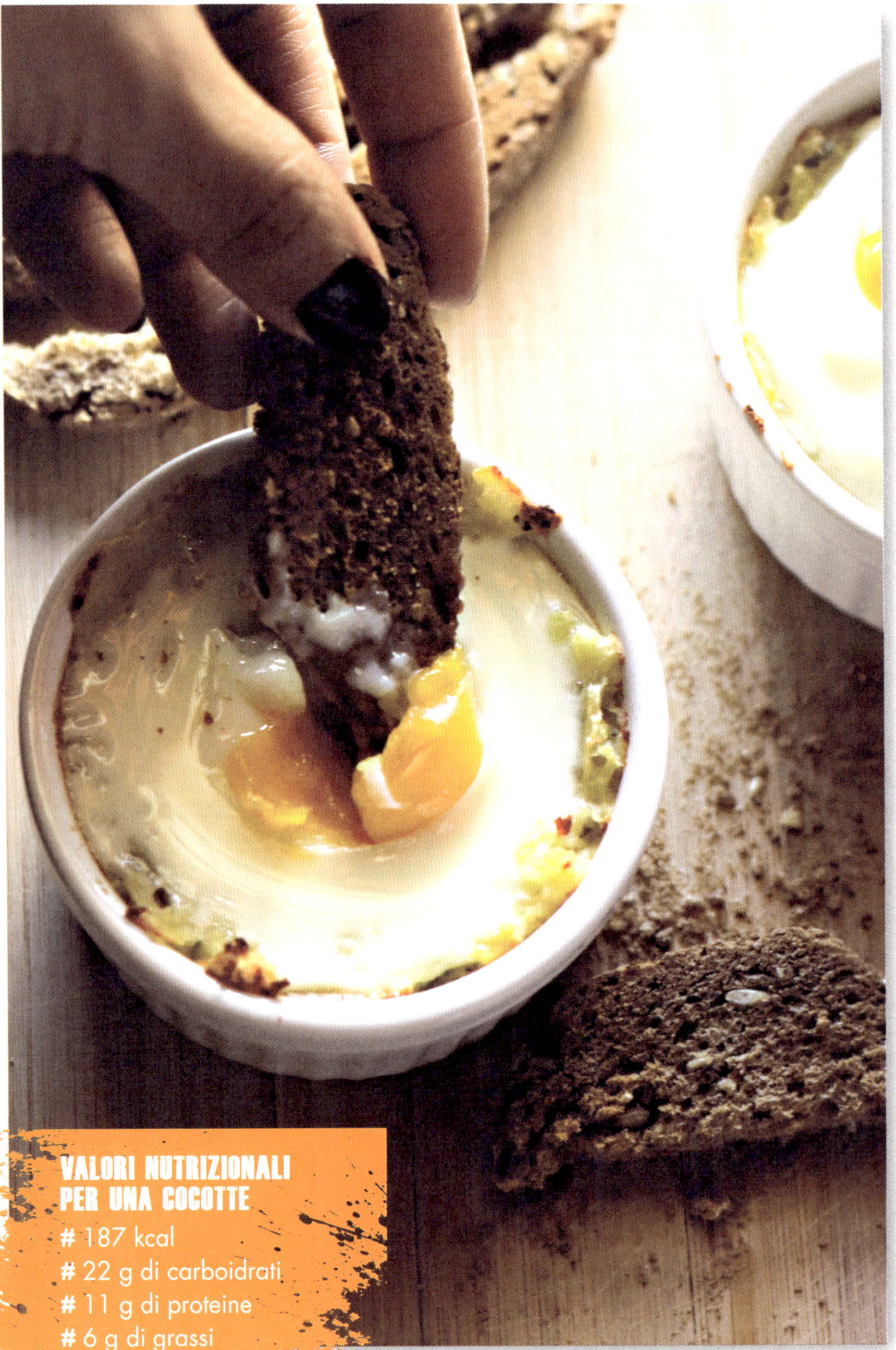

VALORI NUTRIZIONALI PER UNA COCOTTE

187 kcal
22 g di carboidrati
11 g di proteine
6 g di grassi

UOVA E PATATE IN COCOTTE

"Cocotte" è un termine che si sente usare spesso nei programmi o nei libri di cucina, ma che cos'è? Nient'altro che un recipiente, rigorosamente in ceramica, in cui vengono cotte alcune pietanze. Vi mostrerò un altro modo sano e gustoso per preparare le uova e per consumare un pasto perfettamente bilanciato in termini di macronutrienti. Variamo anche sugli utensili da cucina!

INGREDIENTI
PER 4 PERSONE

- 350 g di patate
- 4 uova
- 1 cucchiaio di farina di semola rimacinata
- 1 cucchiaio di formaggio
- prezzemolo a piacere
- sale q. b.
- pepe a piacere

TEMPO DI PREPARAZIONE: 25'

PREPARAZIONE

Peliamo le patate e facciamole bollire in una pentola capiente per circa 30 minuti. Una volta pronte, le sbucciamo e le schiacciamo con una forchetta, poi vi aggiungiamo sale, prezzemolo, farina, formaggio e pepe. Versiamo il tutto nelle cocotte già oliate e con l'aiuto di un cucchiaio creiamo una piccola conca all'interno.
Prendiamo una teglia alta e larga, la riempiamo d'acqua e vi poniamo le cocotte. Rompiamo un uovo intero in ciascuna cocotte e inforniamo per circa 15 minuti, 20 se preferiamo il tuorlo non troppo cremoso.

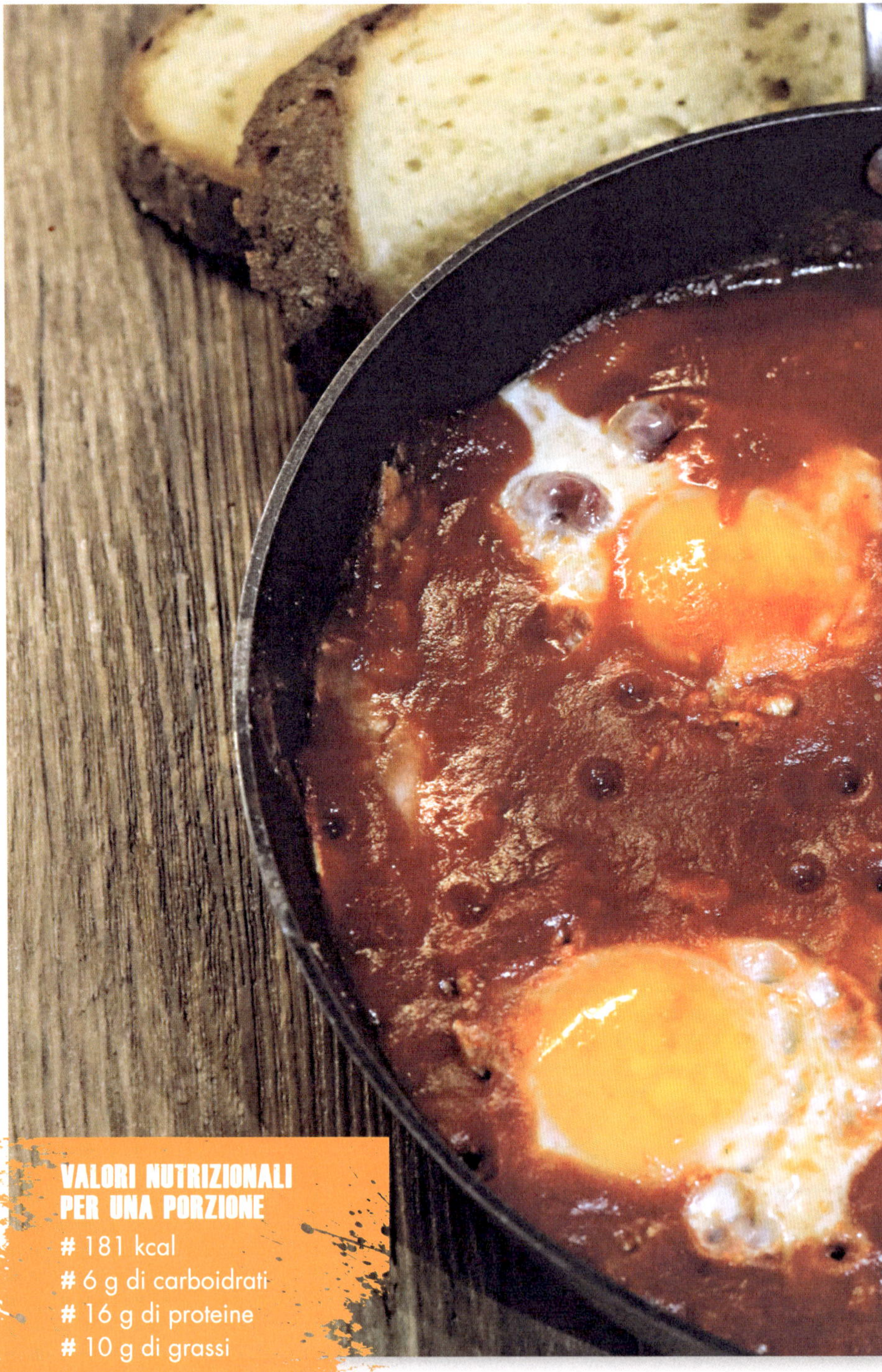

VALORI NUTRIZIONALI PER UNA PORZIONE

181 kcal
6 g di carboidrati
16 g di proteine
10 g di grassi

UOVA AL POMODORO

La combinazione uova-pane è una delle mie preferite, e non solo a mo' di toast. Se il pane non lo volessimo tostare, le uova le desiderassimo più morbide e la scarpetta ci mancasse tanto? Perché non fare le uova al pomodoro? I passi da seguire per una versione light sono pochi e, soprattutto, semplicissimi.

INGREDIENTI
PER 2 PERSONE

- 4 uova
- 300 ml di passata di pomodoro
- 1 cipolla piccola
- 1 cucchiaino di olio evo
- sale q. b.
- spezie a piacere

TEMPO
DI PREPARAZIONE:
20'

PREPARAZIONE

Tritiamo finemente una cipolla e facciamola cuocere per circa 2 minuti in una padella antiaderente con un cucchiaino di olio e un cucchiaio d'acqua.

Aggiungiamo la passata di pomodoro, regoliamo il gusto con sale e spezie e lasciamo cuocere per altri 10 minuti a fiamma dolce.

Rompiamo le uova direttamente nel sugo avendo cura di tenere intatti i tuorli e cuociamo a fiamma dolce per 10 minuti ancora. Il tempo di cottura, da questo momento, varierà in base ai gusti.

VALORI NUTRIZIONALI PER UNA POLPETTA

41 kcal
3,6 g di carboidrati
2,6 g di proteine
2 g di grassi

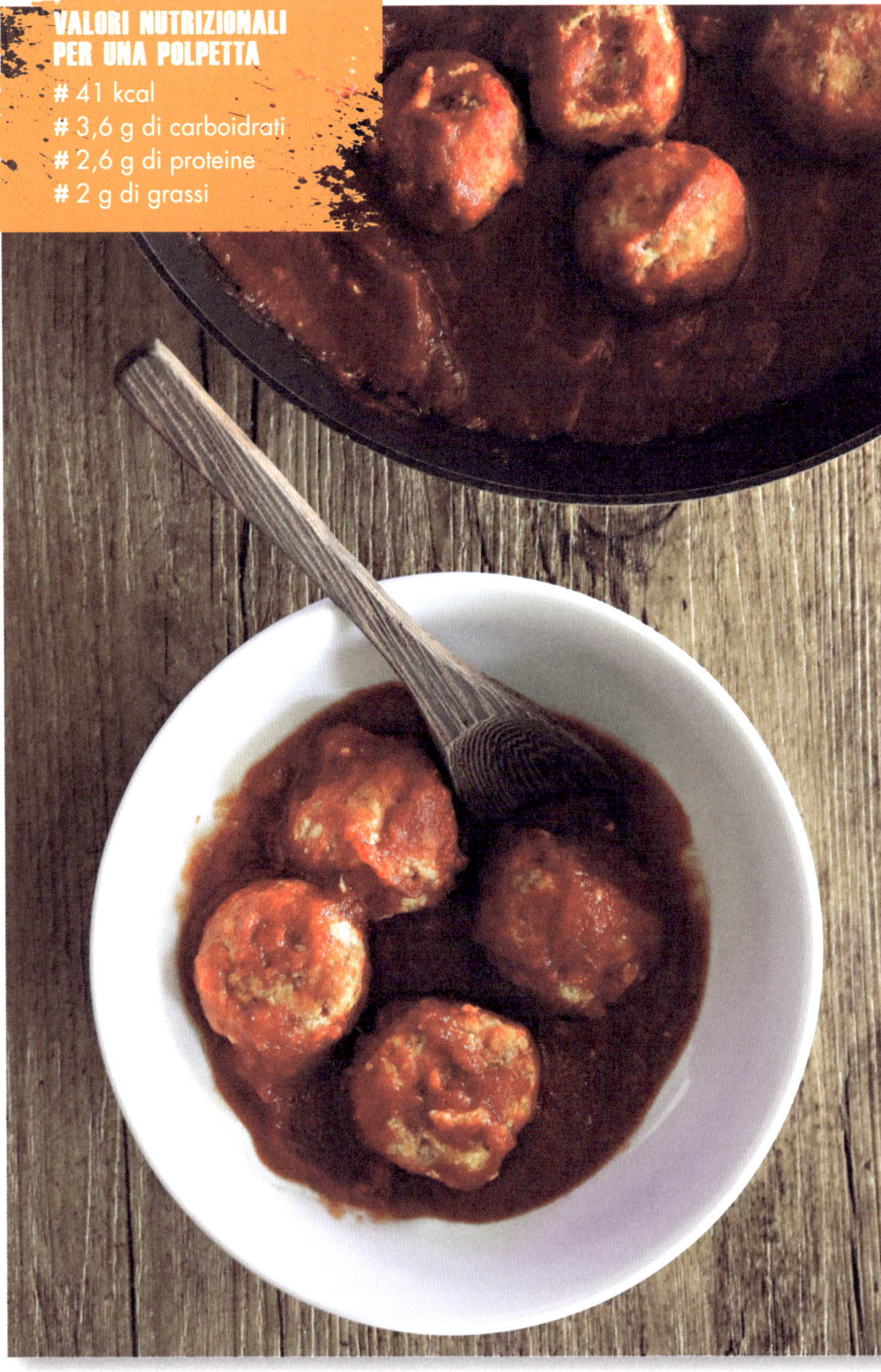

POLPETTE DI RICOTTA AL SUGO

Cara nonna, volevo replicare le tue polpette in un modo che rendesse loro onore, con qualche caloria in meno ma degne del loro nome e di te, che me le hai fatte amare. Penso di esserci riuscita!

INGREDIENTI PER 10 POLPETTE

- 4 gallette di farro (o a scelta)
- 1 uovo
- 100 g di ricotta
- 250 g di passata di pomodoro
- 2 cucchiai di formaggio grattugiato
- 1 cipolla intera
- 1 cucchiaio di olio evo
- sale q. b.

TEMPO DI PREPARAZIONE: 30'

PREPARAZIONE

Con l'aiuto di un tritatutto riduciamo le gallette a una farina grezza, aggiungiamo il sale e il formaggio.
In una ciotola uniamo l'uovo e la ricotta e li lavoriamo fino a ottenere una crema. La aggiungiamo alle gallette e lavoriamo per bene il tutto fino a ottenere un impasto morbido e umido. Creiamo delle polpette di circa 20 g l'una e le lasciamo riposare in frigorifero per qualche minuto. Nel frattempo versiamo un cucchiaio d'olio in una pentola, aggiungiamo un goccio d'acqua, la cipolla sminuzzata e la passata di pomodoro: lasciamo cuocere per circa 10 minuti.
Uniamo anche le polpette e lasciamo cuocere il tutto con coperchio a fuoco dolce altri 10 minuti.

VALORI NUTRIZIONALI PER UN MUFFIN

187 kcal
22 g di carboidrati
11 g di proteine
6 g di grassi

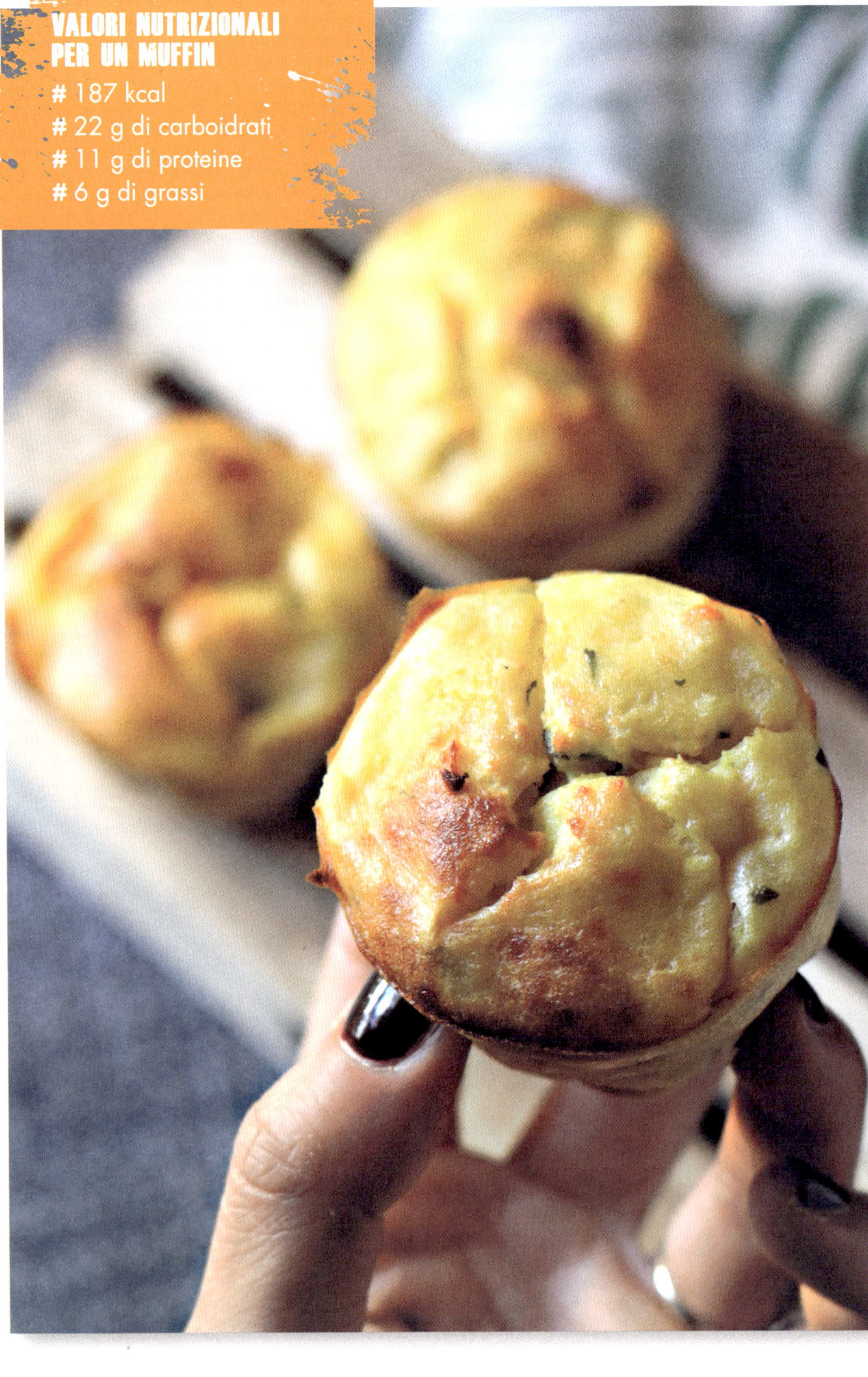

MUFFIN DI PATATE

La parola muffin è spesso associata a un dolce, a una colazione o a una merenda. Che si possano fare anche in versione salata non è di certo una novità, ma che ingredienti usereste? Sono sicura che in molti utilizzereste la farina, ed è sicuramente una possibilità. Ma cerchiamo di sostituire questo ingrediente base con una delle fonti di carboidrati più apprezzate da chi segue un'alimentazione sana: le patate.

INGREDIENTI
PER 8 MUFFIN

- 350 g di patate
- 20 g di formaggio grattugiato
- 40 g di farina di grano duro
- 60 ml di latte
- 2 uova
- sale q. b.
- prezzemolo a piacere

TEMPO DI PREPARAZIONE: 45'

PREPARAZIONE

Laviamo le patate e facciamole bollire in una pentola capiente per circa 30 minuti – il tempo, comunque, varia a seconda della grandezza delle patate.
Una volta cotte, le sbucciamo e le schiacciamo con una forchetta. Vi aggiungiamo sale e prezzemolo: otteniamo così la consistenza di un purè rustico. Uniamo le uova, la farina, il formaggio e il latte. Lavoriamo il tutto e aggiungiamo a filo un goccio d'acqua a temperatura ambiente fino a ottenere una consistenza cremosa.
A questo punto disponiamo il composto in appositi stampi per muffin e facciamo cuocere per circa 40 minuti in forno a 175 °C in modalità statica. Non aggiungiamo alcun condimento, bensì abbiniamoli a una fonte proteica.

VALORI NUTRIZIONALI PER UNA PORZIONE DA 170 G

- # 83 kcal
- # 8 g di carboidrati
- # 7 g di proteine
- # 2 g di grassi

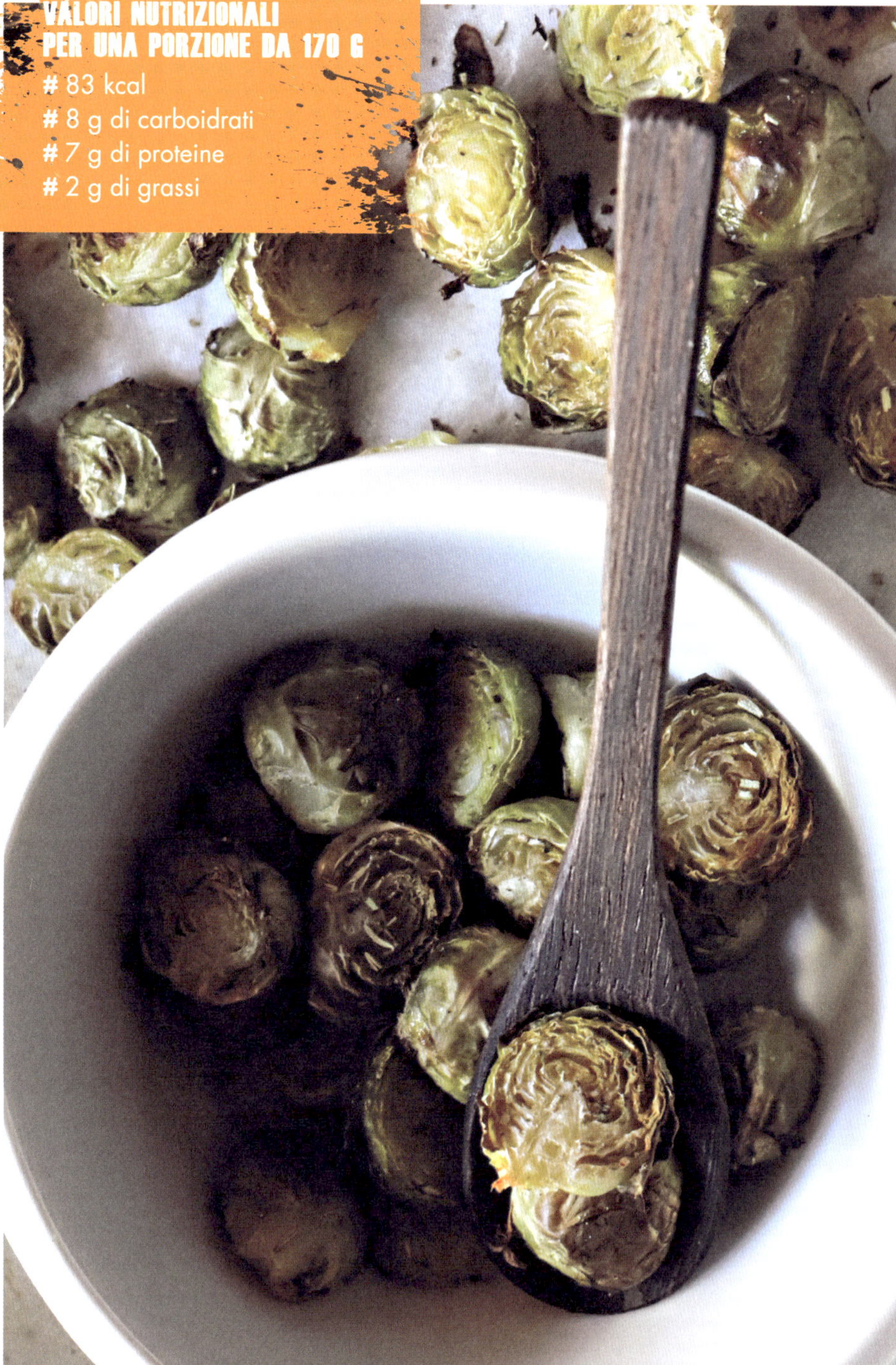

CAVOLETTI DI BRUXELLES

Si dice che i bambini non amino le verdure, eppure conosco anche molti adulti che ne stanno alla larga, perché non sanno come mangiarle. Mi raccomando: bisogna consumarne almeno una porzione al giorno, perché sono fondamentali per l'apporto di vitamine, minerali e fibre. Vi propongo una delle mie ricette green più gustose: per me sono come le ciliegie, uno tira l'altro!

INGREDIENTI
PER 2 PERSONE

- 350 g di cavoletti di Bruxelles
- 1 cucchiaino di olio evo
- succo di limone
- sale q. b.
- rosmarino a piacere

TEMPO
DI PREPARAZIONE:
40'

PREPARAZIONE

Laviamo i cavoletti di Bruxelles, priviamoli delle foglie più esterne e del torsolo. Poi dividiamoli a metà e aggiungiamo un goccio di limone.
Prepariamo un'emulsione di olio e acqua, con cui li spennelliamo.
In seguito cospargiamo con sale e rosmarino e inforniamo per circa 30 minuti a 200 °C in modalità statica.
Se vi piace, provate ad aggiungere una granella di frutta secca.

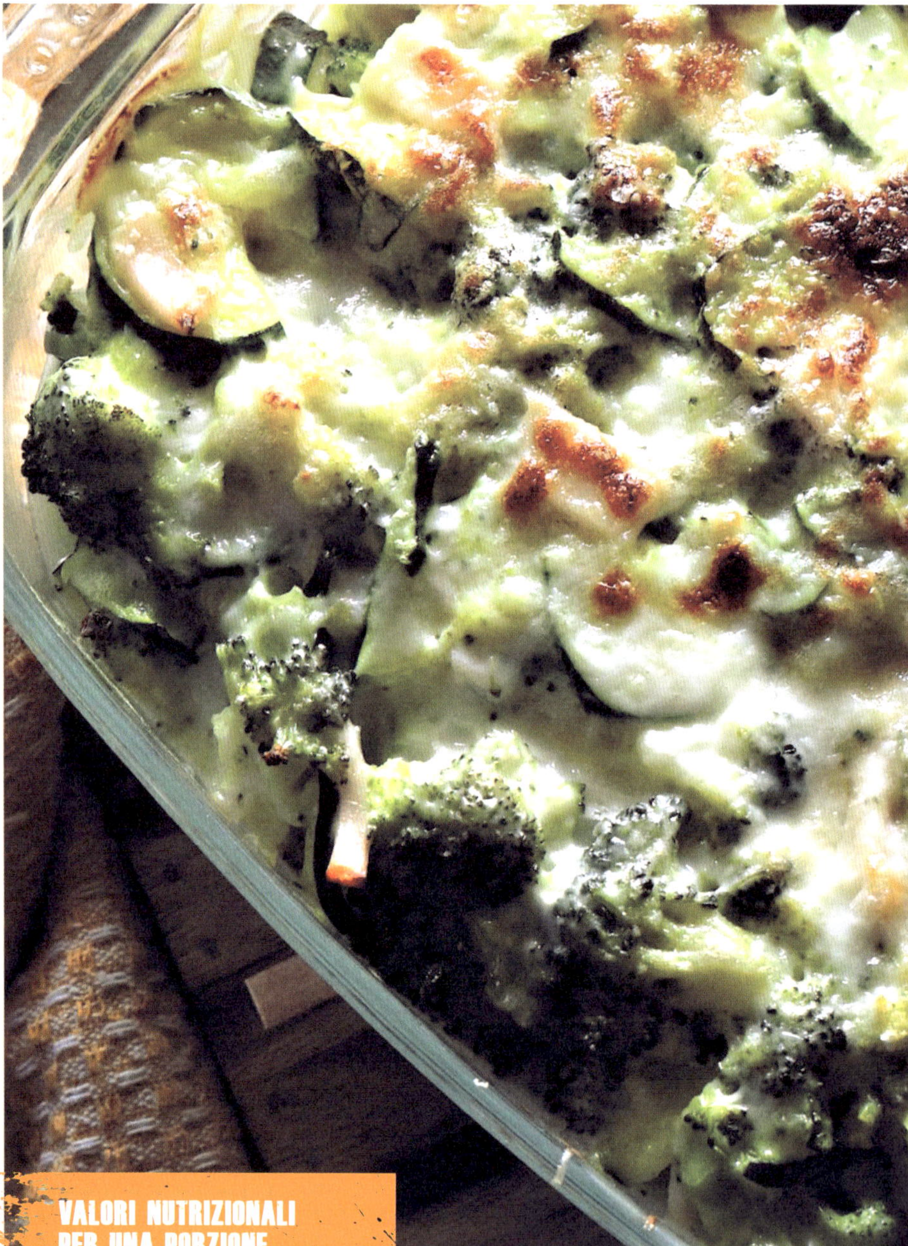

VALORI NUTRIZIONALI PER UNA PORZIONE

- # 65 kcal
- # 7 g di carboidrati
- # 7 g di proteine
- # 1,5 g di grassi

SFORMATO DI VERDURE

In questa ricetta, stanca del solito modo di cucinare le zucchine e intimorita da quel broccolo che avevo in frigo e che attendeva la sua ora da tempo immemore, mi sono armata di padella e... via!

INGREDIENTI PER 2 PERSONE
- 500 g di broccoli
- 1 cipolla
- 2 zucchine
- 175 g di formaggio spalmabile
- 2 cucchiai di formaggio grattugiato
- 100 g di tacchino a cubetti
- 100 ml di latte (a vostra scelta)

TEMPO DI PREPARAZIONE: CIRCA 45'

PREPARAZIONE

Puliamo e sbollentiamo i broccoli in abbondante acqua salata, tagliamo le zucchine e stufiamole con acqua e cipolla. Dopo 10 minuti di cottura, uniamo le verdure in una padella e aggiungiamo il tacchino a cubetti. Cuociamo un paio di minuti. Prendiamo il formaggio spalmabile e, in un pentolino a fiamma bassa, cuociamolo con 100 ml di latte (o acqua): ne risulterà una crema simile alla besciamella.

Componiamo ora il nostro sformato in una pirofila: mettiamo un cucchiaio di crema per evitare che il tutto si attacchi durante la cottura, aggiungiamo uno strato di verdure, poi un cucchiaio di formaggio grattugiato e ancora verdure.

Prima di infornare, ricopriamo il tutto con la restante crema e con l'ultimo cucchiaio di formaggio. Inforniamo in forno già caldo a 200 °C per circa 20 minuti.

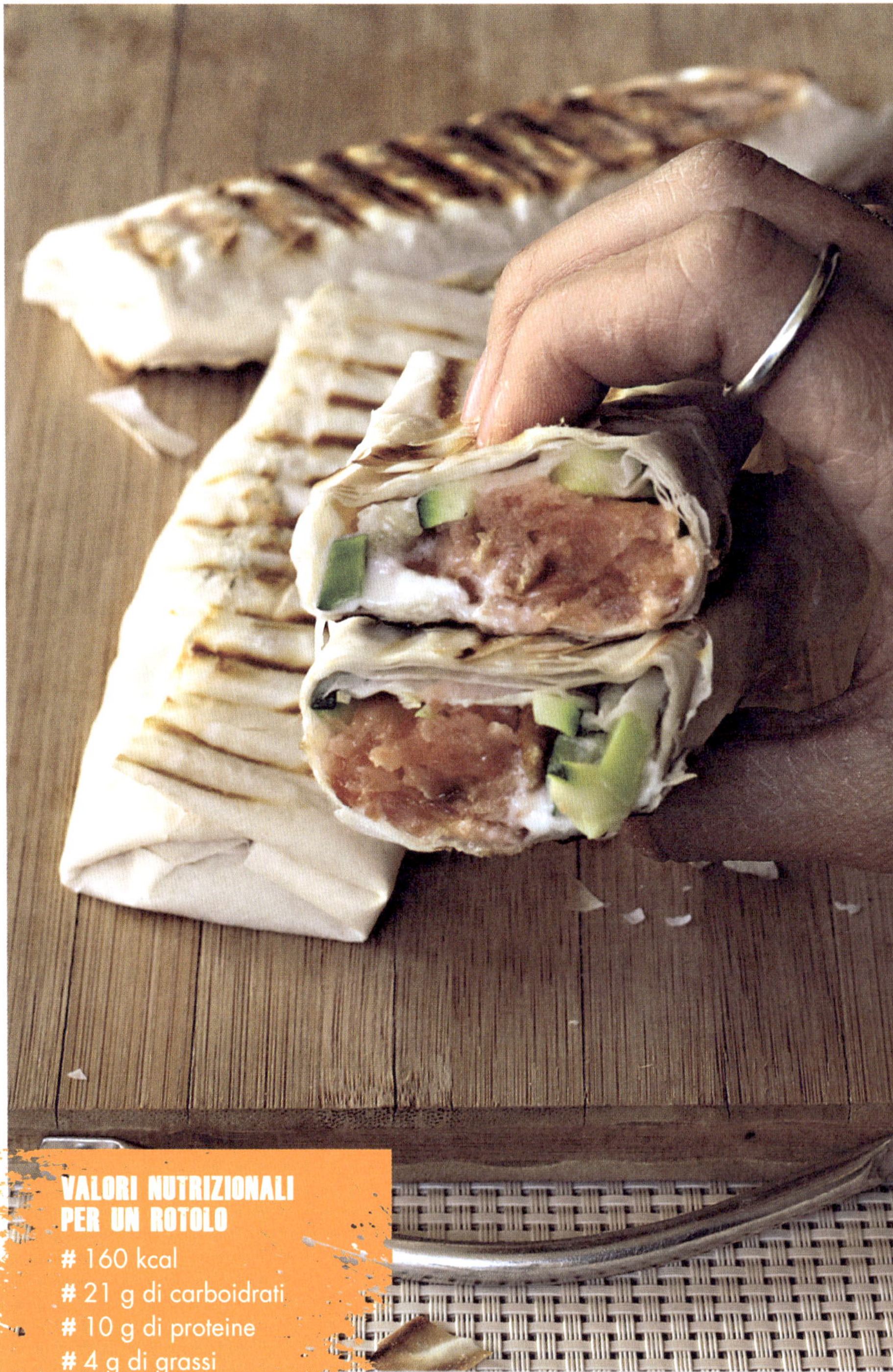

VALORI NUTRIZIONALI PER UN ROTOLO

160 kcal
21 g di carboidrati
10 g di proteine
4 g di grassi

ROTOLI DI FILLO ALLA PIASTRA

Ho una confezione di pasta fillo aperta a metà e pochissimo tempo a disposizione. Vorrei fare gli involtini croccanti al forno, ma forse devo pensare a qualcos'altro... A meno che... Prendo tutti gli ingredienti e li metto su una piastra!

INGREDIENTI
PER 4 ROTOLI

- 130 g di pasta fillo in fogli rettangolari
- 120 g di salmone affumicato
- 60 g di formaggio spalmabile light
- 1 zucchina piccola
- sale q. b.

TEMPO DI PREPARAZIONE: 10'

PREPARAZIONE

Dividiamo i fogli in quattro parti, che diventeranno i nostri rotoli.
Prepariamo prima la verdura: cuociamo al vapore o sbollentiamo le zucchine tagliate a dadini e aspettiamo che si raffreddino, in modo da non rovinare i fogli di fillo.
Spennelliamo ciascun foglio con dell'acqua, disponiamoli a strati uno sopra l'altro e infine aggiungiamo il ripieno al centro – bisogna condire nel verso del lato più lungo – per poi chiudere e sigillare con altra acqua. Ripetiamo l'operazione per ciascun fagotto e cuociamo su una piastra rovente, iniziando la cottura dal lato sigillato, fino a doratura.

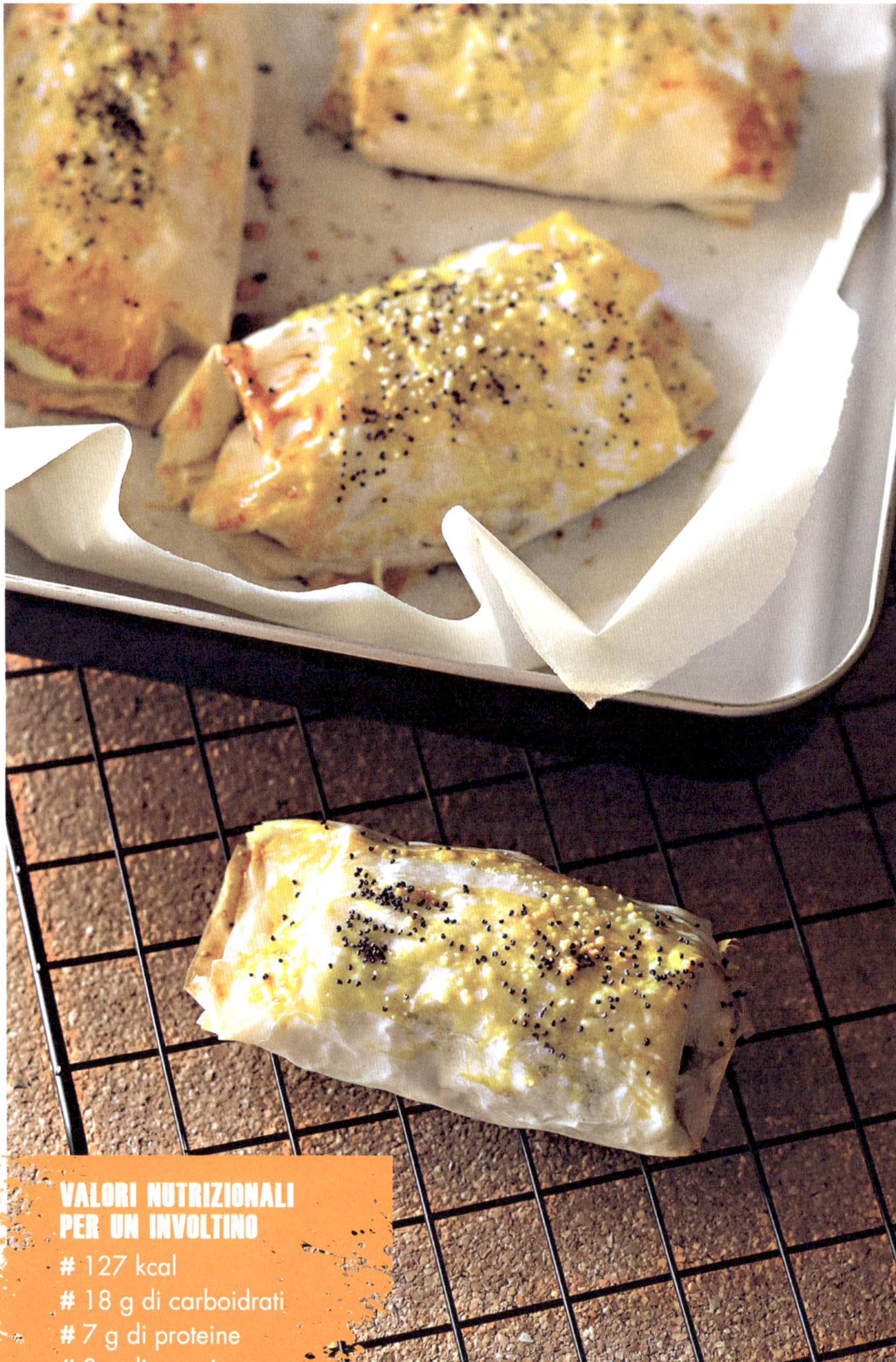

**VALORI NUTRIZIONALI
PER UN INVOLTINO**

- # 127 kcal
- # 18 g di carboidrati
- # 7 g di proteine
- # 3 g di grassi

INVOLTINI CROCCANTI DI FILLO AL FORNO

Questa ricetta è ideale per chi ha voglia di sporcarsi un po' le mani mangiando! Potrebbe essere quella giusta per far mangiare le verdure ai bambini. Appena sfornati e con una croccantezza che nasconde un ripieno morbido e gustoso, sono deliziosi!

INGREDIENTI PER 4 INVOLTINI

- 100 g di pasta fillo in fogli rettangolari
- 2 carote
- 40 g di bresaola tagliata alla julienne
- 1 melanzana piccola
- 1 scalogno
- 1 tuorlo
- 2 fette di formaggio light
- formaggio grattugiato q. b.
- semi di papavero o di sesamo a piacere
- sale q. b.

TEMPO DI PREPARAZIONE: 30'

PREPARAZIONE

Foderiamo una teglia con della carta da forno e accendiamo il forno a 200 °C in modalità statica.

Partiamo dal ripieno: tagliamo la melanzana a cubetti piccoli, le carote a rondelle e uno scalogno. Cuociamo al vapore e insaporiamo con una spolverata di formaggio grattugiato e un pizzico di sale. Aggiungiamo la bresaola e lasciamo raffreddare.

Srotoliamo su un piano da lavoro i fogli di fillo, disponiamoli uno sopra l'altro e tagliamoli per ottenere quattro rettangoli. Spostiamo la fillo – un rettangolo per volta – sulla teglia, avendo cura di spennellarla foglio per foglio con dell'acqua. Inseriamo al centro di ogni rettangolo, due cucchiai di ripieno e un quarto delle fette di formaggio. Chiudiamo i lembi dei lati più corti e procediamo arrotolando l'involtino su se stesso partendo da uno dei lati più lunghi. Sigilliamo ciascun lato con dell'acqua e spennelliamo con un tuorlo d'uovo su tutta la superficie. Ripetiamo l'operazione con tutti i rettangoli di fogli di fillo e inforniamo a 200 °C per circa 10 minuti, fino a doratura.

Per dare una croccantezza maggiore, vi consiglio di cuocere in modalità grill un paio di minuti e di aggiungere, dopo la spennellata di tuorlo, qualche seme di papavero o di sesamo.

CENA

VALORI NUTRIZIONALI PER UNA PORZIONE

308 kcal
52 g di carboidrati
10 g di proteine
8 g di grassi

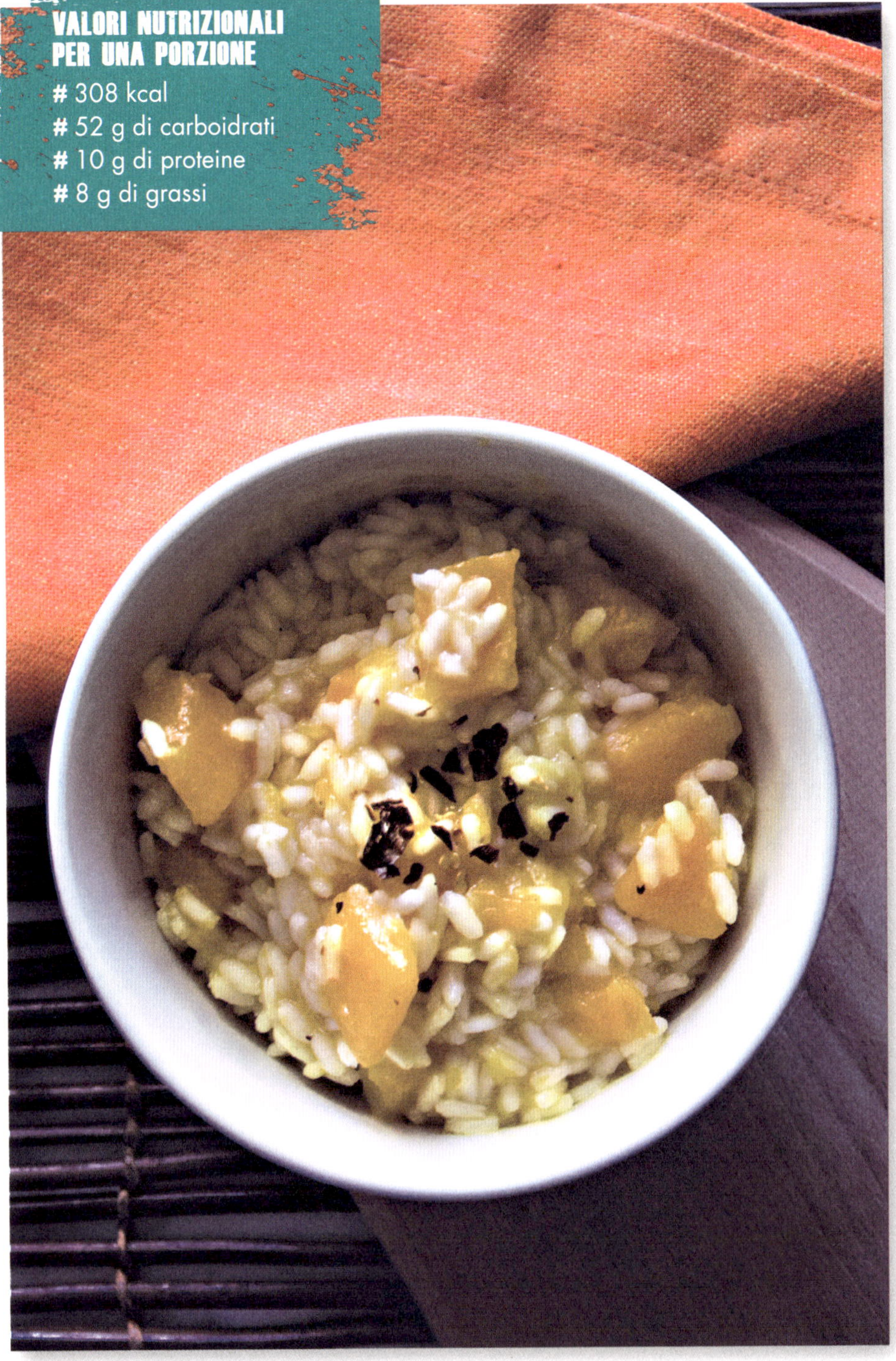

RISOTTO ZUCCA E MANDORLE

Negli ultimi anni, complice la diffusione dei #diarialimentari su Instagram, abbiamo vissuto un uso-abuso della zucca. Soprattutto negli Stati Uniti viene usata da molti body builder come fonte di carboidrati e viene abbinata spesso al burro di frutta secca. La cosa bella di questa ricetta è che mentre cucini puoi fare altro: prepararti la borsa della palestra, farti una doccia oppure metterti il pigiama.

INGREDIENTI
PER 2 PERSONE

- 340 g zucca fresca
- 100 g riso
- sale q. b.
- 20 g di burro di mandorle
- 1 cucchiaio di ricotta salata
- prezzemolo q. b.
- peperoncino q. b.
- sale q. b.

TEMPO DI PREPARAZIONE: 40'

PREPARAZIONE

Iniziamo eliminando la buccia esterna e i semi della zucca.
In una pentola capiente uniamo 300 ml d'acqua, la zucca e il riso.
Dopo 20 minuti dal bollore, aggiungiamo dell'acqua se necessario, spegniamo il fuoco e mantechiamo il riso, ora cremoso e aranciato, con un cucchiaio di burro di mandorle e uno di ricotta salata.
Serviamo con del prezzemolo fresco e un pizzico di peperoncino.
Amore garantito!

VALORI NUTRIZIONALI PER UNA PORZIONE

147 kcal
16 g di carboidrati
7 g di proteine
7,5 g di grassi

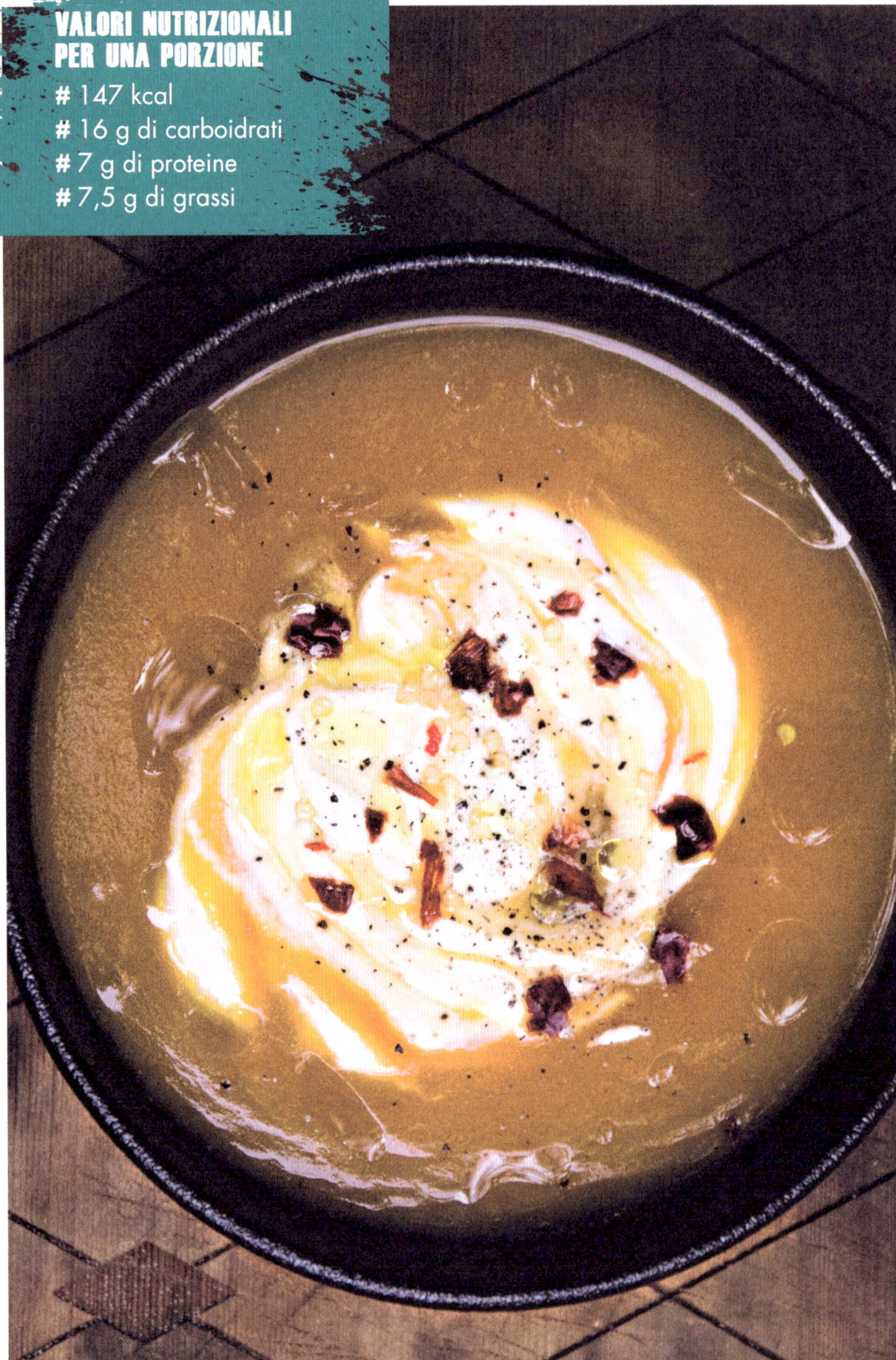

VELLUTATA DI ZUCCA

Quando d'inverno ho freddo fin dentro le ossa e bramo qualcosa di caldo da mangiare, nel mio cervello scatta una voglia irrefrenabile di vellutata di zucca.
Ecco una versione light e veloce, comoda da preparare dopo una lunga e fredda giornata di allenamento e lavoro.

INGREDIENTI
PER 2 PERSONE

- 400 g di zucca
- 1 cucchiaio di olio evo
- 1 cipolla rossa
- 100 g di formaggio spalmabile light
- curcuma q. b.
- sale q. b.

TEMPO
DI PREPARAZIONE:
40'

PREPARAZIONE

Iniziamo pulendo la zucca e tagliandola a cubetti. In una pentola abbastanza capiente e alta mettiamo la cipolla tritata finemente e la lasciamo sfrigolare con un bicchiere d'acqua.
In un altro pentolino facciamo bollire circa 600 ml d'acqua leggermente salata e speziata con la curcuma.
Aggiungiamo la zucca alle cipolle, lasciamo insaporire e versiamo sopra il brodo. Copriamo e lasciamo cuocere a fiamma bassa per 20-30 minuti. Aggiungiamo dell'acqua se necessario.
Non appena sarà cotta spegniamo il fuoco e aggiungiamo il formaggio spalmabile. Con un frullatore a immersione rendiamo il tutto una crema spumosa.
Concludiamo con dell'olio evo a crudo.

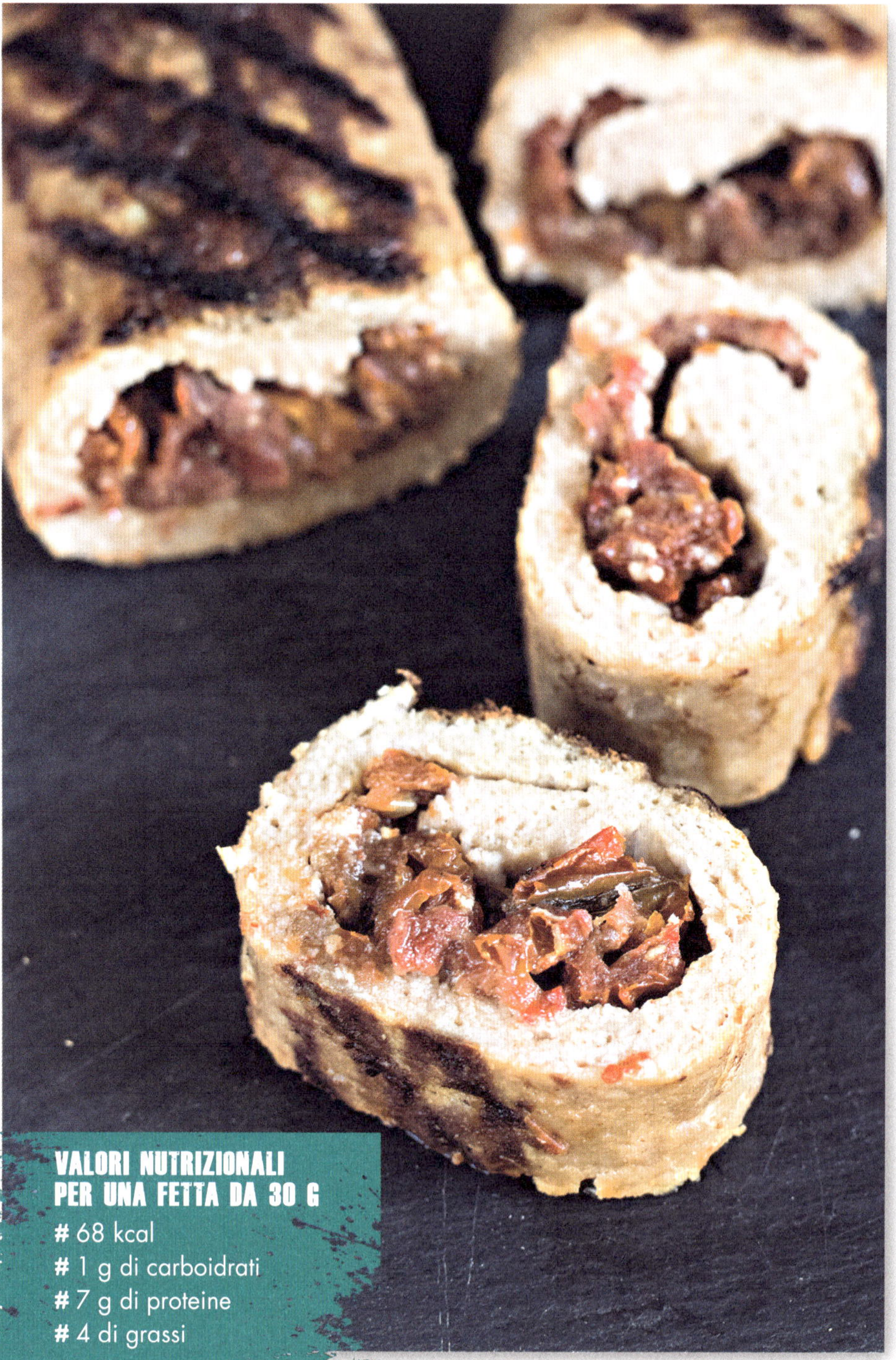

VALORI NUTRIZIONALI PER UNA FETTA DA 30 G

68 kcal
1 g di carboidrati
7 g di proteine
4 di grassi

ARROTOLATO DI TACCHINO

Per mangiare in modo più proteico non sono necessari chili di petto di pollo grigliato, beveroni di proteine come fossero litri d'acqua durante un'estate di fuoco o chissà quali ricette difficili. Potete consumare l'ultima vaschetta di macinato di tacchino che avete in frigorifero in un modo un po' diverso dal solito. Con un pizzico di fantasia e la combinazione dei giusti ingredienti, ecco un piatto proteico, sano e leggero.

INGREDIENTI
PER 2 PERSONE

- 200 g di macinato di tacchino
- 20 g di formaggio grattugiato
- 10 pomodorini
- sale e pepe q. b.

TEMPO DI PREPARAZIONE: 30'

PREPARAZIONE

Insaporiamo la carne con sale e pepe.
Lavoriamo l'impasto per ottenere un grosso disco dello spessore di circa un centimetro.
Inseriamo esattamente al centro dell'impasto il formaggio e i pomodorini tagliati a cubetti.
Nel frattempo scaldiamo una piastra.
Creiamo un salsicciotto di carne, mettiamolo sulla carta da forno e poi sulla piastra e copriamo il tutto con un coperchio. Cuociamo per circa 20 minuti, girando la carne ogni 5.
Verso fine cottura potrebbe essere necessario togliere la carta da forno per evitare che si bruci: in questo modo otterremo anche una buonissima crosticina.
Potete utilizzare qualsiasi ripieno... sbizzarritevi!

VALORI NUTRIZIONALI PER UNA TORTINA

772 kcal
130 g di carboidrati
54 g di proteine
3 g di grassi

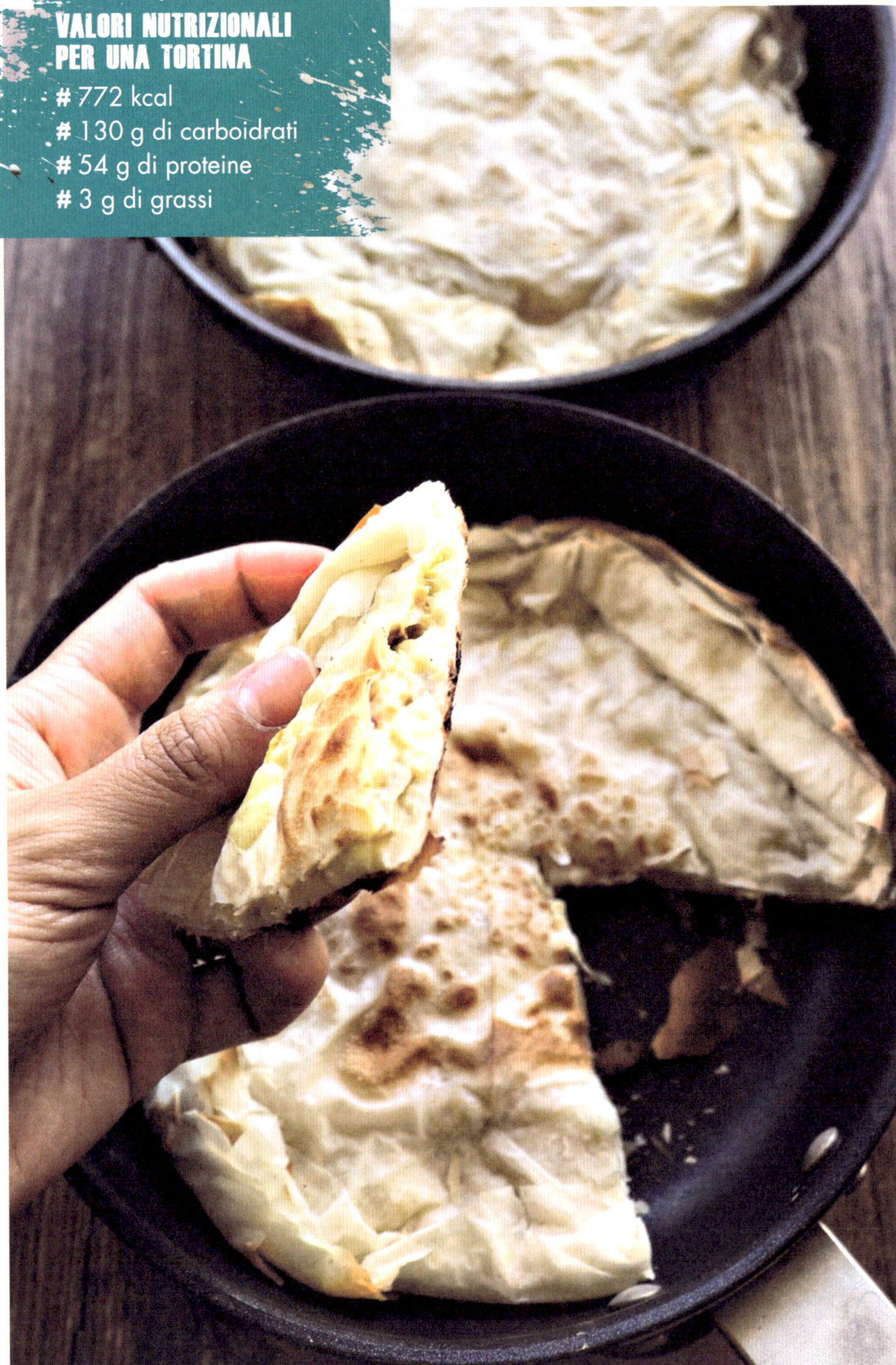

TORTA FILLO RIPIENA

In questa ricetta vi propongo un'alternativa alle classiche pasta sfoglia e brisée usate per le torte rustiche: il tempo di preparazione è lungo e il piatto è calorico. La pasta fillo, invece, è fatta solo di acqua e farina.

INGREDIENTI PER UNA TORTINA

- 1 rotolo di pasta fillo
- 80 g di formaggio spalmabile light
- 120 g di tonno al naturale
- 1 bustina di zafferano

TEMPO DI PREPARAZIONE: 20'

PREPARAZIONE

Disponiamo i fogli di pasta fillo uno sopra l'altro in una padella antiaderente da 20 cm, avendo cura di spennellarli a uno a uno con dell'acqua. Quando la metà dei fogli avrà creato il fondo del tortino – lasciamo che i bordi in eccesso cadano all'esterno – possiamo dedicarci al ripieno. Sciogliamo lo zafferano in una tazzina d'acqua calda e aggiungiamolo a 80 gr di formaggio spalmabile light, mescoliamo in modo da ottenere una crema. Uniamo il tonno, o qualsiasi cosa possa sposarsi bene per la farcia. (Se fossero delle verdure, bisognerà fare attenzione che non perdano acqua in cottura: andranno scolate e strizzate bene.)
Mettiamo gli ultimi fogli di fillo sulla superficie e chiudiamo i lembi che eccedono dalla padella piegandoli su loro stessi. Cuociamo a fiamma media per 5 minuti con coperchio. Poi rigiriamo e cuociamo per altri 2 minuti, fino a doratura.

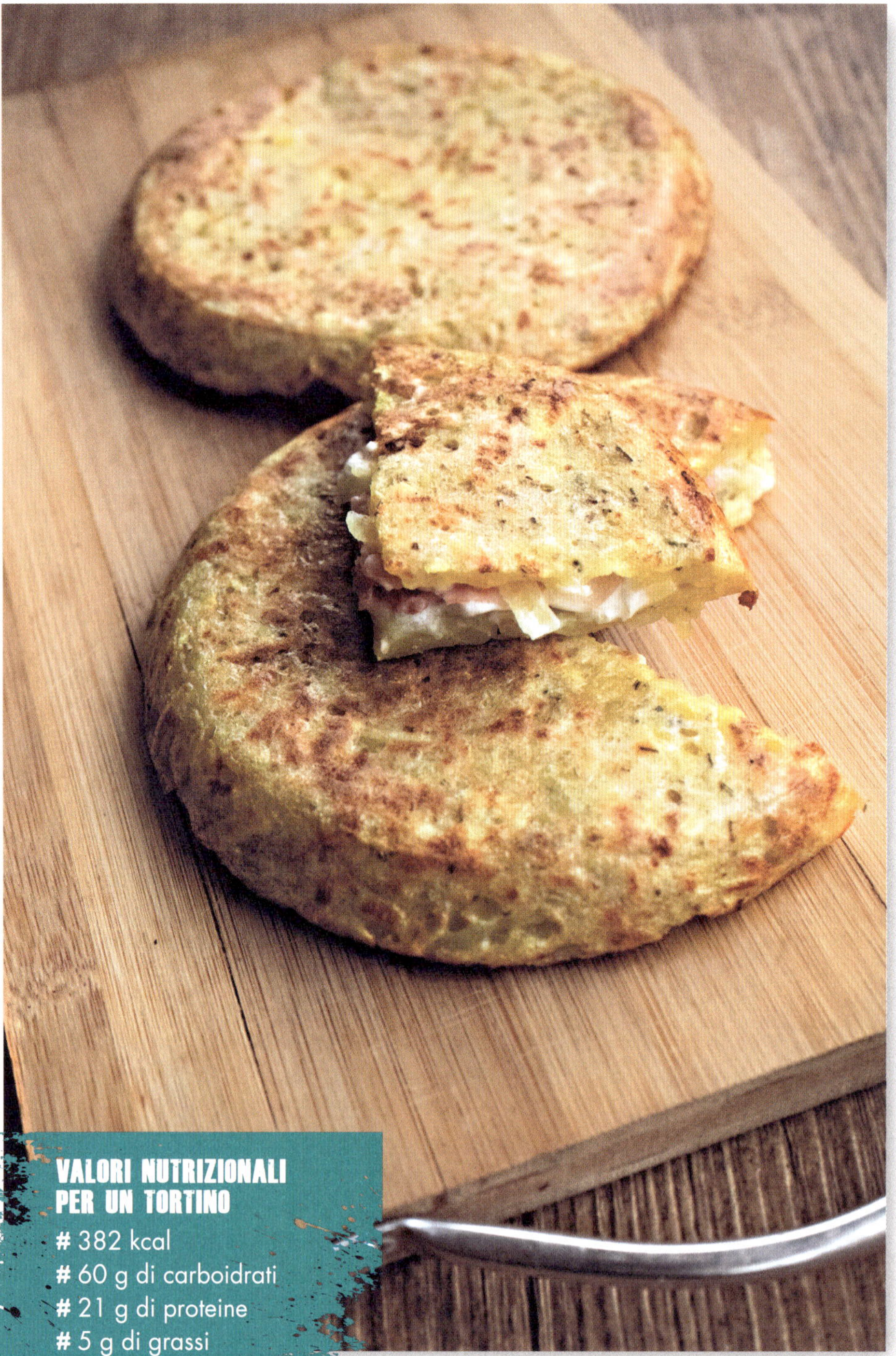

VALORI NUTRIZIONALI PER UN TORTINO

382 kcal
60 g di carboidrati
21 g di proteine
5 g di grassi

TORTA DI PATATE IN PADELLA

Quanto tempo ci vuole per cucinare le patate? Davvero tanto e noi purtroppo non sempre ne abbiamo a sufficienza. Be', oggi vi regalo questa idea: 30 minuti, no uova, no burro, no olio.

INGREDIENTI PER 2 TORTINI

- 500 g di patate
- 50 g di farina integrale
- 60 g di prosciutto sgrassato o tacchino
- 80 g di formaggio spalmabile light
- grana a cubetti q. b.
- sale q. b.
- pepe a piacere
- rosmarino a piacere

TEMPO DI PREPARAZIONE: 30'

PREPARAZIONE

Peliamo le patate, asciughiamole bene e grattugiamole. Sì, grattugiamole, possibilmente utilizzando una grattugia a fori larghi. Aggiungiamo il sale, il pepe, il rosmarino e la farina. Il composto risulterà un po' acquoso, ma non temete.

Una volta lavorato per un po', lo dividiamo in quattro parti. In un pentolino alto e ben oliato disponiamo una parte del composto di patate. Schiacciamo per bene, occupando anche i bordi. Copriamo con una fetta di tacchino (o altro), spalmiamo il formaggio e aggiungiamo il grana. Ultimiamo con un'altra parte di impasto.

Copriamo il pentolino e cuociamo a fiamma dolce per 10-12 minuti al massimo. Giriamo e cuociamo per altri 10-12 minuti senza coperchio. Ripetiamo il procedimento per il secondo tortino.

Oltre a essere bellissimo da presentare, ha un gusto eccezionale che ben poco ha da invidiare al classico e conosciutissimo gâteau di patate.

VALORI NUTRIZIONALI PER UNA FETTA DA 40 G

- # 72 kcal
- # 2 g di carboidrati
- # 7 g di proteine
- # 5 g di grassi

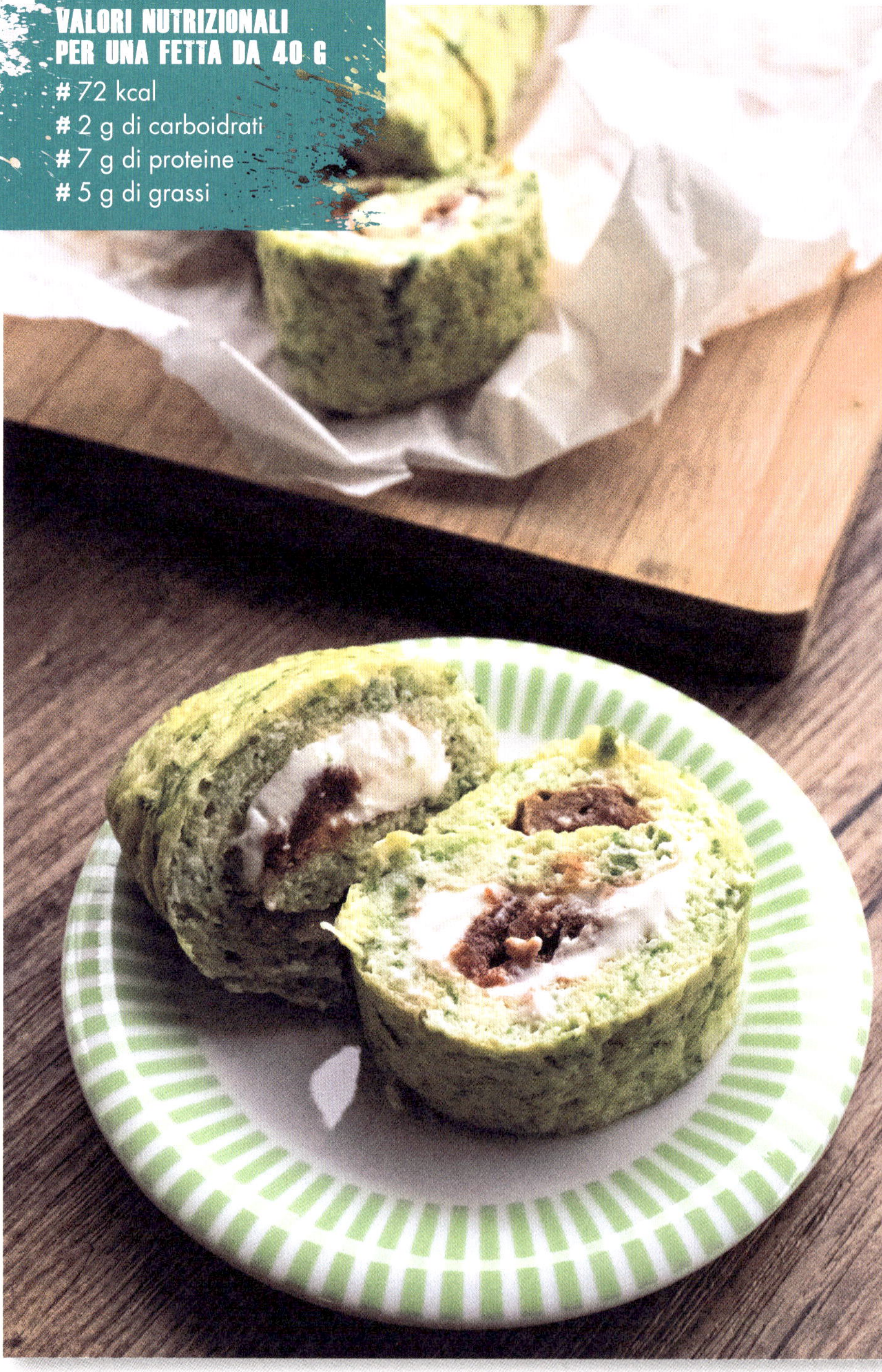

ROTOLO DI UOVA E ZUCCHINE

Quando si inizia una dieta si incappa spesso nella monotonia. Si mangiano sempre i soliti alimenti, cucinati allo stesso, identico modo. Ecco una ricetta gustosa e ideale per chi è in cerca di proteine e di grassi buoni, e magari anche per chi ha solo quattro ingredienti in frigorifero ma vuole comunque qualcosa a bassissimo contenuto di carboidrati.
Un ottimo spunto, che ne dite?

INGREDIENTI PER UN ROTOLO

- 4 uova
- 400 g di zucchine
- 25 g di formaggio grattugiato
- pepe a piacere
- sale q. b.

Per la farcitura

- 100 g di formaggio spalmabile light
- 40 g di pomodorini secchi

TEMPO DI PREPARAZIONE: 1 H E 30'

PREPARAZIONE

Versiamo in una ciotola le uova, le zucchine tagliate a rondelle e il formaggio grattugiato. Aggiungiamo un pizzico di sale e pepe e mescoliamo. Disponiamo il tutto su una teglia 20x30 cm rivestita con carta da forno e cuociamo in forno per 20 minuti a 180 °C in modalità statica.
Una volta trascorso il tempo di cottura, lasciamo raffreddare per qualche minuto, farciamo tutta la superficie con il formaggio light e i pomodorini secchi e arrotoliamo la frittata aiutandoci con la carta da forno.
Lasciamo riposare in frigorifero per almeno un'ora.

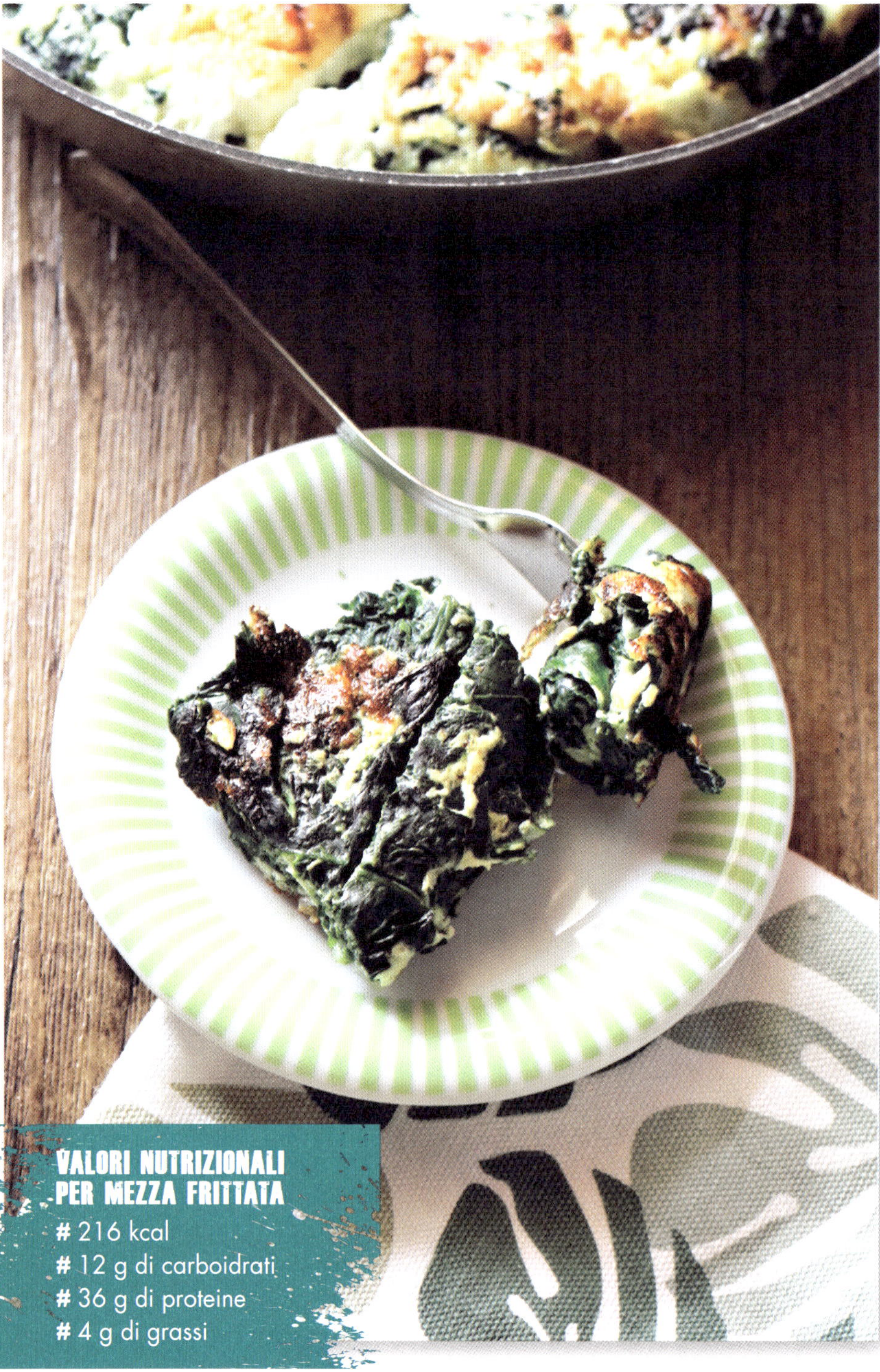

VALORI NUTRIZIONALI PER MEZZA FRITTATA

- # 216 kcal
- # 12 g di carboidrati
- # 36 g di proteine
- # 4 g di grassi

ALBUMI SPINACI E FORMAGGIO

In casa hungry_franky si consumano gli albumi in tutti i modi possibili. La frittata con spinaci e formaggio è la mia preferita, perché è una combinazione che mi ricorda moltissimo la classica "spinaci e ricotta".
È un piatto ricco di proteine, con pochi grassi e con qualche verdura.
Fredda è ancora più buona!

INGREDIENTI
PER 2 PERSONE

- 200 g di albume (6 uova medie)
- 60 g di formaggio spalmabile light
- 300 g di spinaci
- 1 cucchiaio di formaggio grattugiato
- sale q. b.
- spezie a piacere

TEMPO DI PREPARAZIONE: 30'

PREPARAZIONE

Sbollentiamo gli spinaci freschi in abbondante acqua salata e scoliamoli bene.
In una ciotola uniamo l'albume, il sale, le spezie, il formaggio grattugiato e il formaggio spalmabile. Lasciamo quest'ultimo a pezzi, senza amalgamarlo con il resto del composto.
Mettiamo a scaldare una padella ben oleata, versiamo il composto e aggiungiamo gli spinaci. Lasciamo cuocere a fuoco medio per circa 10-15 minuti coperto.
Quando la base della frittata si è rappresa, cuociamo anche l'altro lato.
Questo è un ottimo spuntino proteico o un buon secondo piatto ed è perfetto da abbinare a una fonte di carboidrati e grassi.

VALORI NUTRIZIONALI PER UNA PORZIONE

- # 140 kcal
- # 19 g di carboidrati
- # 9 g di proteine
- # 3 g di grassi

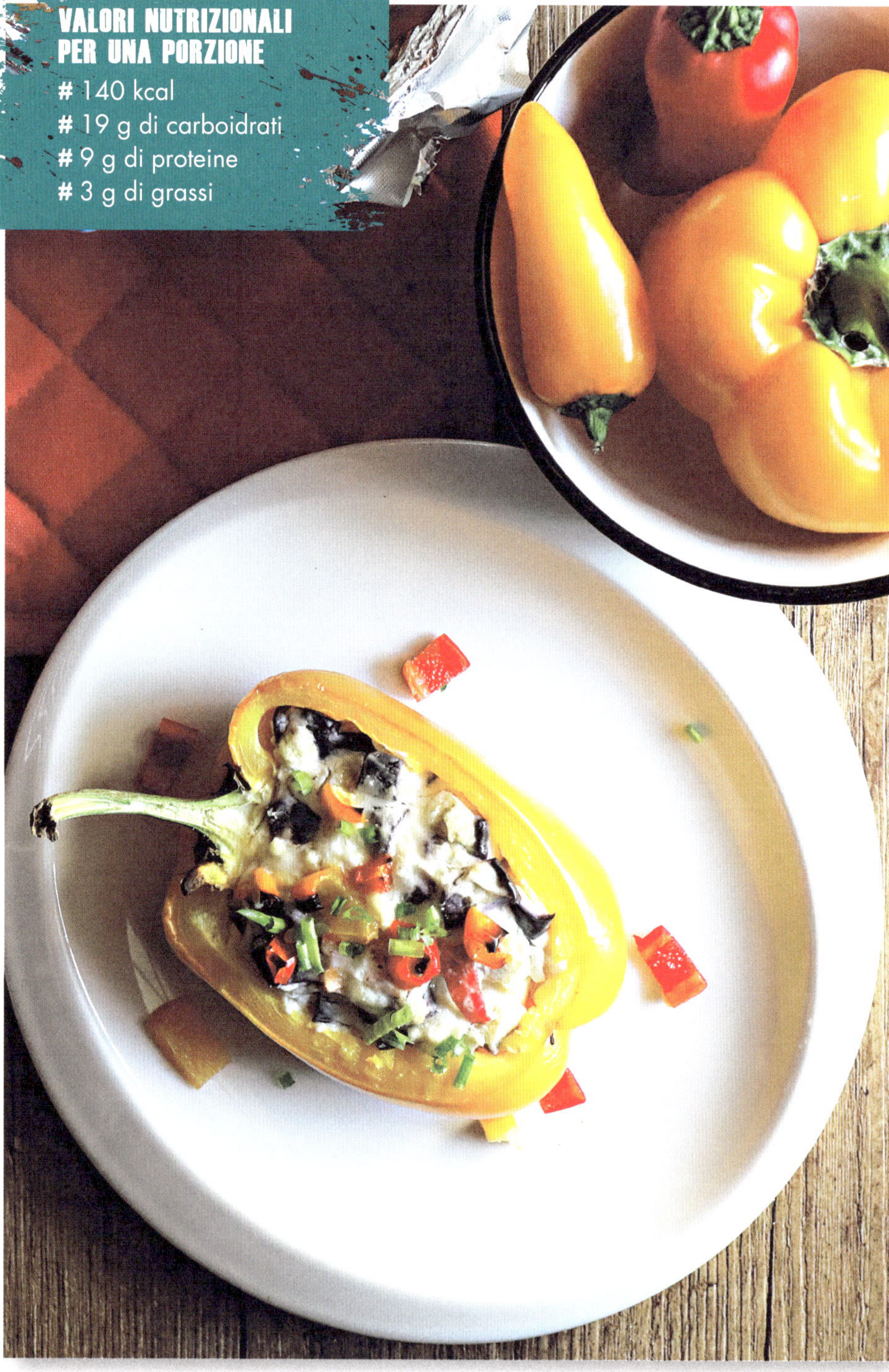

PEPERONI RIPIENI DI VERDURE

Dobbiamo abituarci a mangiare almeno una porzione di verdura al giorno, quindi cerchiamo di rendere un piatto veg bello e anche buono. Come? Con un bel peperone farcito con un ripieno leggero e molto colorato!

INGREDIENTI PER 2 PERSONE

- 1 peperone giallo
- 2 peperoni piccoli
- mezza melanzana
- mezza cipolla
- 80 g di formaggio spalmabile light
- 1 cucchiaino di formaggio grattugiato
- sale q. b.
- pepe a piacere
- erba cipollina a piacere

TEMPO DI PREPARAZIONE: 50'

PREPARAZIONE

Preriscaldiamo il forno a 180 °C in modalità statica. Nel frattempo sminuzziamo la cipolla, tagliamo a listarelle i due peperoni piccoli e facciamo a cubetti la melanzana. Uniamo il tutto in una ciotola insieme al formaggio spalmabile light e a quello grattugiato, poi aggiungiamo sale e pepe.

Laviamo il peperone giallo, tagliamolo in due metà e puliamolo dai semini: riempiamo con il composto appena preparato.

Disponiamo i peperoni ripieni su una teglia foderata con carta stagnola e inforniamo per circa 40 minuti.

Una volta pronti decoriamo con l'erba cipollina e lasciamo raffreddare.

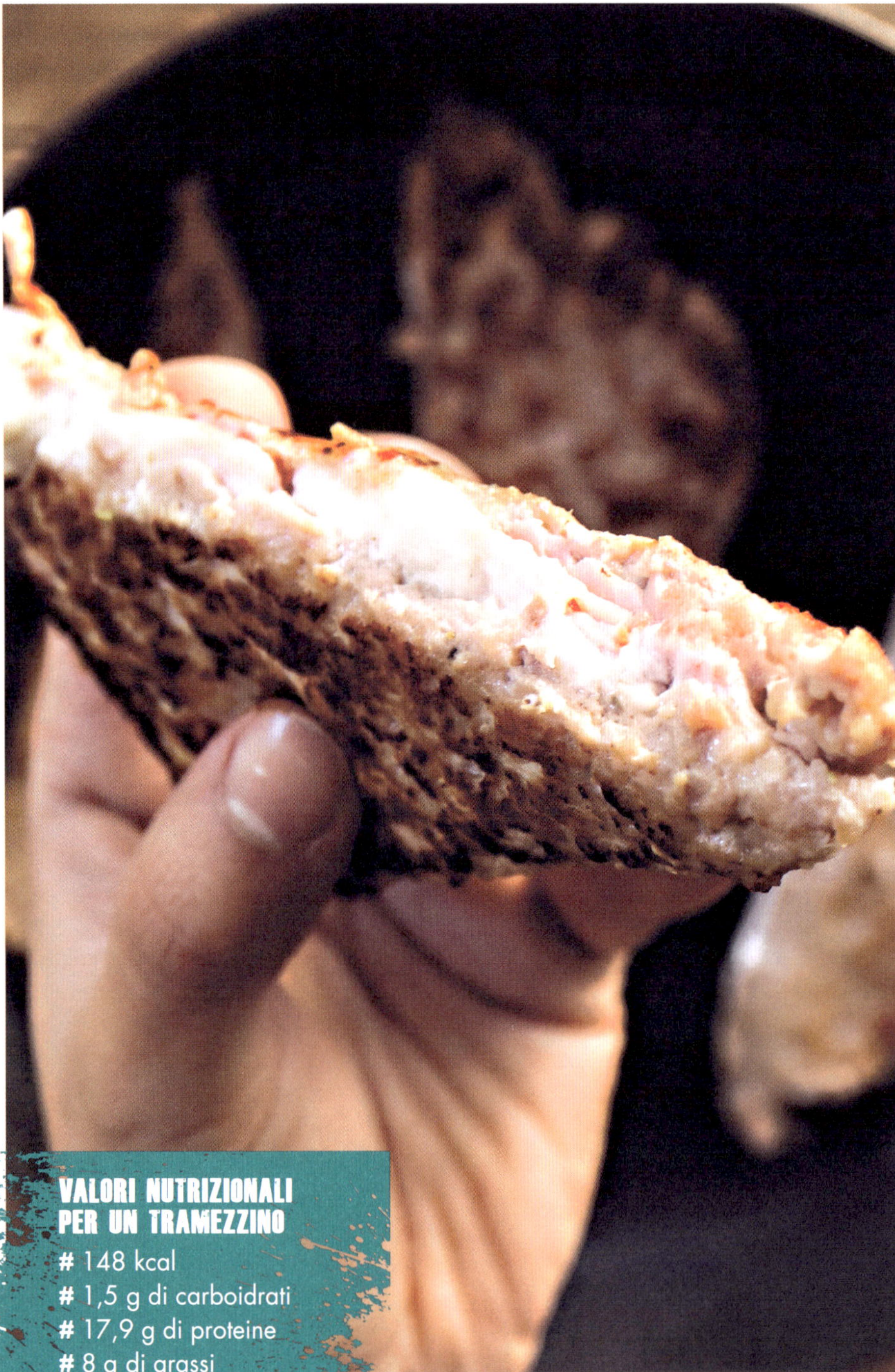

VALORI NUTRIZIONALI PER UN TRAMEZZINO

- # 148 kcal
- # 1,5 g di carboidrati
- # 17,9 g di proteine
- # 8 g di grassi

TRAMEZZINI DI CARNE

Questa ricetta è per i divoratori di petti di pollo e tacchino! Avete mai pensato di far diventare questo taglio di carne un comodissimo macinato? In questo modo otterrete una fonte proteica buona e altrettanto magra, che vi permetterà di variare in cucina. Questa è un'idea per uno spuntino o un pranzo proteico, praticamente senza carboidrati.

INGREDIENTI PER 4 TRAMEZZINI
- 270 g di macinato di tacchino
- 1 cucchiaio di yogurt greco
- 20 g di formaggio grattugiato
- 10 g di pangrattato
- 30 g di albume (1 uovo piccolo)
- sale q.b.

Per il ripieno
- 40 g di formaggio spalmabile
- 50 g di prosciutto cotto sgrassato

TEMPO DI PREPARAZIONE: 30'

PREPARAZIONE

Lavoriamo la carne, lo yogurt, il formaggio grattugiato, il pangrattato, l'albume e il sale. Una volta ottenuto un polpettone liscio, stendiamo su un tagliere abbastanza grande un foglio di carta da forno. Dividiamo l'impasto in due parti: stendiamo la prima su un foglio di carta da forno, fino a formare un rettangolo spesso circa mezzo centimetro. Spalmiamo sopra il formaggio e copriamo con le fette di prosciutto.
Ricopriamo il tutto con la seconda parte di composto, che andrà a chiudere i nostri tramezzini.
A questo punto tagliamo la carne prima in due metà, poi in quattro triangoli. Teniamo la carta da forno sotto ogni tramezzino, in modo da poterli trasferire sulla piastra rovente senza difficoltà: questo eviterà che la piastra faccia attaccare la carne.
Cuociamo qualche minuto per lato: deve formarsi una crosticina e il formaggio deve risultare ancora più cremoso.
Possiamo aggiungere ai nostri tramezzini anche della verdura, ma abbiate cura di scolarla bene dopo la cottura.

VALORI NUTRIZIONALI PER UNA POLPETTA

- # 30 kcal
- # 4,5 g di carboidrati
- # 2 g di proteine
- # 0,5 g di grassi

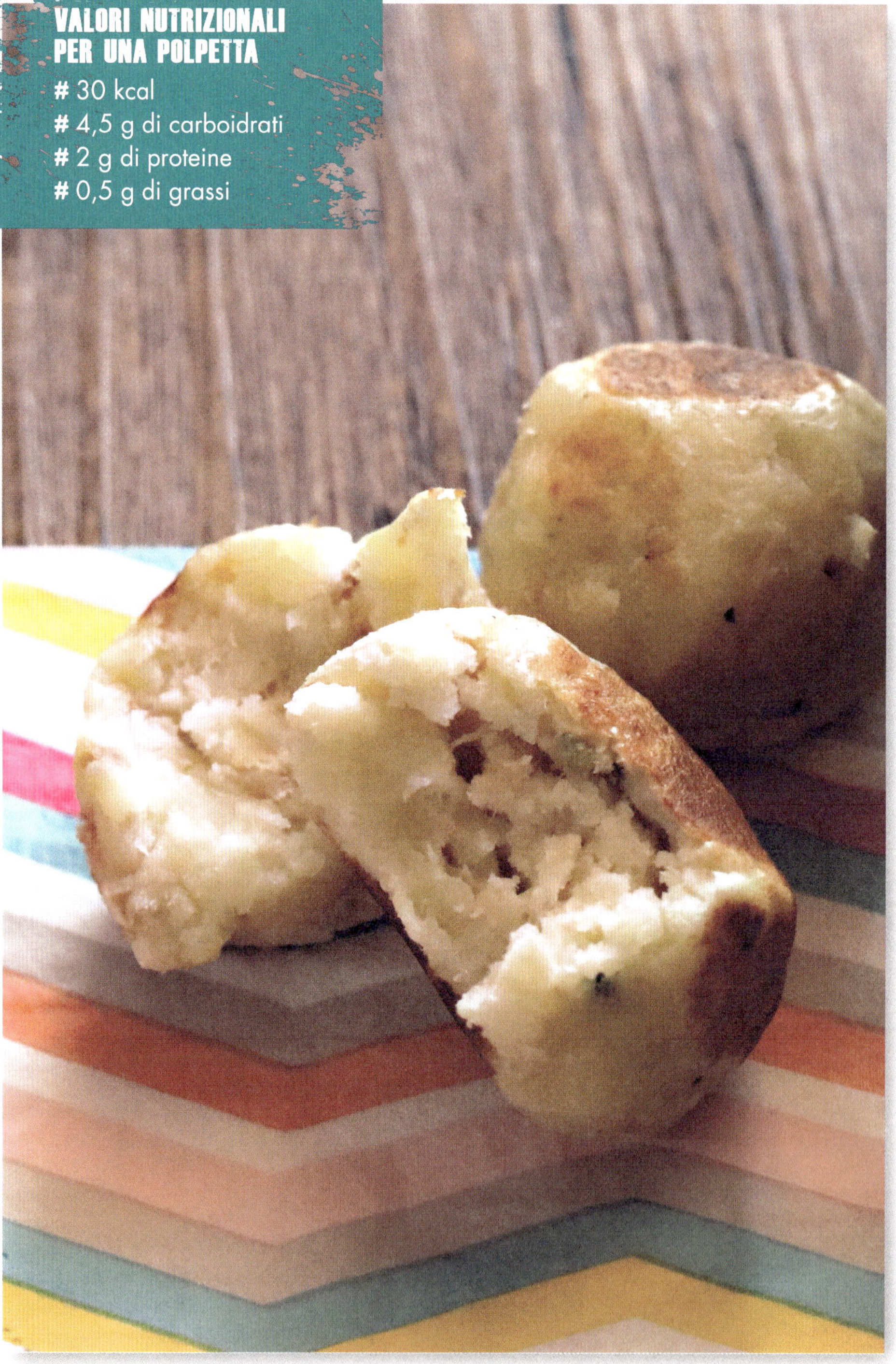

POLPETTE DI PATATE

La mamma è sempre la mamma, ma quando si parla di ricette tradizionali è la nonna a fare da padrona, soprattutto se parliamo di polpette di patate: quelle che annegano nell'olio e che sono croccanti fuori ma morbide dentro.
In un'alimentazione sana ed equilibrata sarebbe meglio evitare tutto ciò che è fritto, per questo motivo ho deciso di creare una versione light delle polpettine.

INGREDIENTI
PER 25 POLPETTE

- 650 g di patate
- 20 g di pangrattato integrale
- 110 g di tonno al naturale
- 20 g di formaggio grattugiato
- 1 uovo
- 1 cipolla
- farina di mais q. b.
- olio evo
- pepe bianco a piacere
- prezzemolo a piacere
- sale q. b.

TEMPO DI PREPARAZIONE: CIRCA 1 H

PREPARAZIONE

Peliamo e lessiamo le patate per 40 minuti, poi le schiacciamo con una forchetta. Aggiungiamo il pangrattato, il formaggio grattugiato, la cipolla finemente tritata, il prezzemolo, il sale e il pepe bianco. Mescoliamo e infine aggiungiamo il tonno e l'uovo, cercando di amalgamare bene il tutto.
Dividiamo il composto in circa 25 polpettine, che poi passeremo nella farina di mais.
Scaldiamo una padella antiaderente con un goccio di olio evo e cuociamo le polpette fino a quando non risultano ben cotte su tutta la superficie.
In alternativa, possiamo cuocerle in forno: disponiamo le polpette su una teglia foderata con carta da forno a 180 °C in modalità statica per circa 10 minuti.
Il bello di queste polpettine è che sono molto versatili, possiamo sbizzarrirci con i vari condimenti. Inoltre, si adattano al post allenamento: carboidrati, proteine e davvero pochi grassi.

VALORI NUTRIZIONALI PER UNA FETTA

- # 170 kcal
- # 12 g di carboidrati
- # 27 g di proteine
- # 1,7 g di grassi

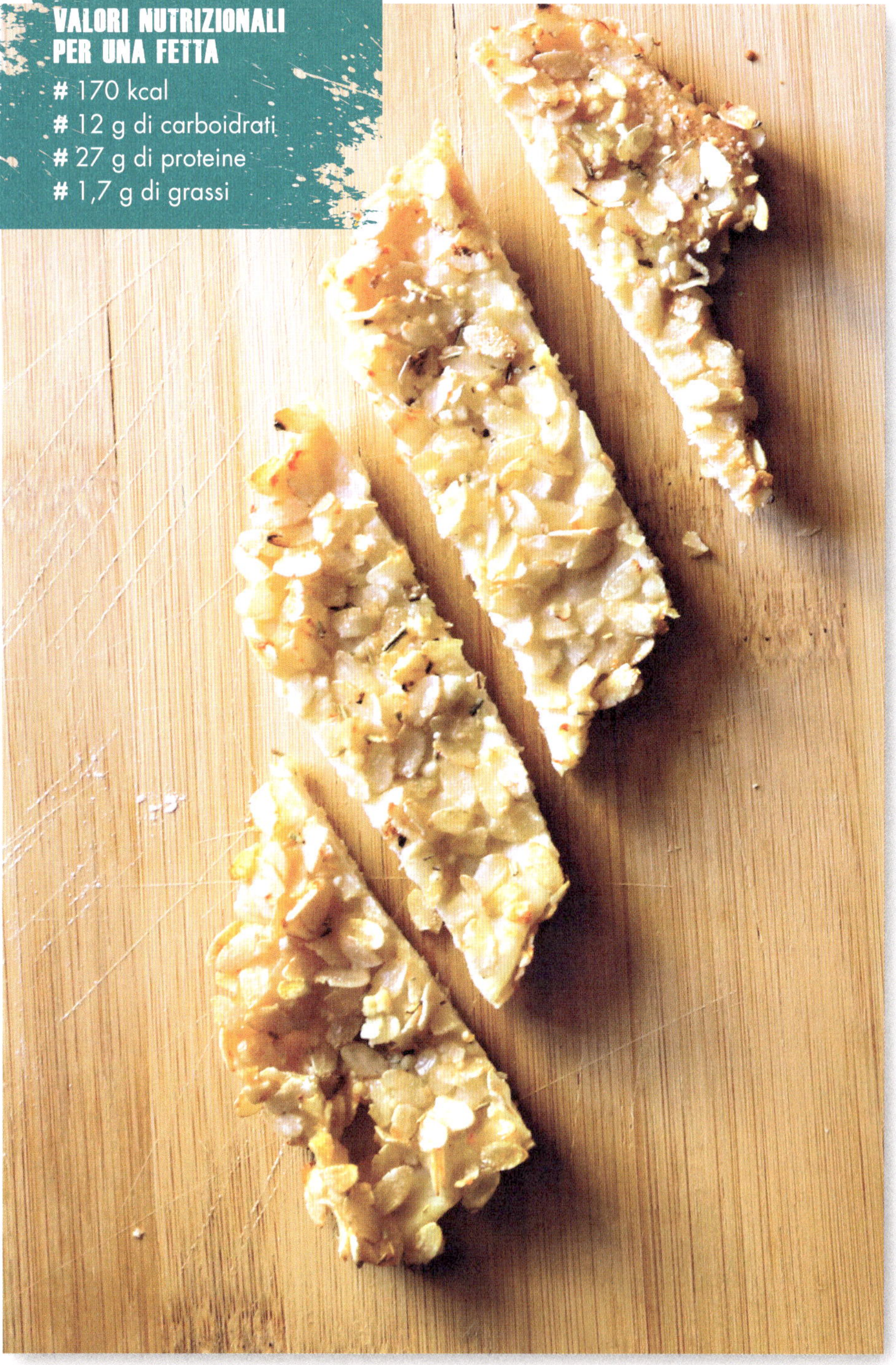

POLLO IMPANATO AL FORNO

Questa ricetta è un ibrido tra i famosi bocconcini di pollo fritto e le cotolette. Se siamo attenti alla nostra alimentazione non dovremmo concederci questi piatti con regolarità; nessun pericolo, invece, se con qualche accorgimento li trasformiamo in un pasto sano e poco calorico.

INGREDIENTI
PER 2 PERSONE

- 4 fette di petto di pollo
- 40 g di albume (1 uovo grande)
- 40 g di fiocchi di riso o mais
- 20 g di pangrattato
- 10 g di formaggio grattugiato
- paprika q. b.
- sale q. b.
- rosmarino a piacere

TEMPO DI PREPARAZIONE: CIRCA 30'

PREPARAZIONE

Uniamo in un piatto il formaggio grattugiato, il pangrattato, i fiocchi, la paprika, il rosmarino e un pizzico di sale. Immergiamo le fette di pollo a una a una, prima in una ciotola con l'albume poi nel piatto con gli altri ingredienti.

Una volta che le fette di pollo sono impanate, le disponiamo su una teglia foderata con carta da forno e cuociamo per circa 20 minuti a 200 °C.

Per un petto di pollo croccante azionate il grill per un paio di minuti.

VALORI NUTRIZIONALI PER UNA PORZIONE DA 100 G

- # 145 kcal
- # 0 g di carboidrati
- # 30 g di proteine
- # 3 g di grassi

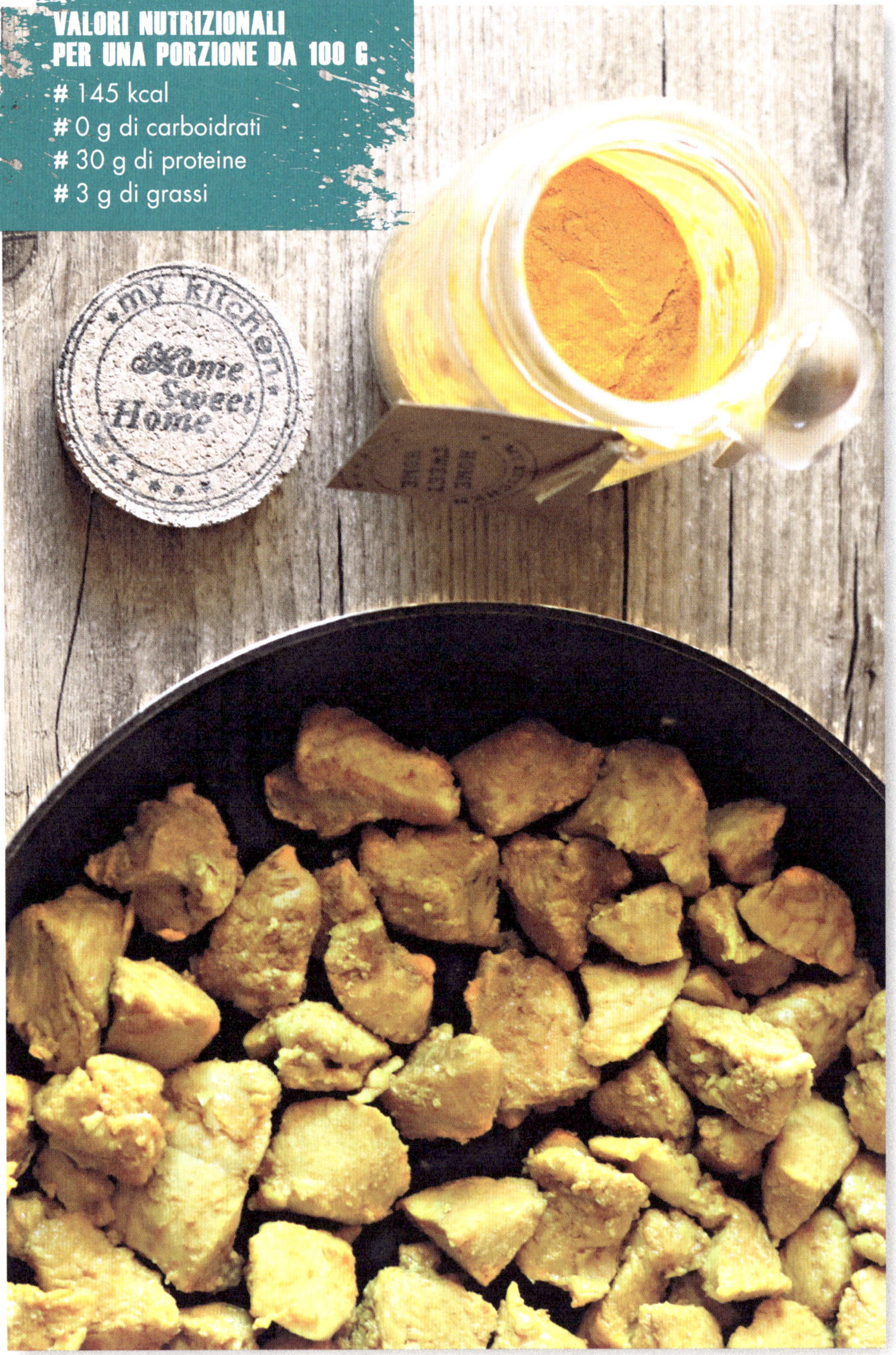

POLLO SPEZIATO AL CURRY

Pochi sanno che il curry oltre a essere molto colorato e quindi piacevole da vedere nei nostri piatti è anche un antinfiammatorio e antiossidante naturale, in altre parole un alleato per la salute.
Una delle pietanze che amo consumare al ristorante indiano è il pollo al curry e, come al solito, ho deciso di stravolgere la ricetta.

INGREDIENTI
PER 2 PERSONE

- 250 g di bocconcini di pollo
- 3 cucchiaini di curry
- 1 cucchiaino di olio evo
- mezzo cipolla
- sale q. b.
- cumino q. b.

TEMPO DI PREPARAZIONE: CIRCA 30'

PREPARAZIONE

In una ciotola versiamo due cucchiaini di curry, il sale e il cumino. Passiamo nel composto i bocconcini di carne. In una padella capiente uniamo la cipolla, un cucchiaino di olio e un cucchiaio d'acqua. Dopo 2 minuti sul fuoco, aggiungiamo il pollo e ancora un po' d'acqua, copriamo e facciamo cuocere a fuoco medio per circa 20 minuti. Quando la carne è cotta, preleviamo dell'acqua di cottura ancora calda e mettiamola in una tazzina con l'ultimo cucchiaino di curry: ne risulterà un composto cremoso che aggiungeremo ai bocconcini in padella.

VALORI NUTRIZIONALI
PER UNA PORZIONE DA 150 G

85 kcal
2,5 g di carboidrati
10 g di proteine
4 g di grassi

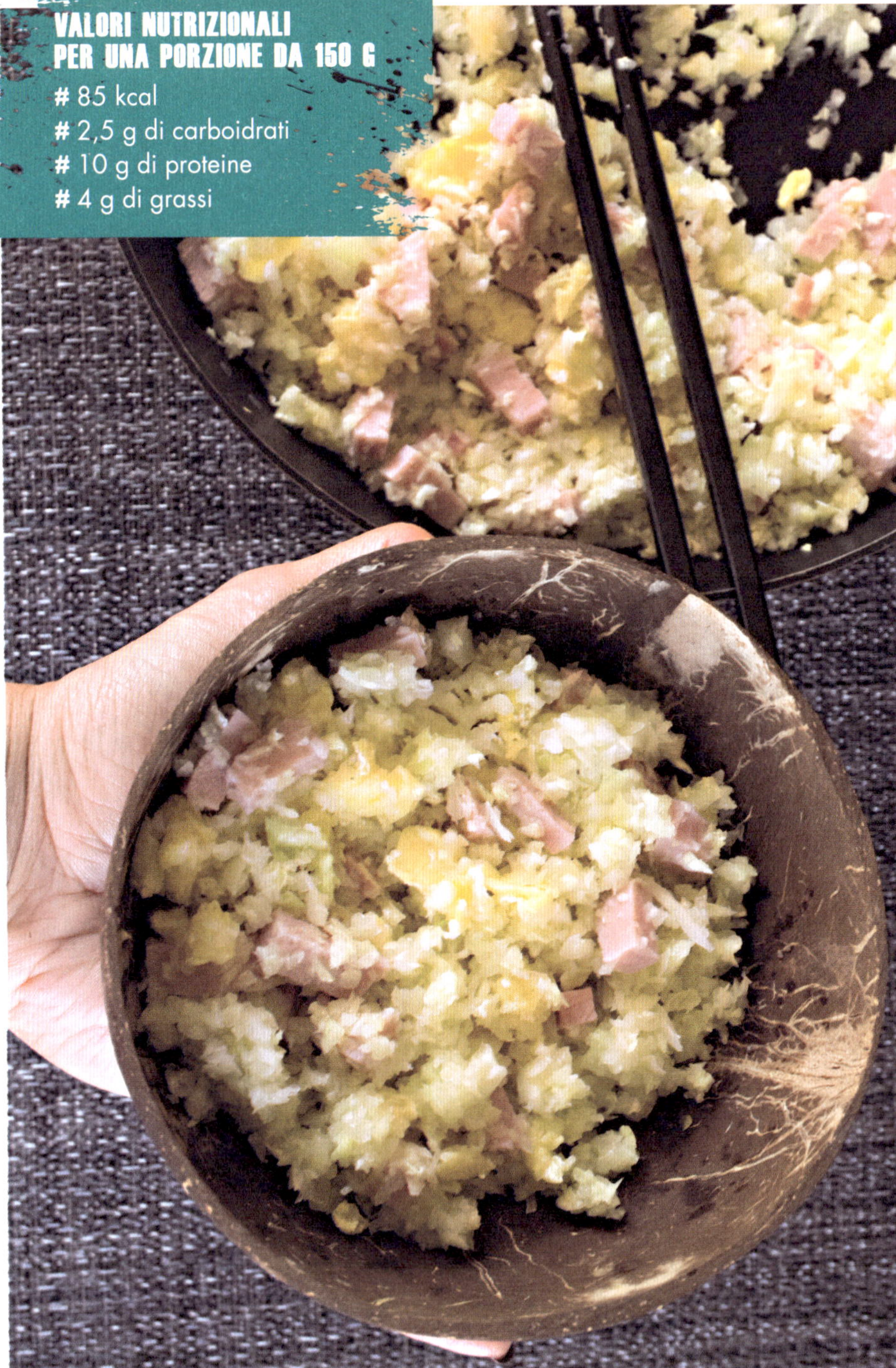

FINTO RISO ALLA CANTONESE

Un piatto di riso condito e bilanciato è un'ottima fonte di carboidrati e di proteine e l'aggiunta di grassi e di una buona porzione di verdure lo rende un pasto saziante e completo.
Ma come fare se si deve seguire una dieta a basso contenuto di carboidrati e quindi diminuire o sostituire il riso?
Ecco la ricetta che fa per voi: cavolo cappuccio e condimento orientale.

INGREDIENTI
PER UNA PERSONA
- 250 g di cavolo cappuccio bianco
- 1 cucchiaino di olio di cocco
- 1 uovo strapazzato
- 80 g di prosciutto cotto sgrassato e ridotto a cubetti
- sale q. b.

TEMPO DI PREPARAZIONE: 10'

PREPARAZIONE

Laviamo il cavolo e tagliamolo in 4 spicchi, poi sminuzziamolo con un tritatutto elettrico. Aggiustiamo con un pizzico di sale e azioniamo di nuovo in modo da ridurre la verdura in piccoli chicchi, proprio come se fosse riso.
Scaldiamo un cucchiaino di olio di cocco in una piccola padella antiaderente e cuociamo il cavolo per 3-4 minuti; nel frattempo strapazziamo un uovo in un padellino ben oleato per 2 minuti circa.
Riprendiamo la cottura del cavolo a fiamma bassa aggiungendo l'uovo e il prosciutto precedentemente ridotto a cubetti. Spadelliamo per un paio di minuti in modo da amalgamare ingredienti e sapori e... il nostro pasto low-carb adatto a ogni palato è pronto.

VALORI NUTRIZIONALI PER SOVRACOSCIA

187 kcal
8 g di carboidrati
19 g di proteine
8,5 g di grassi

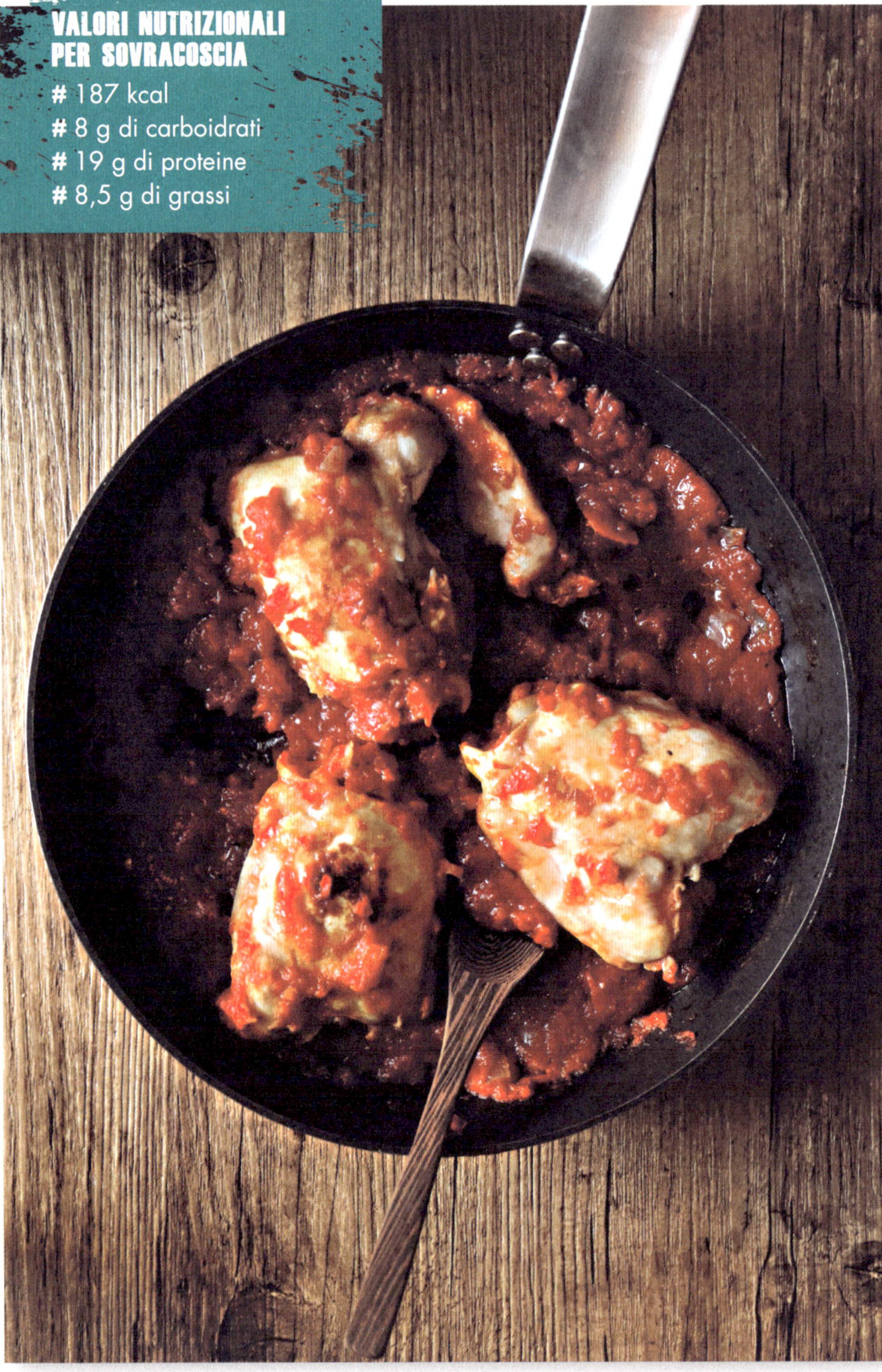

SOVRACOSCE DI POLLO AL POMODORO

Davanti a questa ricetta mia nonna, che non concepisce l'alimentazione leggera e sana, potrebbe inorridire, ma provate a seguire queste piccole indicazioni e ditemi cosa ne pensate.

INGREDIENTI
PER 2 PERSONE

- 4 sovracosce di pollo
- 700 ml di passata rustica
- 1 piccola carota
- 1 bicchierino di vino bianco
- mezza cipolla
- 2 cucchiai di olio evo
- sale q. b.

TEMPO DI PREPARAZIONE: 1 H

PREPARAZIONE

Versiamo l'olio e un pochino d'acqua in una padella e facciamo scaldare a fuoco medio. Aggiungiamo la cipolla e la carota finemente tritate.
Inseriamo la carne e le verdure e lasciamo che prendano colore per qualche minuto. Sfumiamo con del vino bianco e lasciamo evaporare.
Versiamo nella padella la passata di pomodoro, aggiustiamo di sale e lasciamo cuocere a fiamma bassa e con coperchio per circa 30-40 minuti.
Non ci sarà bisogno di mescolare, ma teniamo d'occhio la padella: se il sugo si rapprende, aggiungiamo un goccio d'acqua.

VALORI NUTRIZIONALI PER UNA FETTA DA 40 G

- # 67 kcal
- # 1,5 g di carboidrati
- # 8,5 g di proteine
- # 3 g di grassi

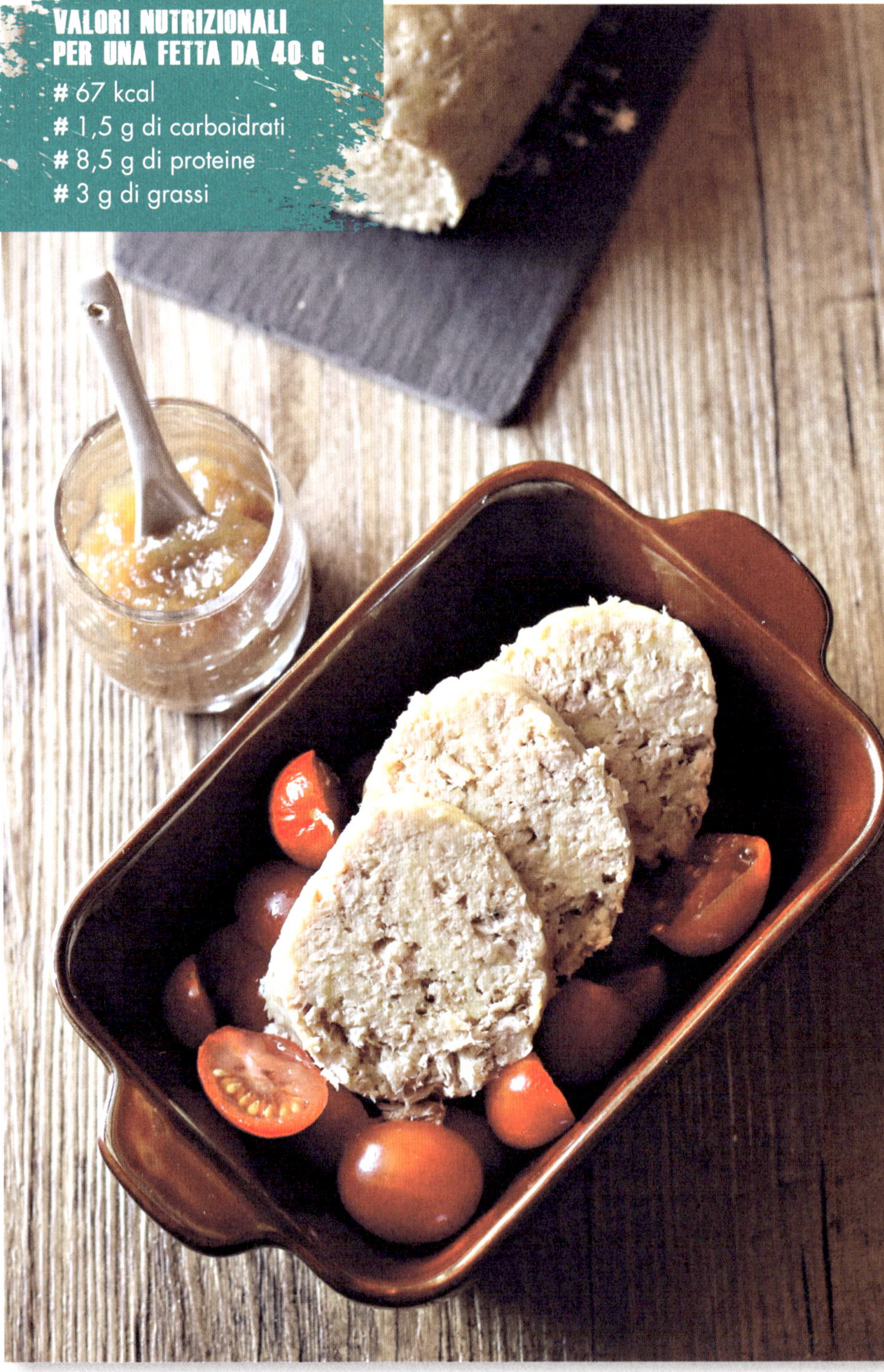

POLPETTONE DI TONNO

Quando ci approcciamo a una dieta più proteica, generalmente aumentiamo le porzioni di carne. Ma se non vogliamo esagerare con le bistecche, e se il pesce ci sembra impegnativo, ecco che arriva in soccorso il tonno in scatola: comodo e veloce. Meglio il tonno al naturale, così da poter dosare l'olio come preferiamo.

INGREDIENTI
PER 2 PERSONE

- 225 g di tonno al naturale
- 30 g di pecorino grattugiato
- 1 uovo intero
- 1 tuorlo
- 20 g di pangrattato
- 1 cucchiaio di olio evo
- sale q. b.
- pepe a piacere

TEMPO
DI PREPARAZIONE:
35' + 2 H

PREPARAZIONE

Mettiamo in una ciotola il tonno, il formaggio, il pangrattato, il sale e il pepe.

Aggiungiamo l'olio a filo e uniamo l'uovo intero e il tuorlo. Una volta ottenuto un impasto omogeneo, lo disponiamo al centro di un foglio di carta da forno, lo lavoriamo dandogli la classica forma del polpettone e lo chiudiamo come se stessimo incartando una caramella.

Avvolgiamo il tutto con un foglio di carta stagnola e immergiamo in una pentola con acqua bollente, cuocendo a fiamma media per circa 30 minuti. Scoliamo bene e lasciamo riposare in frigorifero almeno 2 ore.

Possiamo servirlo con della verdura, con una crema a scelta e, se volete ascoltare la vostra Franky fino in fondo, accompagnatelo con una salsa senapata di cipolle. Non ve ne pentirete!

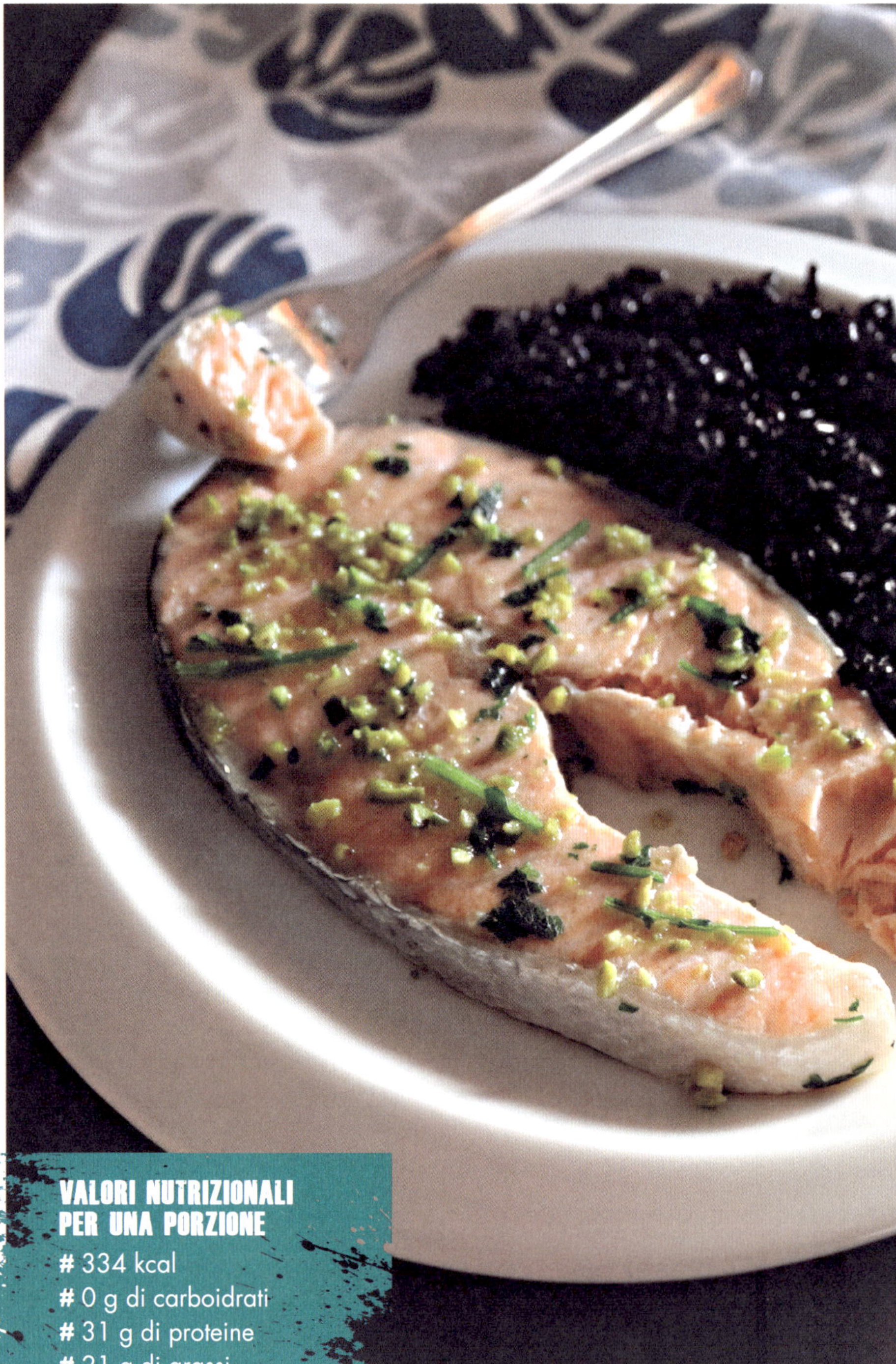

VALORI NUTRIZIONALI PER UNA PORZIONE

334 kcal
0 g di carboidrati
31 g di proteine
21 g di grassi

SALMONE IN PADELLA

Oggi voglio darvi un'idea veloce, gustosa e leggera per cucinare il salmone. Sono un'amante di questo pesce e ne faccio spesso la mia fonte di proteine e grassi, e ciò che adoro di più è la morbidezza che deriva da una cottura in padella breve e a fuoco basso, magari con una granella di frutta secca come guarnizione.

INGREDIENTI
PER UNA PERSONA

- 1 trancio di salmone da 170 g
- 1 cucchiaino di olio evo
- sale q. b.
- pepe a piacere
- prezzemolo a piacere
- granella di pistacchi a piacere

TEMPO DI PREPARAZIONE: CIRCA 10'

PREPARAZIONE

In una padella antiaderente facciamo cuocere a fuoco lento per 3-4 minuti acqua, olio, salmone, un pizzico di sale, pepe e prezzemolo.
Giriamo il trancio e cuociamo altri 3-4 minuti, controllando che il liquido sotto il salmone non si asciughi: per sicurezza, eventualmente, aggiungiamo un altro goccio d'acqua.
Ultimata la cottura, spegniamo il fuoco e guarniamo con della granella di pistacchi.
Possiamo accompagnare con riso o patate, a piacere.

SPUNTINI

VALORI NUTRIZIONALI PER 20 G DI CREMA

- # 26 kcal
- # 1,5 g di carboidrati
- # 2 g di proteine
- # 0,8 g di grassi

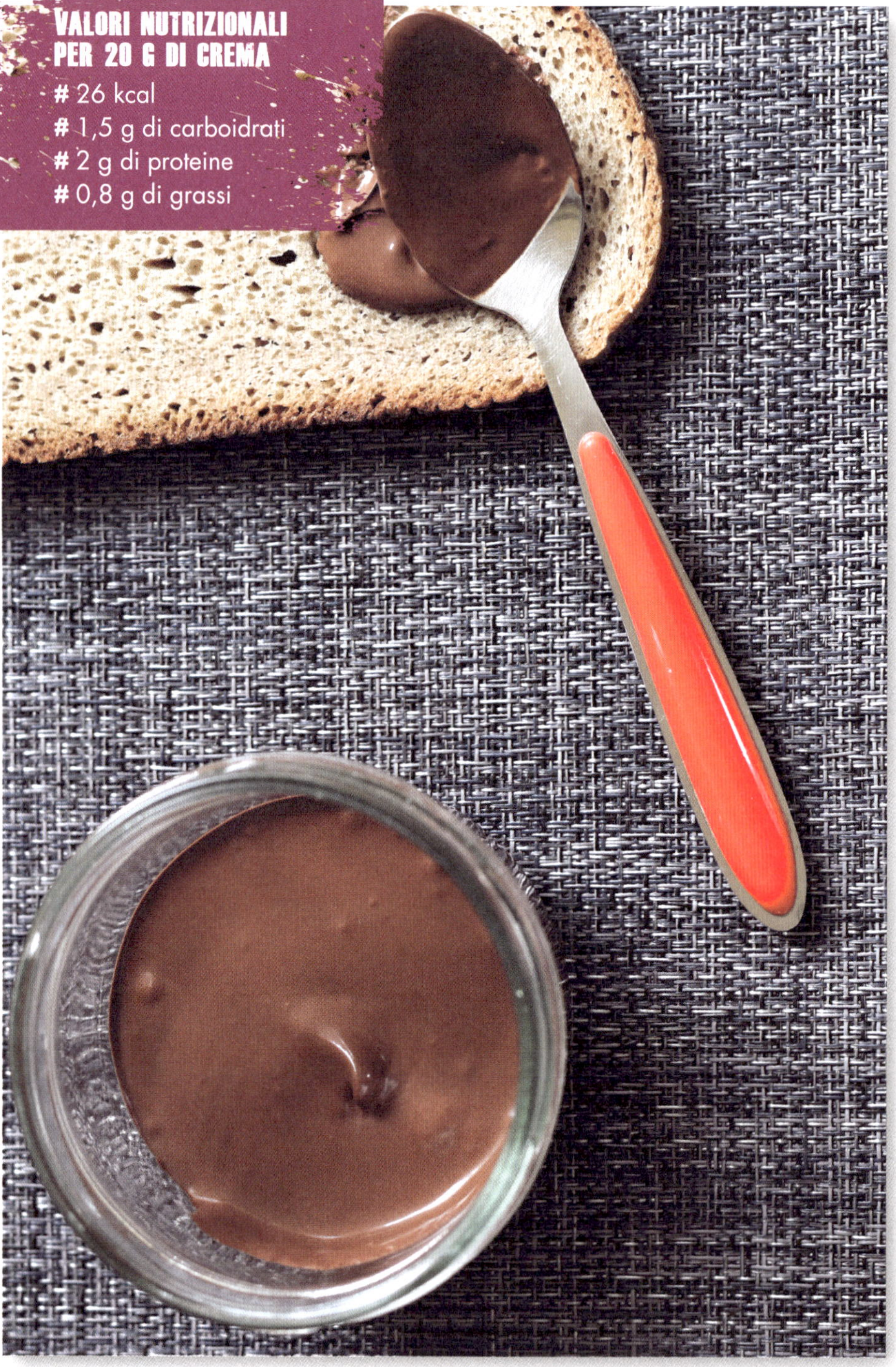

CREMA AL CACAO AMARO E ACQUA

Prima di iniziare a seguire un'alimentazione sana, la mia coccola serale era pane e crema spalmabile alla nocciola. Divano comodo, latte caldo e una serie tv! Cambiando regime alimentare ho dovuto trovare il modo di sostituire questa abitudine. La comodità di avere cibi pronti da mangiare, in questo caso pane e crema spalmabile, mi ha portato a creare questa ricetta, ideale per la mia coccola serale.

INGREDIENTI
PER 85 G DI CREMA

- 30 g di cacao amaro in polvere
- 20 ml di latte
- dolcificante q. b.
- aroma naturale alla vaniglia a piacere

TEMPO DI PREPARAZIONE: CIRCA 5'

PREPARAZIONE

Prendiamo una ciotola e mischiamo il cacao con il dolcificante.
Aggiungiamo il latte a filo e 35 ml d'acqua senza mai smettere di mescolare energicamente, in modo da eliminare ogni grumo.
A chi piace il sapore più dolce, consiglio di aggiungere qualche goccia di aroma alla vaniglia.
La nostra crema è già pronta.
Travasiamo tutto in un contenitore ermetico per poterla conservare in frigorifero per 2-3 giorni.

VALORI NUTRIZIONALI PER UNA MINI BRIOCHE

80 kcal
13,5 g di carboidrati
3,5 g di proteine
1,5 g di grassi

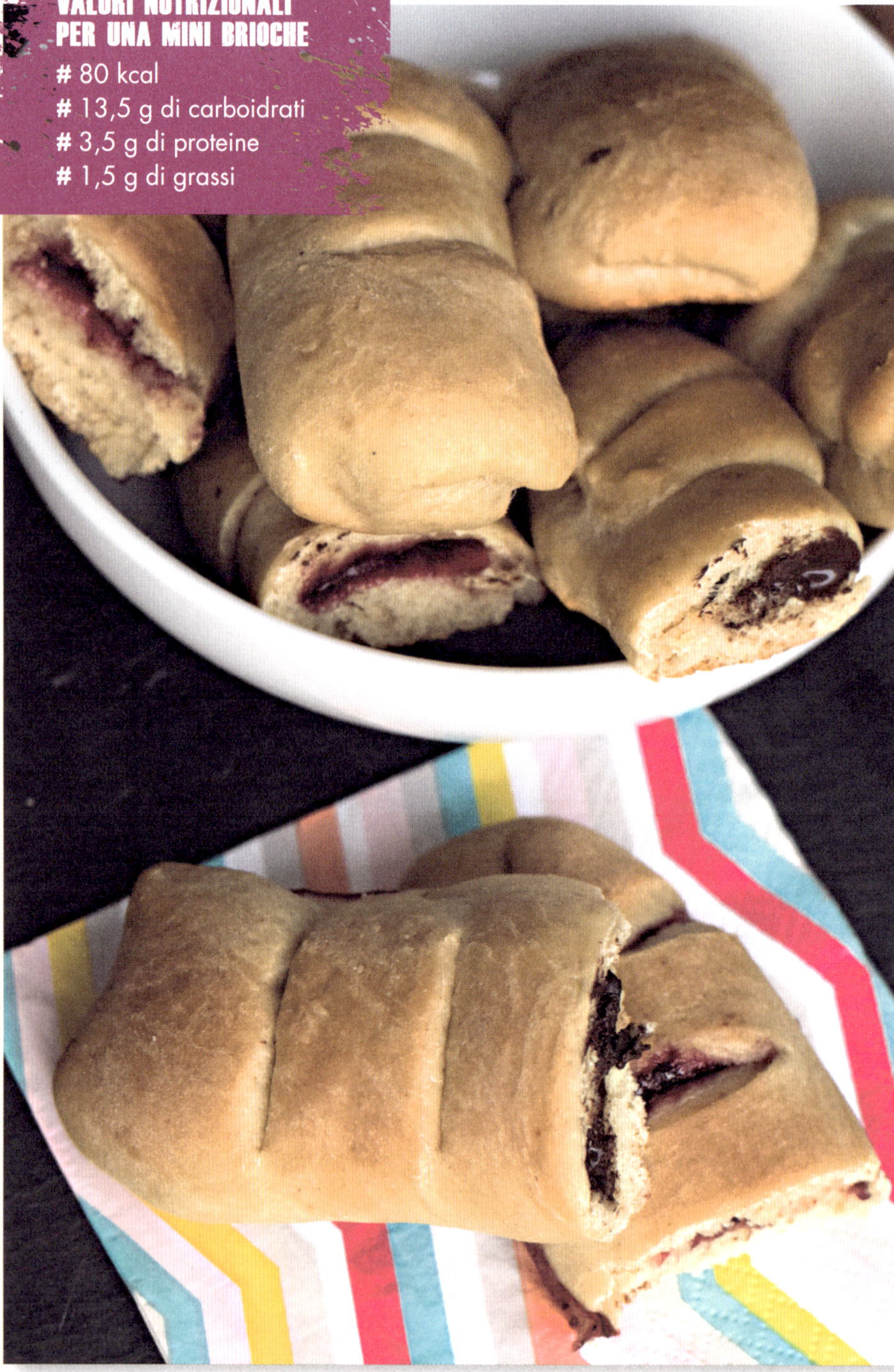

MINI BRIOCHE

Ecco che una merenda tanto amata dai bambini si trasforma in un'alternativa fatta in casa – senza troppi zuccheri e grassi – che farà innamorare grandi e piccini facendoli divertire in cucina.

INGREDIENTI PER
14 MINI BRIOCHE

- 200 g di farina manitoba
- 30 g di zucchero semolato
- 1 uovo
- 30 g di olio di cocco (non allo stato liquido)
- 70 ml di latte
- 4 g di lievito di birra fresco
- 30 g di cioccolato fondente
- 50 g di marmellata (io ho scelto quella 100% lamponi)
- 1 g di stevia
- sale q.b.

TEMPO
DI PREPARAZIONE:
CIRCA 4 H

PREPARAZIONE

Sciogliamo il lievito di birra nel latte caldo. Sbattiamo l'uovo con la stevia e lo zucchero semolato, poi aggiungiamo la farina. Mescoliamo con olio di cocco e incorporiamo a filo il latte.

Una volta assorbiti i liquidi, aggiungiamo un pizzico di sale.

Continuiamo a lavorare l'impasto su una spianatoia infarinata. Una volta liscia e omogenea, trasferiamo la pasta in una ciotola, copriamola con della pellicola trasparente e lasciamo riposare fino a quando non avrà raddoppiato il volume.

Dopo circa 2 ore dividiamo l'impasto in sette parti. Lavoriamo ciascun pezzo stendendolo fino a formare un rettangolo spesso circa 5 mm. Con un coltello pratichiamo delle incisioni su uno dei lati lunghi di ciascun rettangolo, in modo da formare cinque piccole striscioline. Farciamo tre dei rettangoli con 10 g di cioccolato fondente ciascuno, arrotoliamo l'impasto così farcito partendo dalla parte non incisa fino ad arrivare al punto in cui le strisce avvolgeranno il rotolo e daranno poi la forma della piccola brioche. Facciamo la stessa cosa con i restanti rettangoli utilizzando la marmellata.

Copriamo con un panno e lasciamo riposare un'ora a temperatura ambiente. Spennelliamo con il latte e inforniamo a 160 °C per circa 12 minuti.

Una volta cotte e raffreddate, tagliamo in due le mini brioche.

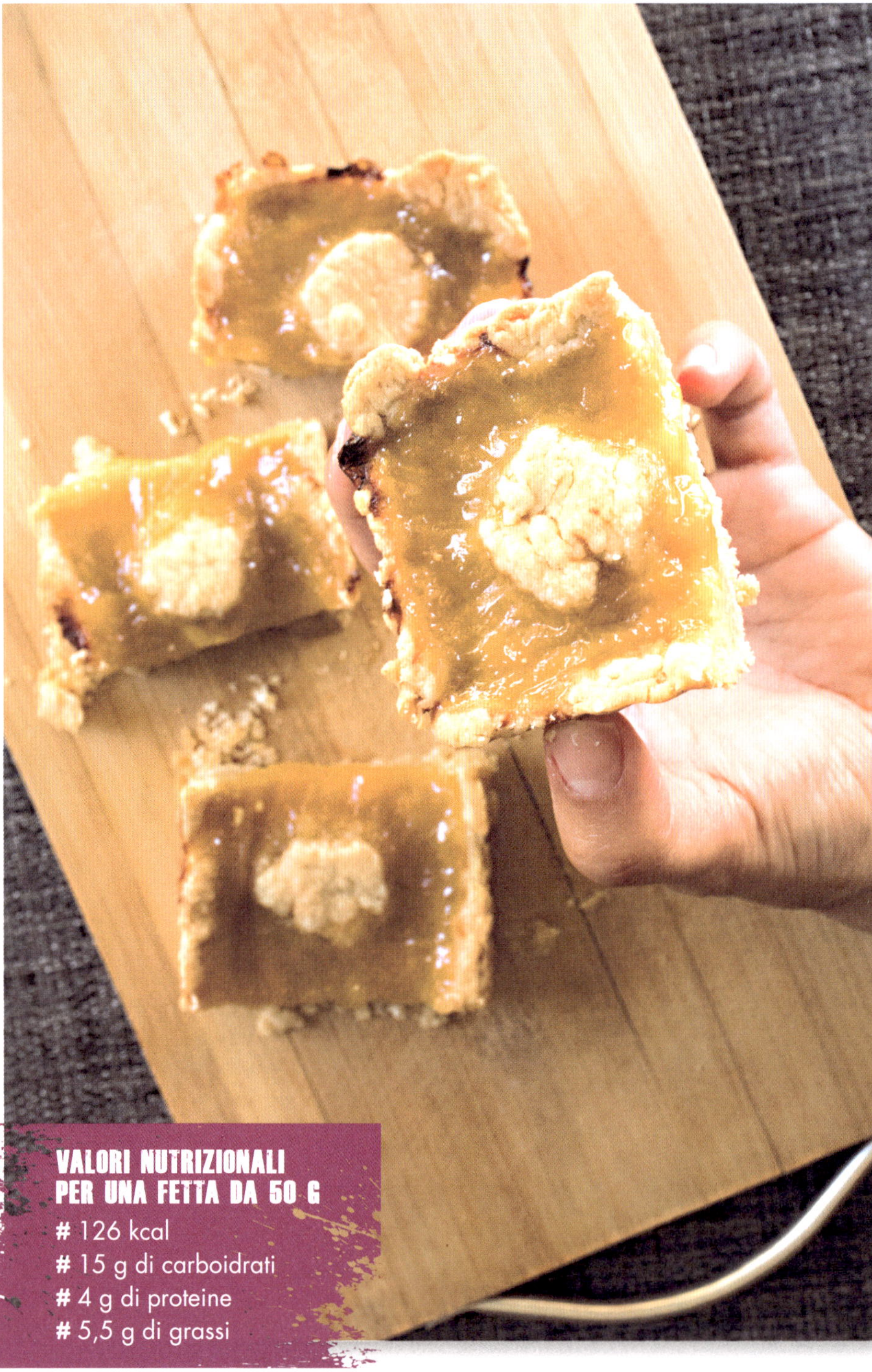

VALORI NUTRIZIONALI PER UNA FETTA DA 50 G

126 kcal
15 g di carboidrati
4 g di proteine
5,5 g di grassi

CROSTATINE MORBIDE ALL'ALBICOCCA

Esistono due tipi di persone: quelle che sono cresciute mangiando le crostatine all'albicocca e quelle che mentono; quelle che vorrebbero periodicamente addentarle di nuovo, e quelle che – di nuovo – mentono. A questo punto vi vengo incontro io: gli attacchi nostalgici non sono un problema se utilizziamo carboidrati provenienti dalla frutta, un cucchiaio di miele e semplice farina integrale.

INGREDIENTI

- 100 g di farina integrale
- 20 g di farina di mandorle
- 40 ml di latte
- 15 ml di olio evo
- 15 ml di sciroppo di agave o miele
- 1 cucchiaino di stevia
- marmellata di albicocche q. b.

TEMPO DI PREPARAZIONE: 45'

PREPARAZIONE

In una ciotola lavoriamo le farine con la stevia e aggiungiamo il latte a filo, l'olio e il miele.

Una volta ottenuto un impasto liscio e non appiccicoso – se così non dovesse essere, aggiungiamo ancora un pizzico di farina integrale – lo ricopriamo con della pellicola trasparente e lasciamo riposare in frigorifero per circa 10 minuti. Accendiamo il forno a 180 °C in modalità statica.

Prendiamo una teglia di 20 cm di diametro con fondo removibile – la ungiamo, la spolveriamo con la farina integrale e poi vi stendiamo il panetto di impasto. Farciamo con della marmellata a nostra scelta e inforniamo per 30-35 minuti circa.

Facciamo raffreddare a temperatura ambiente e tagliamo in cinque fette.

VALORI NUTRIZIONALI PER UN BISCOTTO

32 kcal
2 g di carboidrati
1,5 g di proteine
2 g di grassi

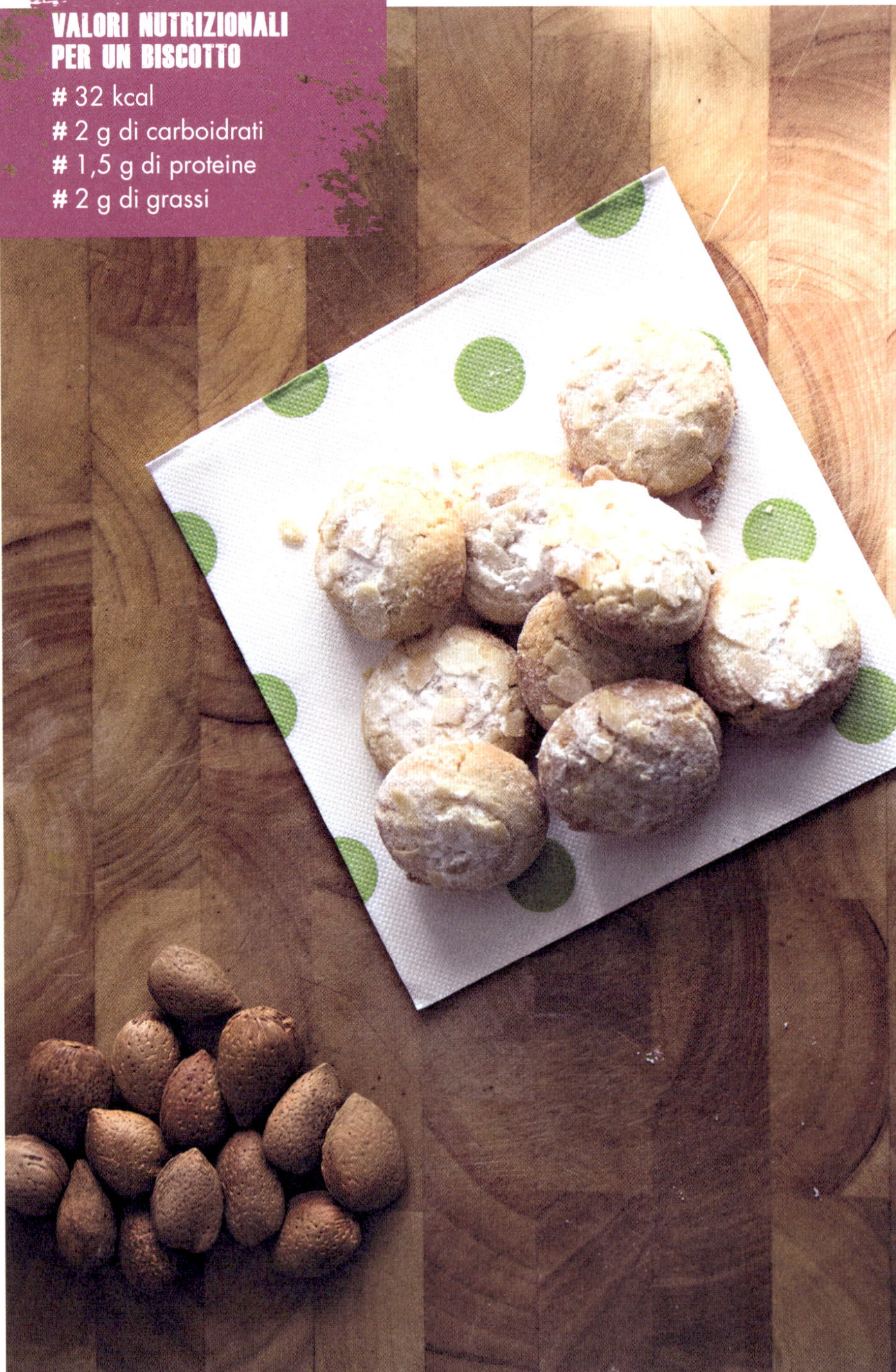

BISCOTTI MANDORLE E COCCO

Questa è una ricetta facile, veloce e gustosa che vi salverà durante una merenda tra amici o vi delizierà se siete tipi da tè e biscotti a colazione.

INGREDIENTI PER 18 BISCOTTI

- 50 g di farina di mandorle
- 30 g di farina di cocco (non rapè)
- 1 uovo intero
- 10 g di albume (mezzo uovo)
- 20 ml di latte di riso
- 20 g di zucchero di canna
- aroma naturale alla vaniglia
- sale q. b.

TEMPO DI PREPARAZIONE: 45'

PREPARAZIONE

In una ciotola uniamo le due farine e un pizzico di sale. A parte sbattiamo l'uovo, l'albume aggiuntivo, il latte, lo zucchero e qualche goccia di aroma alla vaniglia.

Impastiamo fino a ottenere un panetto morbido e liscio: lo avvolgiamo con della pellicola trasparente e lo riponiamo in frigorifero per almeno 30 minuti.

Una volta che il panetto è più compatto e lavorabile, lo stendiamo di uno spessore massimo di mezzo centimetro e ne ricaviamo dei biscotti con le formine che preferiamo.

Disponiamoli tutti su una teglia foderata con carta da forno e inforniamo a 180 °C in modalità statica per 10-15 minuti, fino a doratura.

VALORI NUTRIZIONALI PER UN BISCOTTO

32 kcal
1,6 g di carboidrati
2 g di proteine
1,8 g di grassi

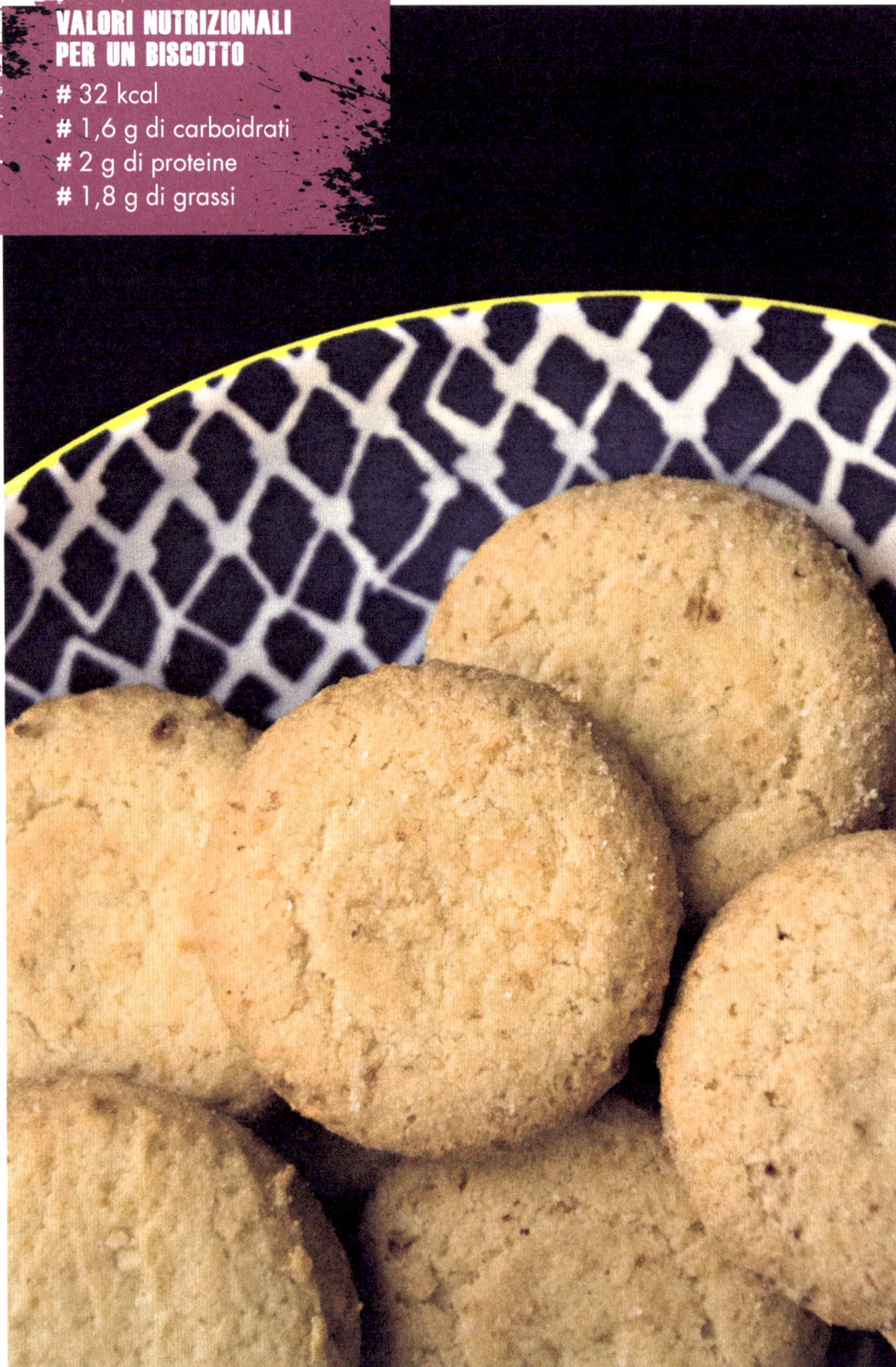

BISCOTTI PROTEICI AL COCCO

Questa è una ricetta per fitness addicted: sempre in cerca di proteine in polvere, barrette proteiche, aromi e snack di vario tipo.
Se vi dicessi che questi biscottini sono deliziosi e non hanno nulla da invidiare a quelli del supermercato... mi credereste? E se aggiungessi che sono anche proteici e non contengono olio e burro? Provateli!

INGREDIENTI
PER 25 BISCOTTI
- 40 g di farina di cocco
- 30 g di whey gusto neutro (o al cocco)
- 50 g di cocco rapè grattugiato
- 3 g di stevia, o 20-30 g di zucchero di cocco o di canna
- 80 g di albume (2 uova grandi)

TEMPO DI PREPARAZIONE: 20'

PREPARAZIONE

Se bastasse mettere in una ciotola tutti gli ingredienti secchi e amalgamare con l'albume, sembrerebbe troppo semplice, vero? Ecco, io amo la semplicità.
Accendiamo il forno a 180 °C. Versiamo in una ciotola tutti gli ingredienti, tranne l'albume. Infine, aggiungiamo l'albume – all'occorrenza anche circa 30 ml d'acqua a temperatura ambiente – per ottenere un composto malleabile.
Foderiamo una teglia con della carta da forno e disponiamo i biscottini che abbiamo creato con l'aiuto di un cucchiaino.
Cuociamo per circa 15 minuti in modalità statica nel ripiano centrale del forno.

VALORI NUTRIZIONALI PER UN BROWNIE DA 35 G

- # 79 kcal
- # 10 g di carboidrati
- # 4 g di proteine
- # 2,5 g di grassi

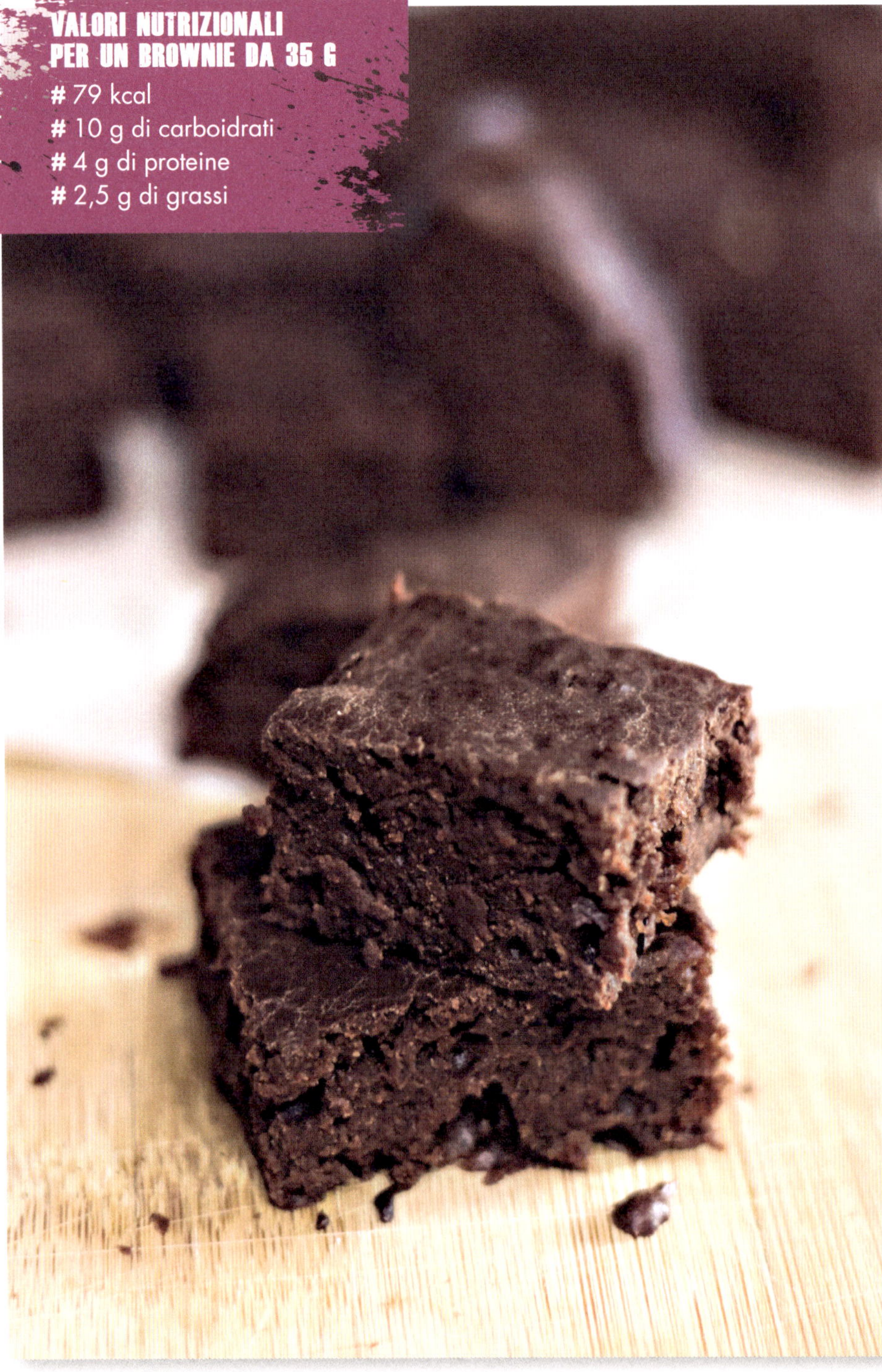

BROWNIE LOW CARB

Non sono mai stata una tipa da dessert: lo associavo a qualcosa di zuccheroso, quasi nauseante. Quando mi misi a dieta, però, scoprii che esistono dolci adatti al mio palato, e c'è un universo di sapori deliziosi: amarognoli e decisi. Così mi sono messa i guanti da forno e ho iniziato a pasticciare con il cioccolato: il risultato è stato un brownie che ha distrutto le mie certezze alimentari.

INGREDIENTI

- 60 g di yogurt greco
- 1 uovo intero
- 30 g di albume (1 uovo piccolo)
- 20 g di cacao amaro
- 1 cucchiaio di olio di cocco
- 80 ml di latte
- 100 g di farina d'avena
- 20 g di cioccolato fondente
- 1 g di lievito per dolci
- 1 cucchiaio di zucchero a scelta
- 2 cucchiaini di stevia

TEMPO DI PREPARAZIONE: 35'

PREPARAZIONE

Accendiamo il forno a 175 °C in modalità statica.
In una ciotola uniamo la farina, il lievito, il cacao amaro, lo zucchero e la stevia, e in un secondo momento l'uovo intero, l'albume e lo yogurt.
In un'altra ciotola accorpiamo l'olio di cocco e il cioccolato fondente e scaldiamo in microonde per circa un minuto fino a completo scioglimento.
Uniamo i due composti e aggiungiamo il latte a filo, poi versiamo il tutto in una pirofila di media grandezza foderata con carta da forno e livelliamo fino a 1 cm di spessore, che in cottura lieviterà un po' mantenendo però il suo interno umido e morbido.
Inforniamo per 25 minuti e, una volta raffreddato, tagliamo a cubetti.

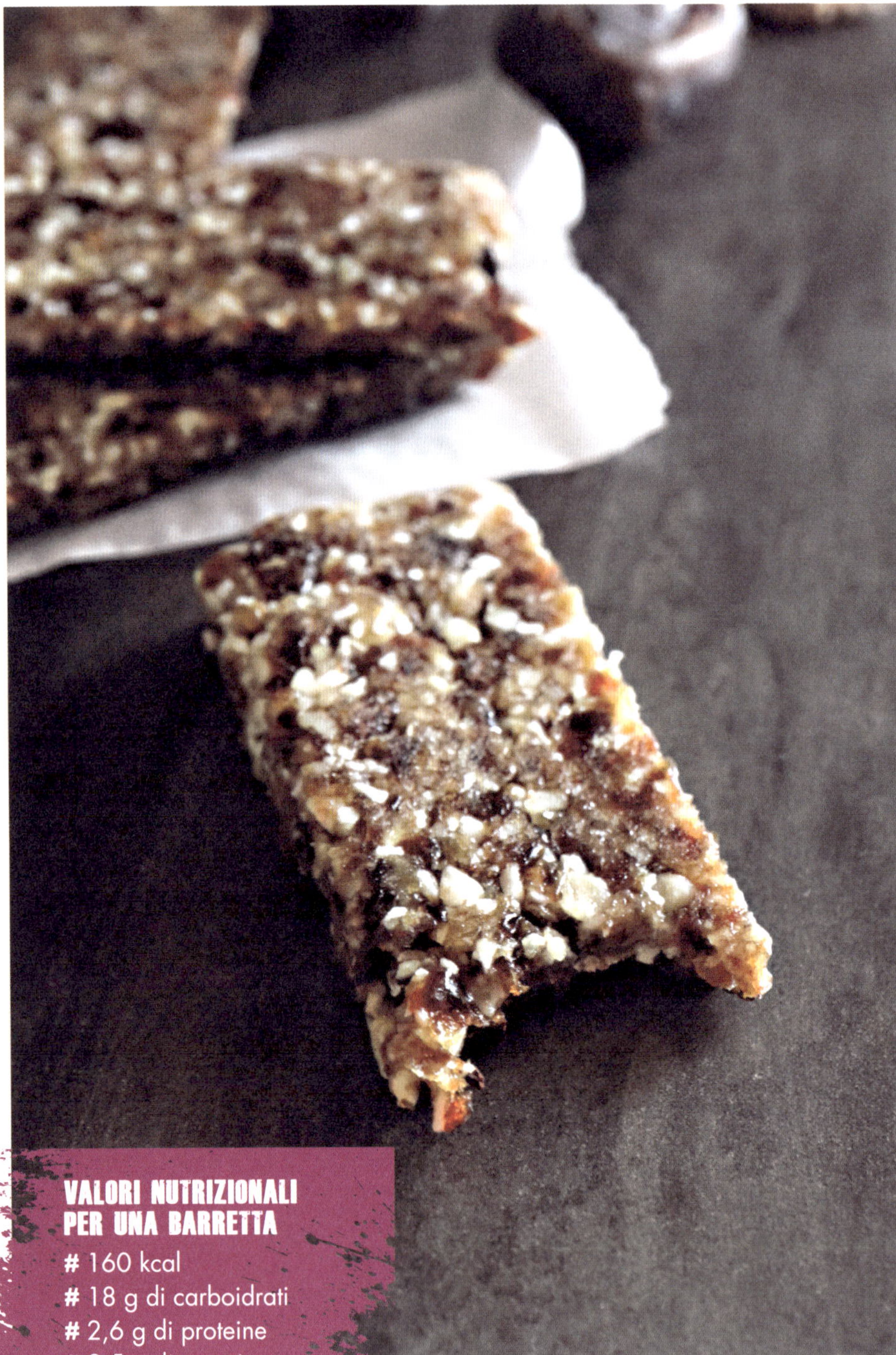

VALORI NUTRIZIONALI PER UNA BARRETTA

- # 160 kcal
- # 18 g di carboidrati
- # 2,6 g di proteine
- # 8,5 g di grassi

BARRETTE ENERGETICHE RAW

Per rendere un pasto più funzionale all'attività sportiva, spesso è necessario scegliere uno snack abbondante in zuccheri o in proteine. Questa ricetta è pensata proprio per coloro che hanno bisogno di una merenda strategica, magari post corsa, senza zuccheri e grassi aggiunti se non quelli contenuti nella frutta fresca e in quella secca. Insomma, è uno spuntino al naturale per gli sportivi che, a piacere, possono decidere di aggiungere il cioccolato fondente.

INGREDIENTI
PER 4 BARRETTE

- 4 datteri (circa 90 g)
- 20 g di noci sgusciate
- 10 g di cocco grattugiato
- 10 g di mandorle pelate
- 20 g di cioccolato fondente a piacere

TEMPO DI PREPARAZIONE: 1 H 30'

PREPARAZIONE

In un tritatutto riduciamo in pezzi grezzi i datteri denocciolati insieme agli altri ingredienti a esclusione del cioccolato, ottenendo così un composto malleabile.

Lavoriamolo su una piccola teglia foderata con carta da forno fino a fargli raggiungere lo spessore di massimo 1 cm. Riponiamo in frigorifero per un'ora e lasciamo che si solidifichi.

Trascorso il tempo di riposo, tagliamo 4 barrette rettangolari di circa 35 g l'una e lasciamo in freezer per 10 minuti prima di gustare.

Facoltativo: per una nota gustosa e ancora più croccante, sciogliamo il cioccolato fondente a bagnomaria e stendiamone un velo su ciascun lato della barretta. Lasciamo riposare 10 minuti nel congelatore e il gioco è fatto.

VALORI NUTRIZIONALI PER UN RAVIOLO

84 kcal
11,6 g di carboidrati
3,4 g di proteine
2,5 g di grassi

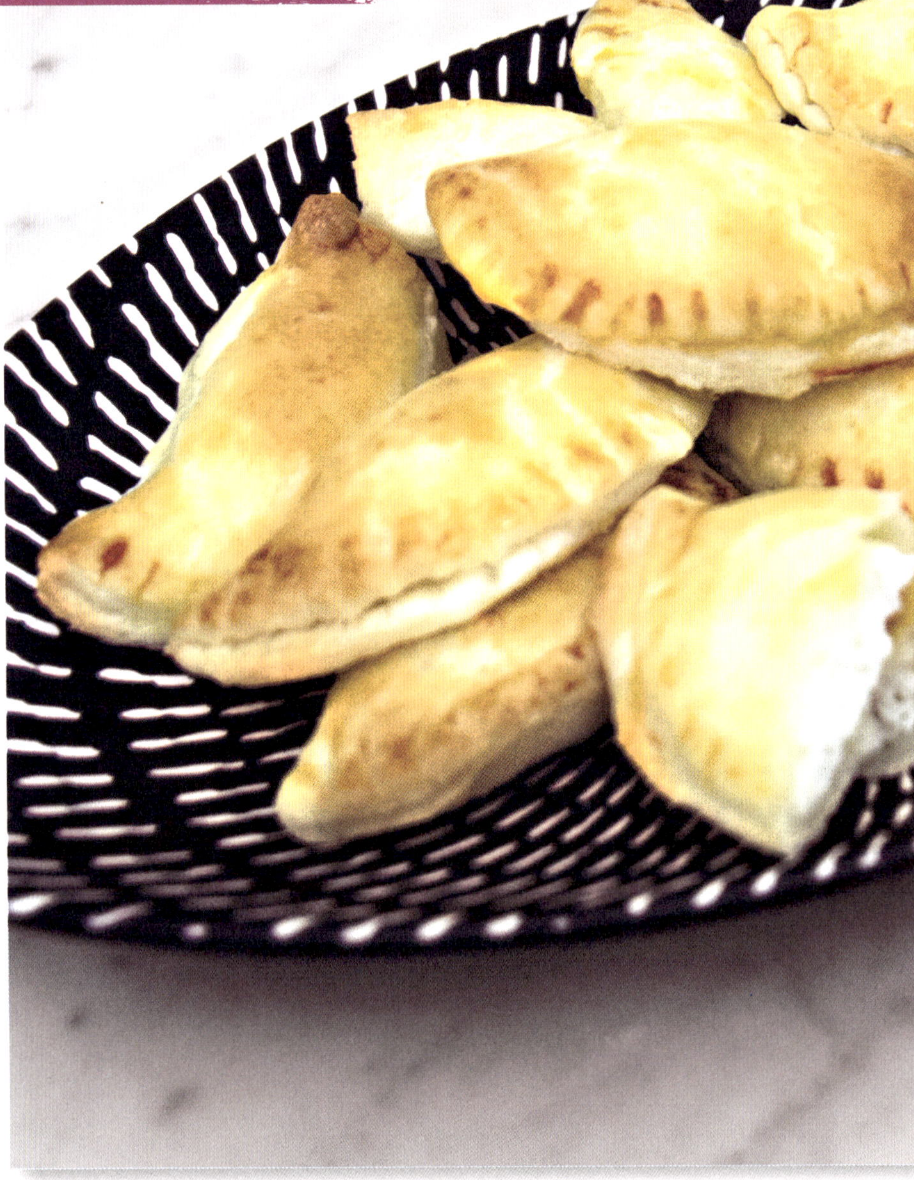

RAVIOLI DOLCI

Cucinare una variante leggera di questa ricetta tradizionale è un'impresa difficile, ma questa versione senza burro e zucchero è ben riuscita.

INGREDIENTI PER 10 RAVIOLI

- 75 g di farina tipo 1
- 75 g di farina di grano saraceno
- 1 uovo
- 15 g di olio di cocco
- 1 cucchiaino di lievito per dolci
- 40 g di burro di mele (vedi ricetta pag 189)
- 100 g di formaggio spalmabile light
- aroma naturale alla vaniglia
- 3 g di stevia

TEMPO DI PREPARAZIONE: 1 H E 15'

PREPARAZIONE

Setacciamo le farine e il lievito. In un altro recipiente sbattiamo l'uovo con 2 g di stevia, il burro di mele e l'olio di cocco a temperatura ambiente. Uniamo il composto liquido alle polveri e iniziamo a impastare fino a ottenere un panetto sodo. Copriamo con della pellicola trasparente e lasciamo riposare in frigorifero per mezz'ora.

Nel frattempo prepariamo il ripieno: in una ciotola lavoriamo il formaggio con qualche goccia di aroma naturale alla vaniglia, 1 g di stevia e circa 20 ml d'acqua a temperatura ambiente fino a ottenere una crema senza grumi.

Stendiamo la frolla fino a raggiungere uno spessore di circa mezzo centimetro. Ricaviamo dieci dischi e mettiamoli su una teglia foderata con carta da forno. Poniamo un cucchiaino di crema al centro di ognuno e, dopo aver spennellato i margini con l'acqua, li chiudiamo a formare un triangolo. Sigilliamo i bordi con una forchetta e il gioco è fatto.

Cuociamo in forno preriscaldato a 180 °C in modalità statica per 15-20 minuti e lasciamo raffreddare.

In alternativa possiamo sostituire il burro di mele con 20 g di olio di cocco o olio evo, più 30-40 g di zucchero di canna.

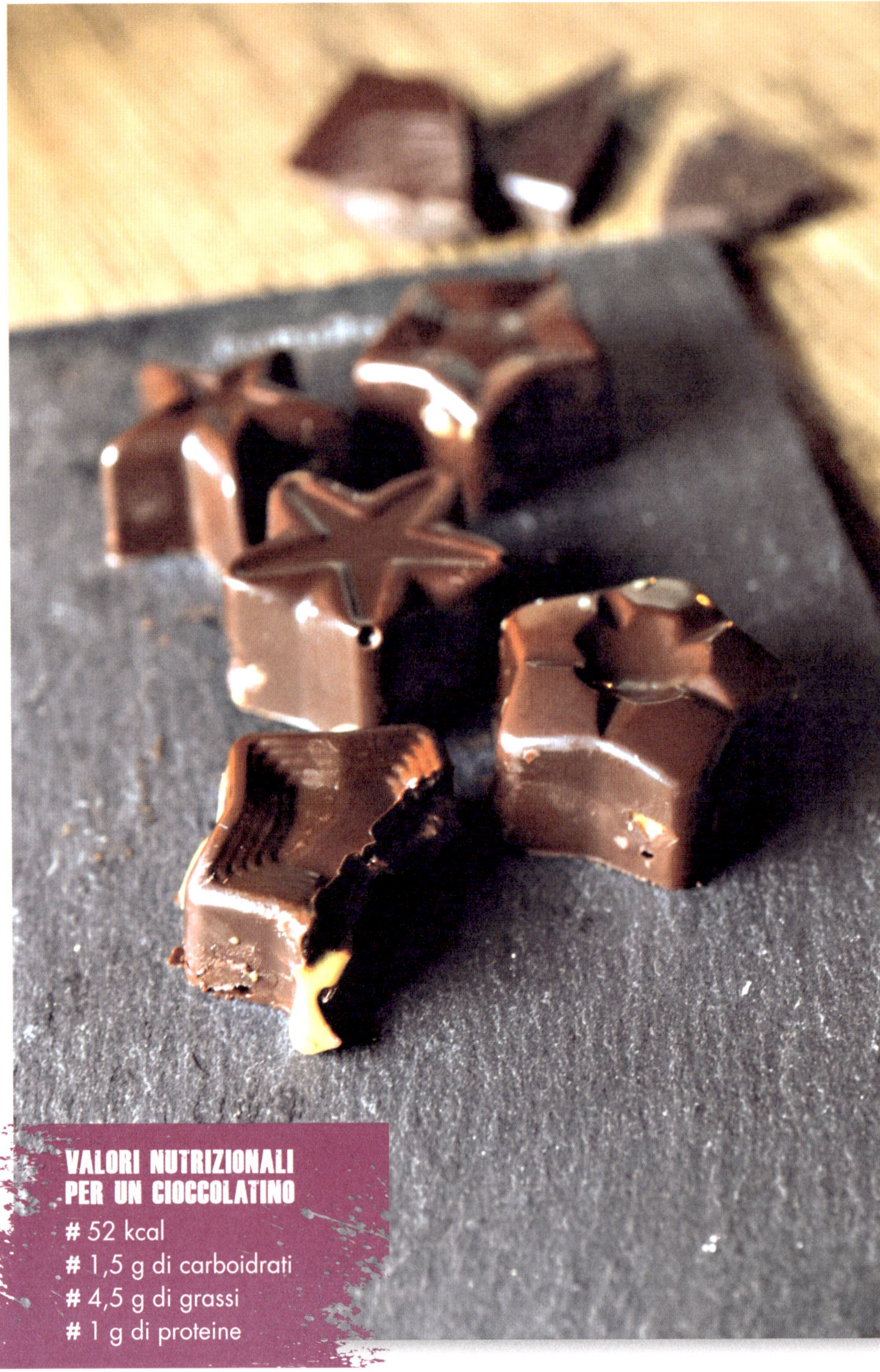

VALORI NUTRIZIONALI PER UN CIOCCOLATINO

- # 52 kcal
- # 1,5 g di carboidrati
- # 4,5 g di grassi
- # 1 g di proteine

CIOCCOLATINI RIPIENI

Questa ricetta è una chicca che vi permetterà di non rovinare la dieta quando sarete afflitti da un'improvvisa voglia di cioccolato: sono senza zuccheri! Attenzione, però: uno tira l'altro!

INGREDIENTI
PER 12 CIOCCOLATINI

- 80 g di cioccolato extrafondente
- 20 g di burro di arachidi

TEMPO DI PREPARAZIONE: 25'

PREPARAZIONE

Sciogliamo il cioccolato a bagnomaria. Rivestiamo degli stampi in silicone con metà dose di cioccolato, poi lasciamo riposare il tutto in frigorifero per circa 10 minuti. Così facendo il cioccolato si solidificherà: farciamo i cioccolatini con il burro di arachidi – se volete una versione più dolce e meno grassa, vi consiglio una marmellata di frutti rossi – prima di ultimare ricoprendo con il restante cioccolato fuso.

Riponiamo nuovamente gli stampi in frigorifero per altri 10 minuti e prepariamoci ad affondare i denti in perle croccanti dal cuore morbido.

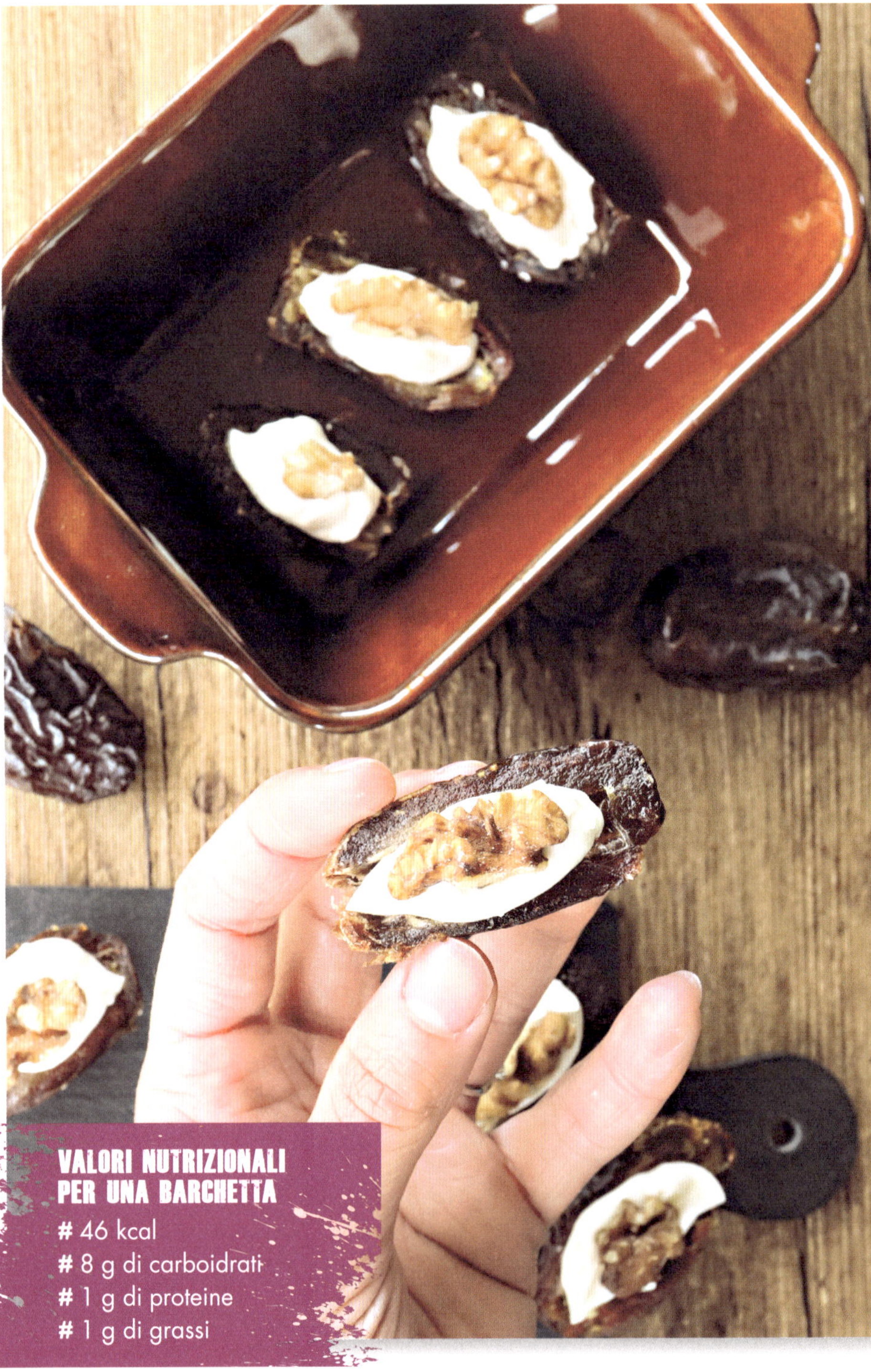

VALORI NUTRIZIONALI PER UNA BARCHETTA

46 kcal
8 g di carboidrati
1 g di proteine
1 g di grassi

BARCHETTE DI DATTERI RIPIENE

I datteri sono buoni, ma uno tira l'altro. Le ricette che troviamo online sono tutte bombe caloriche, noi invece vogliamo consumarli senza eccedere.
Che senso ha rendere un frutto così pesante? Ehi... vi salvo io.

INGREDIENTI
PER 8 BARCHETTE

- 4 datteri (90 g circa)
- 40 g di formaggio spalmabile light
- 10 g di noci sgusciate
- dolcificante a piacere
- aroma naturale alla vaniglia

TEMPO
DI PREPARAZIONE:
10'

PREPARAZIONE

Tagliamo a metà i datteri denocciolati. In una ciotola uniamo il formaggio, il dolcificante e qualche goccia di aroma naturale alla vaniglia, poi mescoliamo fino a ottenere un composto omogeneo e privo di grumi.
Guarniamo le barchette di datteri con la crema appena preparata e ultimiamo con un gheriglio di noce.
Lasciamo riposare in frigorifero per 5 minuti.

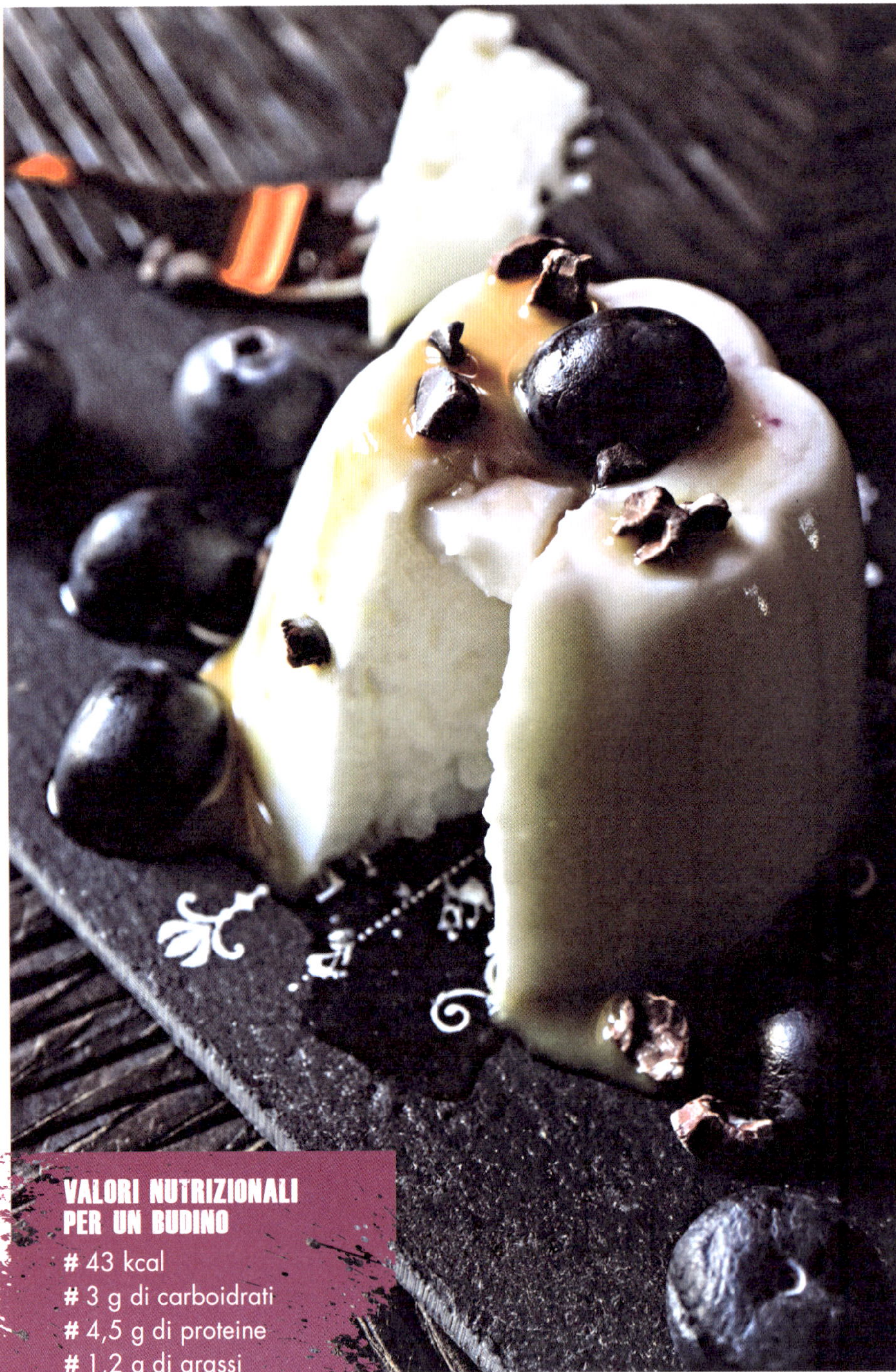

VALORI NUTRIZIONALI PER UN BUDINO

- # 43 kcal
- # 3 g di carboidrati
- # 4,5 g di proteine
- # 1,2 g di grassi

BUDINO ALLO YOGURT

Il budino è un classico dolce al cucchiaio e a me fa impazzire per la sua semplicità, nel gusto e nella preparazione. La ricetta originale prevede l'utilizzo di molto zucchero e burro, che sono ingredienti che non si sposano benissimo con l'alimentazione di chi vuole mantenersi in forma. La mia ricetta si presta per essere arricchita con una coulisse di frutta fresca o con della frutta secca, ma io lo amo soprattutto così, essenziale.

INGREDIENTI
PER 3 BUDINI

- 150 ml di latte
- 80 g di yogurt greco a temperatura ambiente
- 5 g di cocco grattugiato
- aroma naturale alla vaniglia
- dolcificante a piacere
- 2 g di agar agar

TEMPO DI PREPARAZIONE: 2 H E 15'

PREPARAZIONE

Versiamo in un pentolino il latte, lo yogurt, il dolcificante, qualche goccia di aroma naturale alla vaniglia e il cocco grattugiato.

Una volta portato a bollore il tutto, abbassiamo il fuoco e versiamo l'agar agar continuando a mescolare con una frusta per impedire la formazione di grumi.

Versiamo il composto negli stampini e lasciamo raffreddare un paio d'ore in frigorifero.

Possiamo accompagnare con burro di arachidi, frutta fresca, cioccolato o – perché no – una crema di proteine del latte.

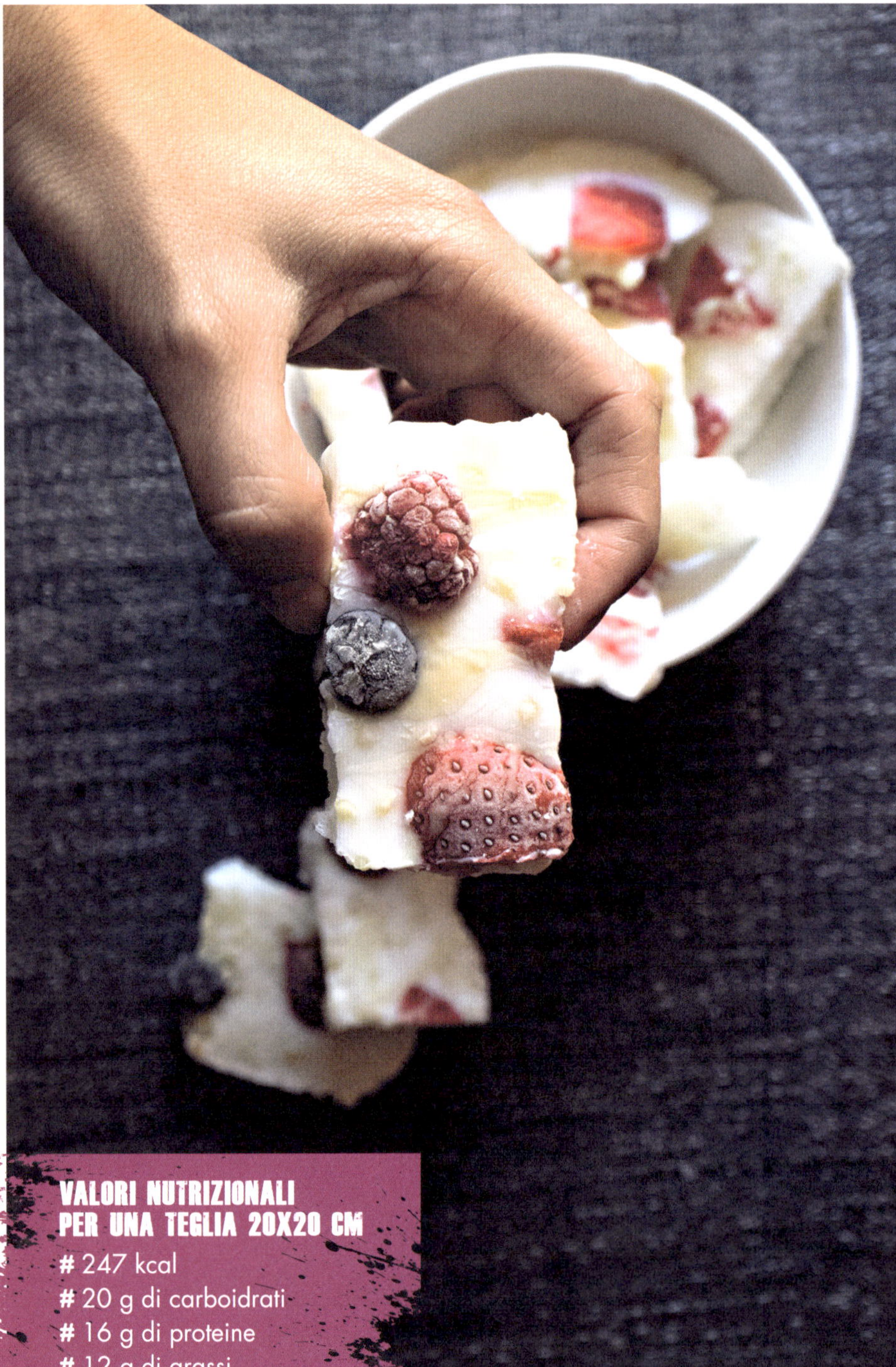

VALORI NUTRIZIONALI
PER UNA TEGLIA 20X20 CM

247 kcal
20 g di carboidrati
16 g di proteine
12 g di grassi

FROZEN YOGURT BAR

In quanti modi si può mangiare lo yogurt? Me lo sono chiesto spesso in estate, quando il caldo è insopportabile e ci vorrebbe qualcosa di fresco da sgranocchiare, dopo una corsa al parco o sul tapis roulant. Poi, Instagram mi ha dato l'illuminazione: barrette di yogurt e frutta!

INGREDIENTI

- 250 g di yogurt magro
- 20 g di burro di mandorle (o frutta secca a scelta)
- frutta fresca a piacere
- aroma naturale alla vaniglia
- dolcificante a piacere

TEMPO DI PREPARAZIONE: 3 H

PREPARAZIONE

Questa ricetta è davvero tra le più facili e veloci di sempre. Ci metteremo forse più tempo a far spazio nel congelatore che a prepararla.
In una teglia 20x20 cm foderata con carta da forno versiamo lo yogurt che abbiamo precedentemente aromatizzato e dolcificato a piacere. Lo livelliamo fino a fargli raggiungere uno spessore di mezzo centimetro. Cospargiamo il tutto con il burro di mandorle e la frutta fresca e lo riponiamo in freezer per circa 2 ore e mezza.
Una volta trascorso il tempo necessario, tagliamo lo yogurt solidificato in piccole barrette, che lasciamo in frigorifero per 30 minuti.
Attenzione: una volta tolto dal freezer, va consumato entro breve.

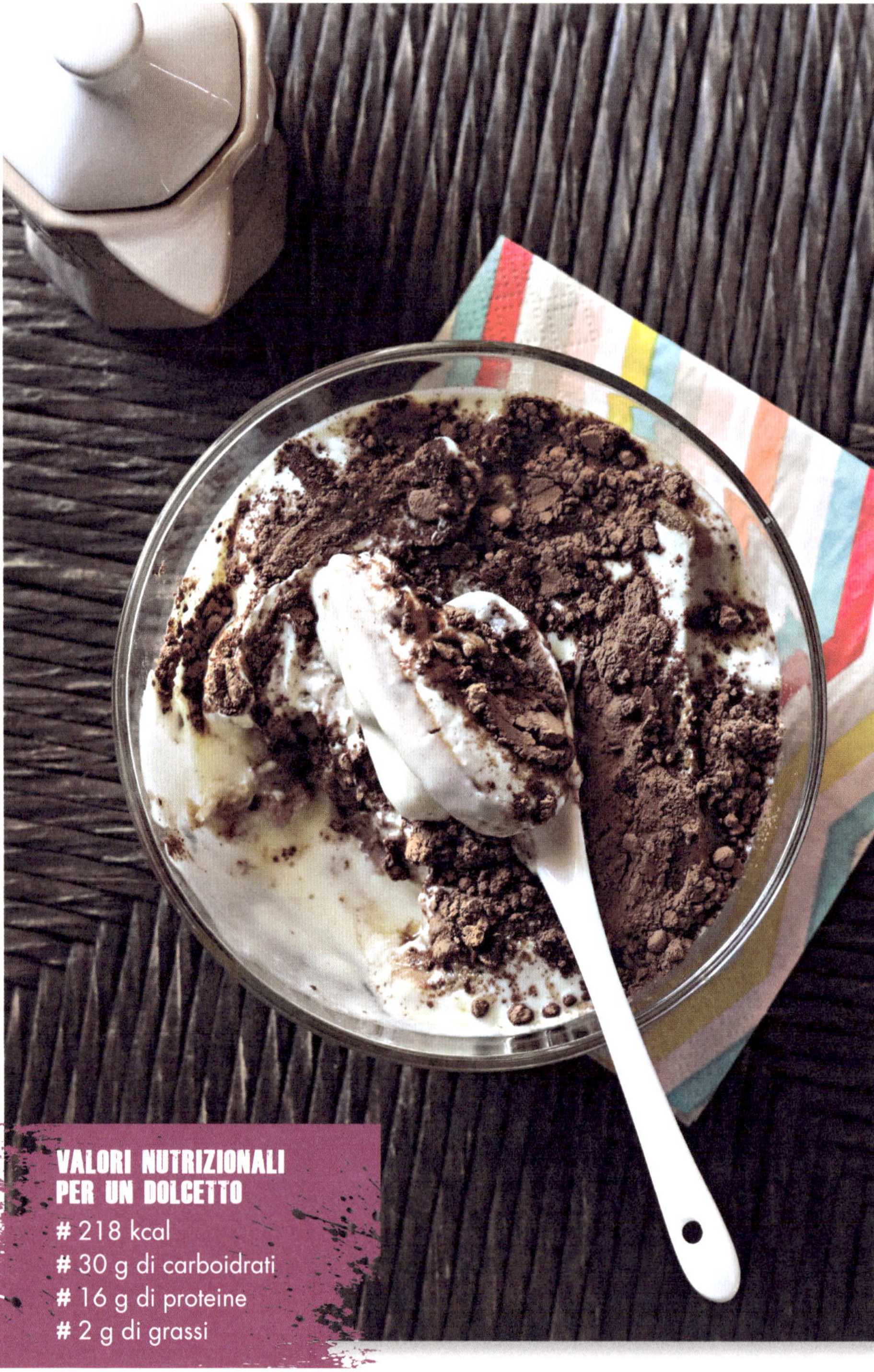

VALORI NUTRIZIONALI PER UN DOLCETTO

218 kcal
30 g di carboidrati
16 g di proteine
2 g di grassi

DOLCE AL CAFFÈ

Uno dei miei dolci preferiti è il tiramisù: trovare una versione leggera di questo dolce, mantenendone la bontà e arrogandosi il diritto di chiamarlo "tiramisù fit" o "light" è davvero complicato. Quindi ho cercato semplicemente di creare un dolcetto che ne ricordasse il sapore. Pochi zuccheri e una buona dose di proteine, per una merenda equilibrata o una colazione fresca.

INGREDIENTI
PER UNA COPPETTA

- 4 fette biscottate
- 1 caffè lungo
- 100 g di yogurt greco
- dolcificante a piacere
- aroma naturale alla vaniglia
- 1 cucchiaio di cacao amaro

TEMPO DI PREPARAZIONE: 20'

PREPARAZIONE

Lavoriamo lo yogurt con il dolcificante e l'aroma naturale alla vaniglia, poi inzuppiamo le fette biscottate nel caffè raffreddato.
In una coppetta da dessert diamo forma al nostro dolce alternando una fetta biscottata inzuppata e uno strato di yogurt vanigliato.
Una volta raggiunto il bordo, cospargiamo con il cacao amaro e lasciamo riposare in frigorifero 15 minuti circa, così da rendere il tutto più compatto e fresco.
Non sarà un tiramisù, ma vi assicuro che apprezzerete.

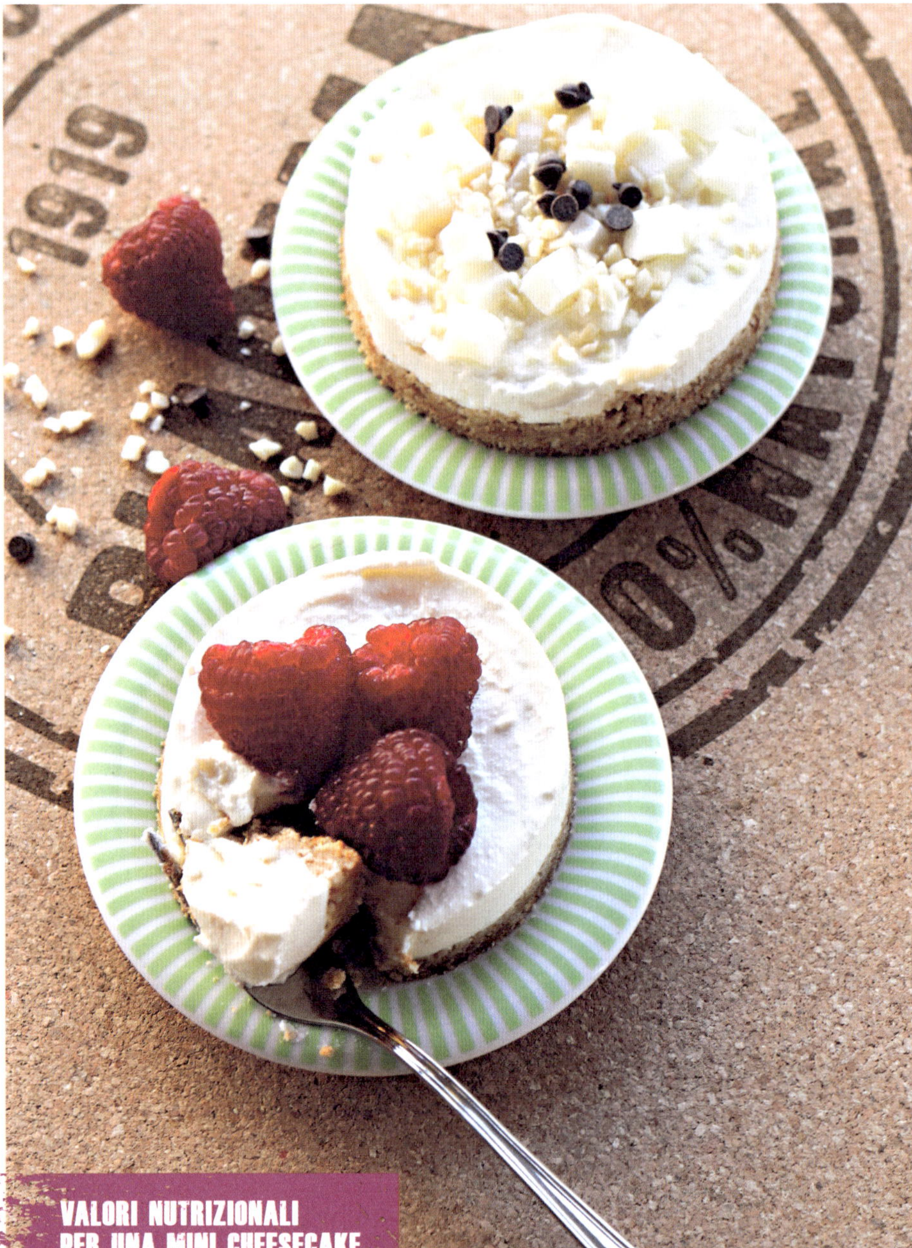

VALORI NUTRIZIONALI PER UNA MINI CHEESECAKE

290 kcal
26 g di carboidrati
11 g di proteine
17 g di grassi

MINI CHEESECAKE

Chi segue una dieta bilanciata o deve regolare l'alimentazione per fini sportivi è costretto a fare delle rinunce, ma è giusto concedersi qualche sfizio ogni tanto se si vuole rendere la quotidianità sopportabile.
Il piatto che vi propongo oggi è una rivisitazione della cheesecake: senza cottura, senza burro e senza gelatina. Non sarà il classico dolce made in USA, ma sono sicura che vi stupirà.

INGREDIENTI PER 2 MINI CHEESECAKE

- 125 g di formaggio spalmabile light
- 100 g di ricotta
- 60 g di biscotti secchi senza zuccheri aggiunti
- 2 cucchiaini di stevia
- aroma naturale alla vaniglia
- 10 g di olio di cocco
- 1 cucchiaio di miele o sciroppo di agave
- frutta fresca o frutta secca per decorare

TEMPO DI PREPARAZIONE: 15'+ 3 H

PREPARAZIONE

Tritiamo i biscotti, aggiungiamo un cucchiaino di stevia, l'olio di cocco e un cucchiaio di miele.
Se il composto risulta slegato, aggiungiamo qualche goccia d'acqua a filo: dev'essere granuloso, compatto e umido. Foderiamo con carta da forno due tortiere da 10 cm di diametro e aggiungiamo il composto. Lasciamo raffreddare qualche minuto in frigorifero.
Nel frattempo, in una ciotola lavoriamo la ricotta e il formaggio light con la frusta, aggiungiamo l'aroma naturale alla vaniglia e un cucchiaino di stevia e poi versiamo questa crema sopra il composto di biscotti. Livelliamo bene, copriamo con la pellicola trasparente e lasciamo in frigorifero per almeno 3 ore.
Possiamo decorare come vogliamo, con frutta fresca o secca, e sbizzarrirci con gli ingredienti, i colori e i sapori.

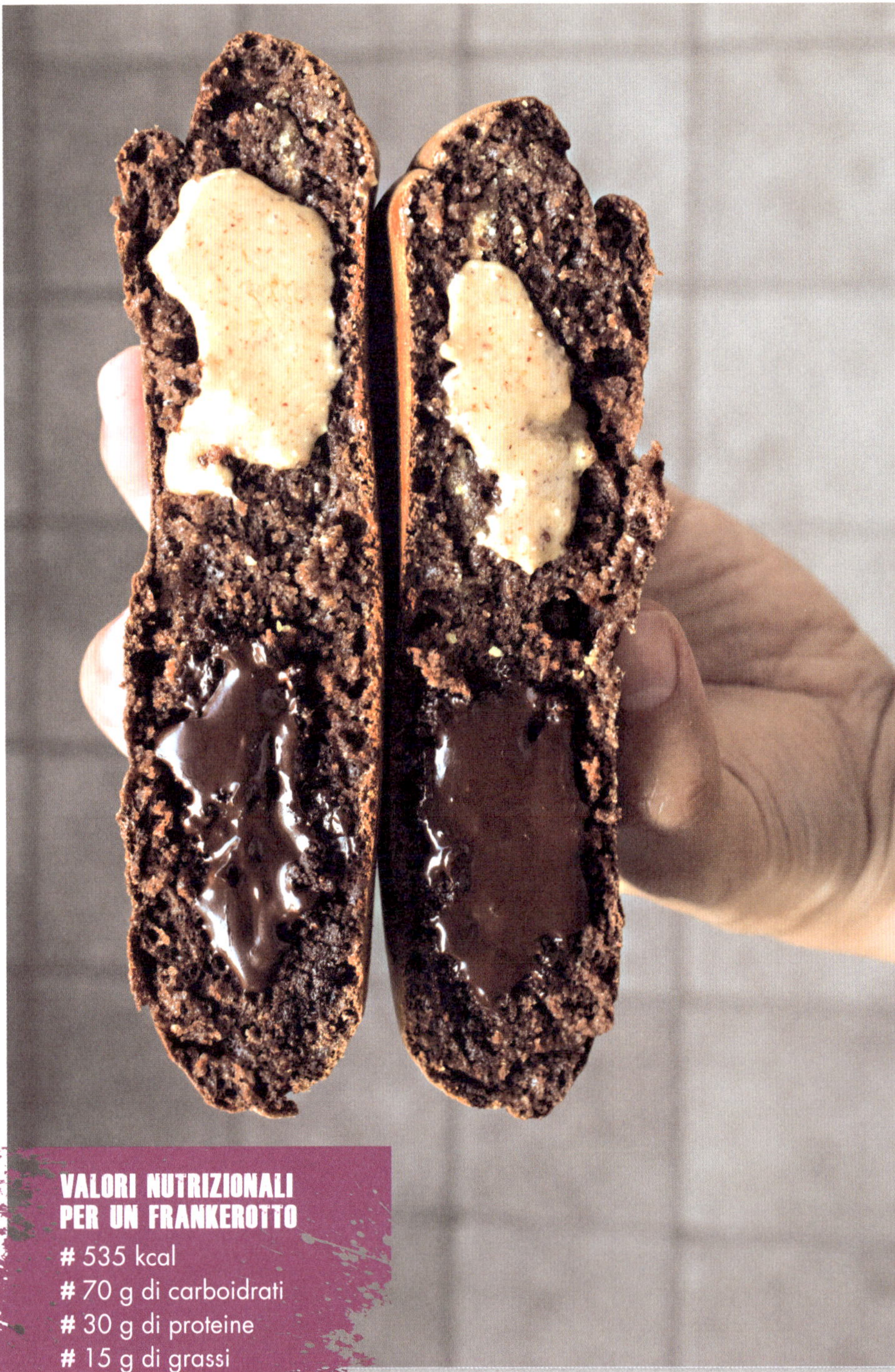

VALORI NUTRIZIONALI
PER UN FRANKEROTTO

535 kcal
70 g di carboidrati
30 g di proteine
15 g di grassi

FRANKEROTTO DOLCE

Il frankerotto mi semplifica le giornate e rende i pasti più piacevoli. Ormai conoscete la mia passione per tutto ciò che è salato, ma ammetto che quando mi coglie la voglia di dolce devo correre ai fornelli con urgenza. Nasce così il frankerotto dolce.

INGREDIENTI
PER UN FRANKEROTTO

- 100 g di farina a scelta
- 2 cucchiai di cacao amaro
- 70 g di albume (2 uova medie)
- 1 g di idrolitina
- aroma naturale alla vaniglia
- 1 cucchiaino di stevia

Per il ripieno

- 10 g di cioccolato extrafondente
- 20 g di burro di frutta secca

TEMPO DI PREPARAZIONE: 30'

PREPARAZIONE

Uniamo tutti gli ingredienti per l'impasto in una ciotola, aggiungendo l'idrolitina sciolta in una tazzina d'acqua. Cuociamo a fiamma media metà del composto. Una volta rappreso aggiungiamo gli ingredienti del ripieno: il cioccolato sminuzzato grossolanamente e il burro. Copriamo con il composto rimasto. Cuociamo con il coperchio a fiamma moderata per 5 minuti e, non appena il frankerotto risulterà compatto, lo giriamo e lo lasciamo cuocere per altri 5 minuti.

VALORI NUTRIZIONALI PER UN SOUFFLÉ

- # 98 kcal
- # 4 g di carboidrati
- # 16 g di proteine
- # 2 g di grassi

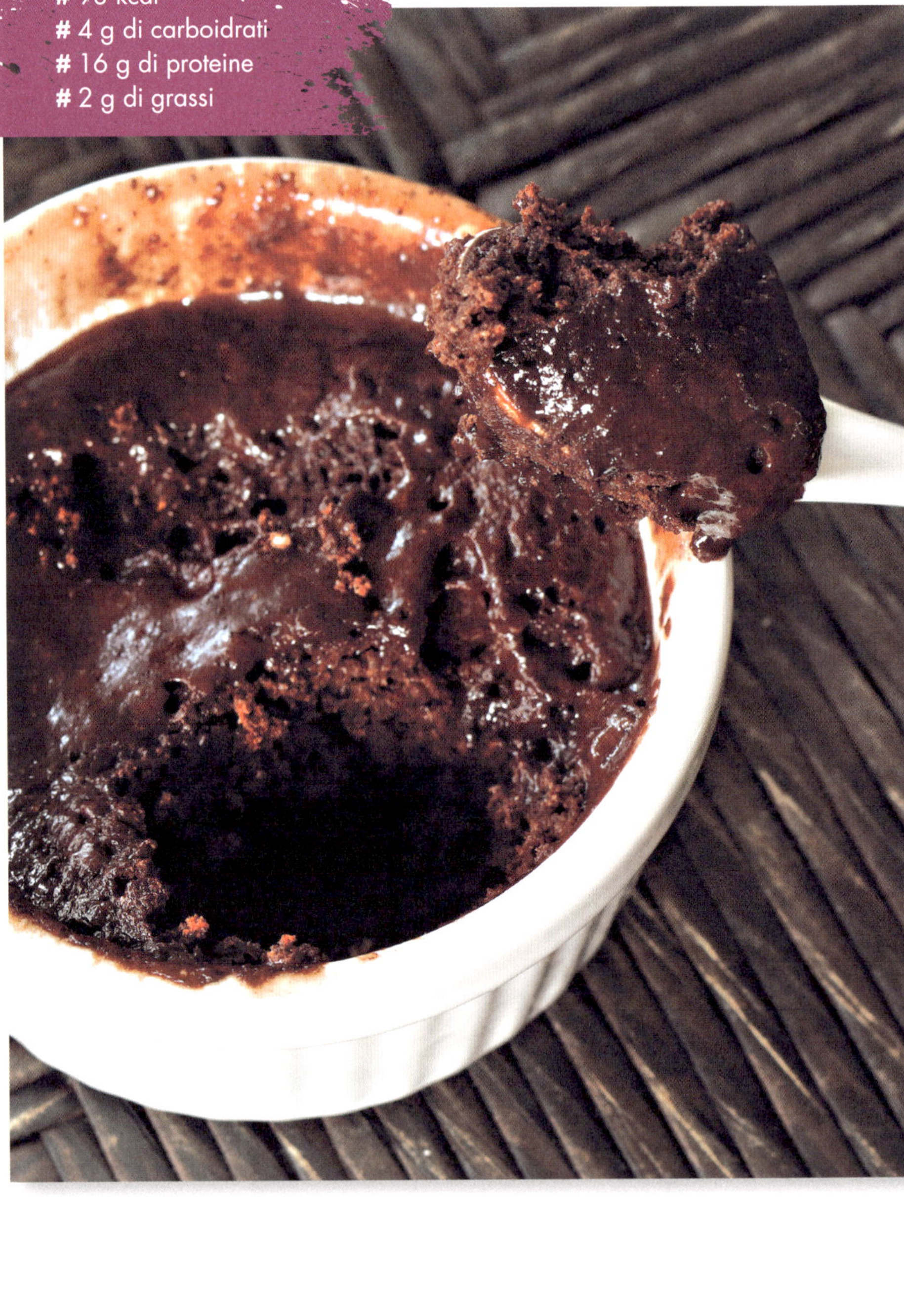

SOUFFLÉ WHEY E CACAO AL MICROONDE

Questo soufflé vi farà passare la voglia di merendine e pasticci vari. Ecco un dolcetto proteico e cioccolatoso.

INGREDIENTI PER UN SOUFFLÉ

- 10 g di cacao amaro in polvere
- 15 g di whey in polvere (gusto cioccolato o neutro)
- 30 ml di latte o di acqua
- dolcificante liquido q. b.

TEMPO DI PREPARAZIONE: 5'

PREPARAZIONE

In una ciotola mischiamo il cacao e le whey alle quali aggiungiamo il latte a filo – o l'acqua, se volete abbassare ulteriormente le calorie – e il dolcificante.

Mescoliamo bene il composto fino a ottenere una crema. Se necessario, aggiungiamo qualche goccia d'acqua o latte.

Cuociamo in forno a microonde a massima potenza – circa 800 watt – per 40 secondi.

Sono sicura che uno snack proteico così buono, dolce e veloce non lo avevate mai provato prima.

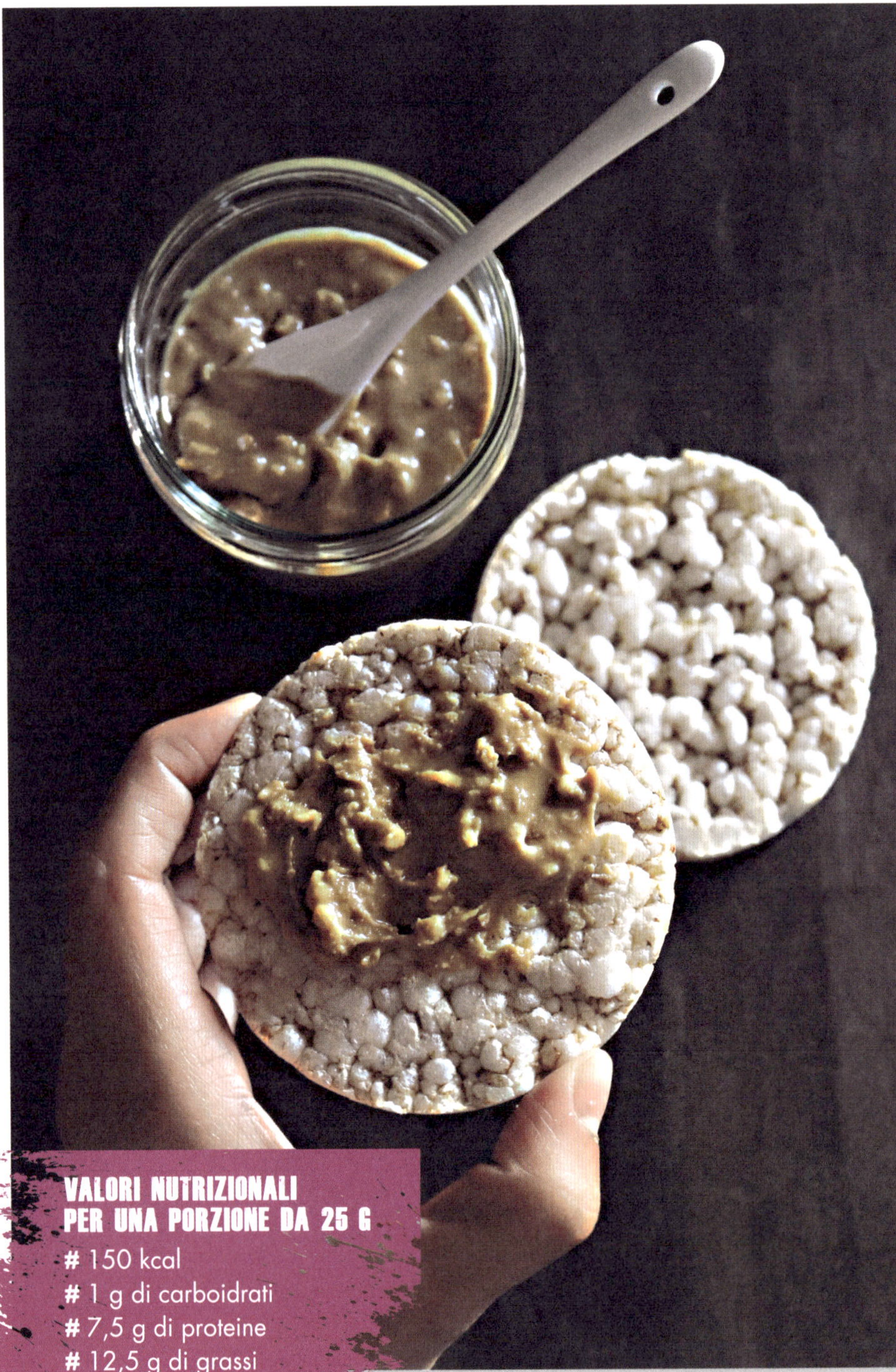

VALORI NUTRIZIONALI PER UNA PORZIONE DA 25 G

150 kcal
1 g di carboidrati
7,5 g di proteine
12,5 g di grassi

BURRO DI ARACHIDI CRUNCHY

Negli ultimi anni il burro di arachidi o di frutta secca è diventato un alimento chiave nell'alimentazione di molti sportivi. È un modo alternativo di assumere grassi buoni e vitamine, nonostante la parola "burro" possa spaventare. Potrete dirmi: i vasetti che si trovano in commercio sono ricchi di conservanti, grassi, zuccheri e olii, e la comodità di un prodotto già pronto costa molto. Per questo vi invito a farlo homemade: il procedimento è semplicissimo e sono sicura che vi darà grandi soddisfazioni abbinato a frutta fresca e yogurt, o spalmato su una fetta di pane.

INGREDIENTI PER UN VASETTO DA 250 G

- 300 g di arachidi

TEMPO DI PREPARAZIONE: 1 H

PREPARAZIONE

Sgusciamo e peliamo le arachidi. Preriscaldiamo il forno a 120 °C in modalità statica e procediamo alla tostatura: poniamole su una teglia foderata con carta da forno per circa 30 minuti. Lasciamo raffreddare a temperatura ambiente, magari spostando le arachidi in un'altra teglia per velocizzare il processo.

Frulliamo i tre quarti delle arachidi: affinché non si surriscaldino, procediamo a intervalli di qualche minuto, azionando il tritatutto a più riprese e mescolando nelle fasi di riposo.

Una volta pronto il burro, sminuzziamo grossolanamente le arachidi che abbiamo lasciato intatte e poi le aggiungiamo al composto.

Mettiamo il tutto in un vasetto chiuso e conserviamo in frigorifero per 3 giorni.

VALORI NUTRIZIONALI PER 100 G

- # 62 kcal
- # 16 g di carboidrati
- # 0,3 g di proteine
- # 0,2 g di grassi

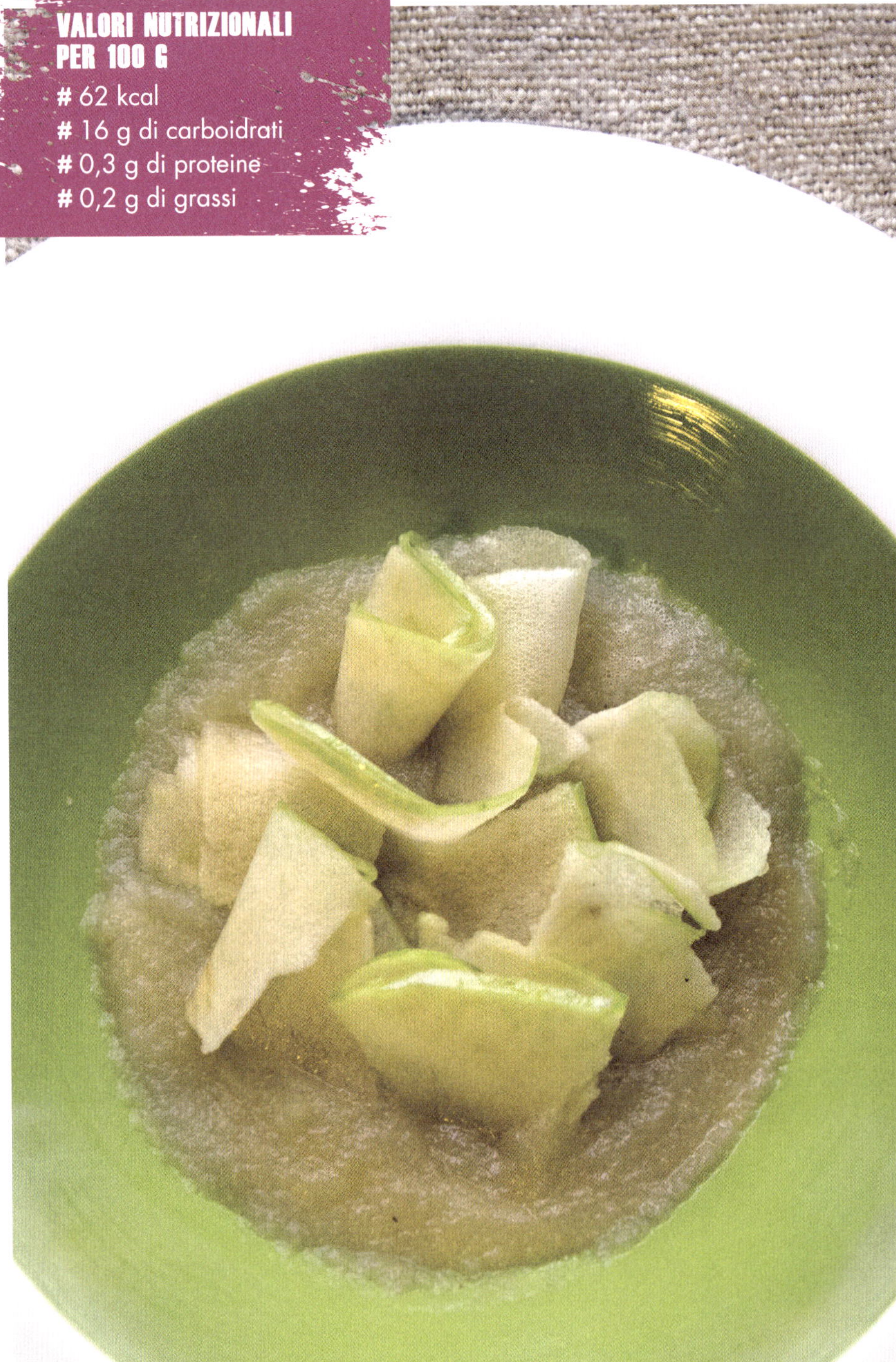

BURRO DI MELE

Questo burro di mele – che di burroso ha solo la consistenza – può essere spalmato su una fetta di pane, mangiato al cucchiaio o inserito in ricette dolci, per rendere, per esempio, un plumcake più morbido e saporito.

INGREDIENTI
PER 3 VASETTI DA 200 G

- 700 g di mele
- 1 cucchiaino di succo di limone
- 1 cucchiaino di stevia a piacere
- 1 cucchiaino di cannella a piacere

TEMPO DI PREPARAZIONE: 1 H

PREPARAZIONE

Laviamo le mele, peliamole e tagliamole a cubetti.
Uniamo il succo di limone ed eventualmente la stevia, mischiamo bene il tutto con un cucchiaio di legno e versiamo in una pentola insieme a 250 ml d'acqua. Facciamo cuocere per circa un'ora a fuoco lento, fino a quando non otterremo una purea. Se occorre, aggiungiamo ancora un goccio d'acqua e frulliamo qualche secondo con frullatore a immersione. Possiamo aggiungere a piacere un cucchiaino di cannella.
Conserviamo in un vasetto chiuso in frigorifero per 3 giorni.

VALORI NUTRIZIONALI PER UNA MELA RIPIENA

203 kcal
33 g di carboidrati
10 g di proteine
4 g di grassi

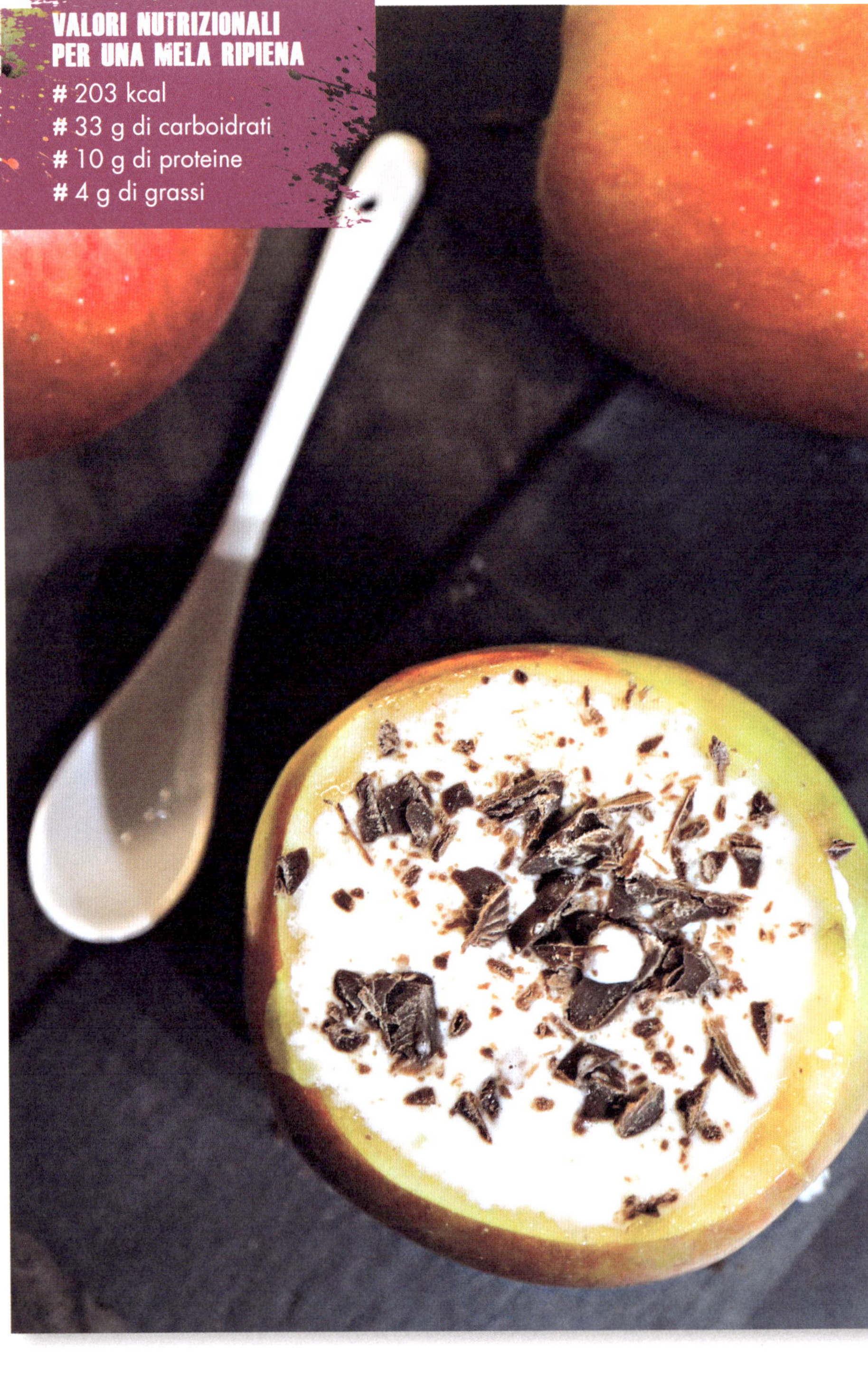

MELA RIPIENA

Una mela al giorno toglie il medico di torno... Sì, ma che noia! E se questa mela potesse essere un po' più gustosa, magari abbinata ad altri alimenti per uno snack davvero completo?

INGREDIENTI
PER UNA MELA RIPIENA
- 1 mela grande (circa 250 g)
- 40 ml di latte a scelta
- 10 g di cioccolato fondente
- 10 g di whey del gusto preferito

TEMPO
DI PREPARAZIONE:
CIRCA 15'

PREPARAZIONE

La parte più complessa è la fase di svuotamento della mela: laviamola e togliamo un pezzettino della parte superiore (circa mezzo centimetro). Con l'aiuto dell'attrezzo apposito, o anche di un coltello e di un cucchiaio, scaviamo la mela facendo ben attenzione a non bucare la buccia dall'interno.
Mettiamo in un mixer la polpa di mela, il latte e le whey. Otteniamo così un ottimo ripieno da versare direttamente nel guscio della mela e da gustare con il cucchiaino.
Una bella granella di cioccolato fondente renderà questa merenda ancora più invitante.

VALORI NUTRIZIONALI PER UNO SMOOTHIE

203 kcal
14 g di carboidrati
23 g di proteine
6 g di grassi

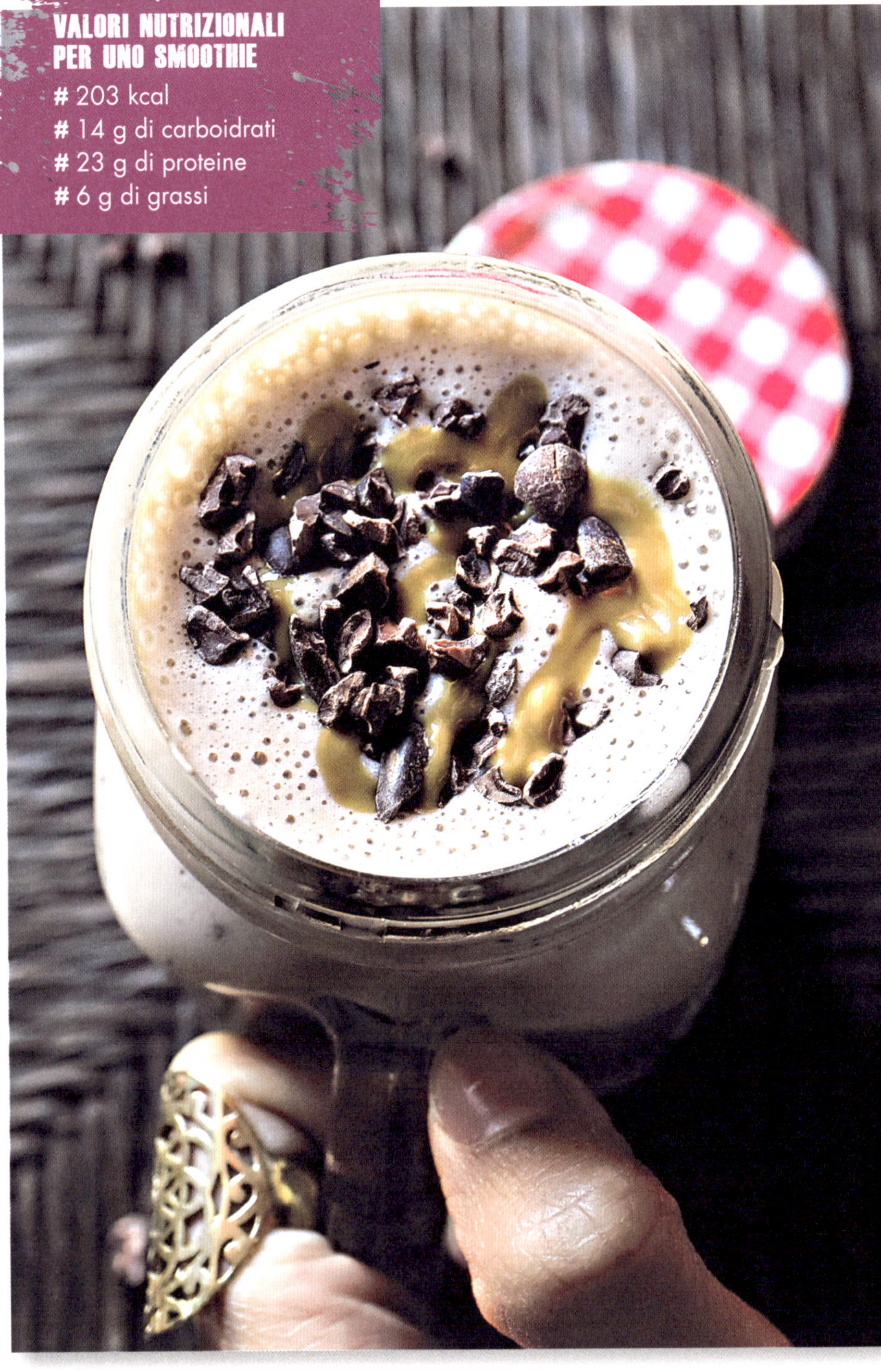

SMOOTHIE WHEY

Non esiste una ricetta precisa per uno smoothie: si può usare frutta congelata, verdura e ghiaccio, spezie, frutta e ghiaccio... Insomma, si può dare libero sfogo alla creatività. Uno dei miei preferiti è con le banane congelate, i mirtilli, il latte e lo yogurt per migliorarne la consistenza finale. Qui vi suggerisco la mia variante arricchita con proteine in polvere e i grassi buoni del burro di arachidi. Lo spuntino ideale in una giornata calda.

INGREDIENTI
PER 2 SMOOTHIE

- 30 g di whey
- 150 ml di latte
- 80 g di yogurt greco
- 30 g di mirtilli
- 1 banana congelata
- 5 g di cacao amaro
- 1 cucchiaio di burro di arachidi

TEMPO DI PREPARAZIONE: 10'

PREPARAZIONE

Questa ricetta è molto semplice: basta mettere insieme tutti gli ingredienti, frullarli e decorare con qualche frutto o dell'altra crema.
È facile rendere questo smoothie privo di grassi per un post workout: basta eliminare il burro di arachidi.
Che cosa state aspettando? Iniziate a congelare la frutta!

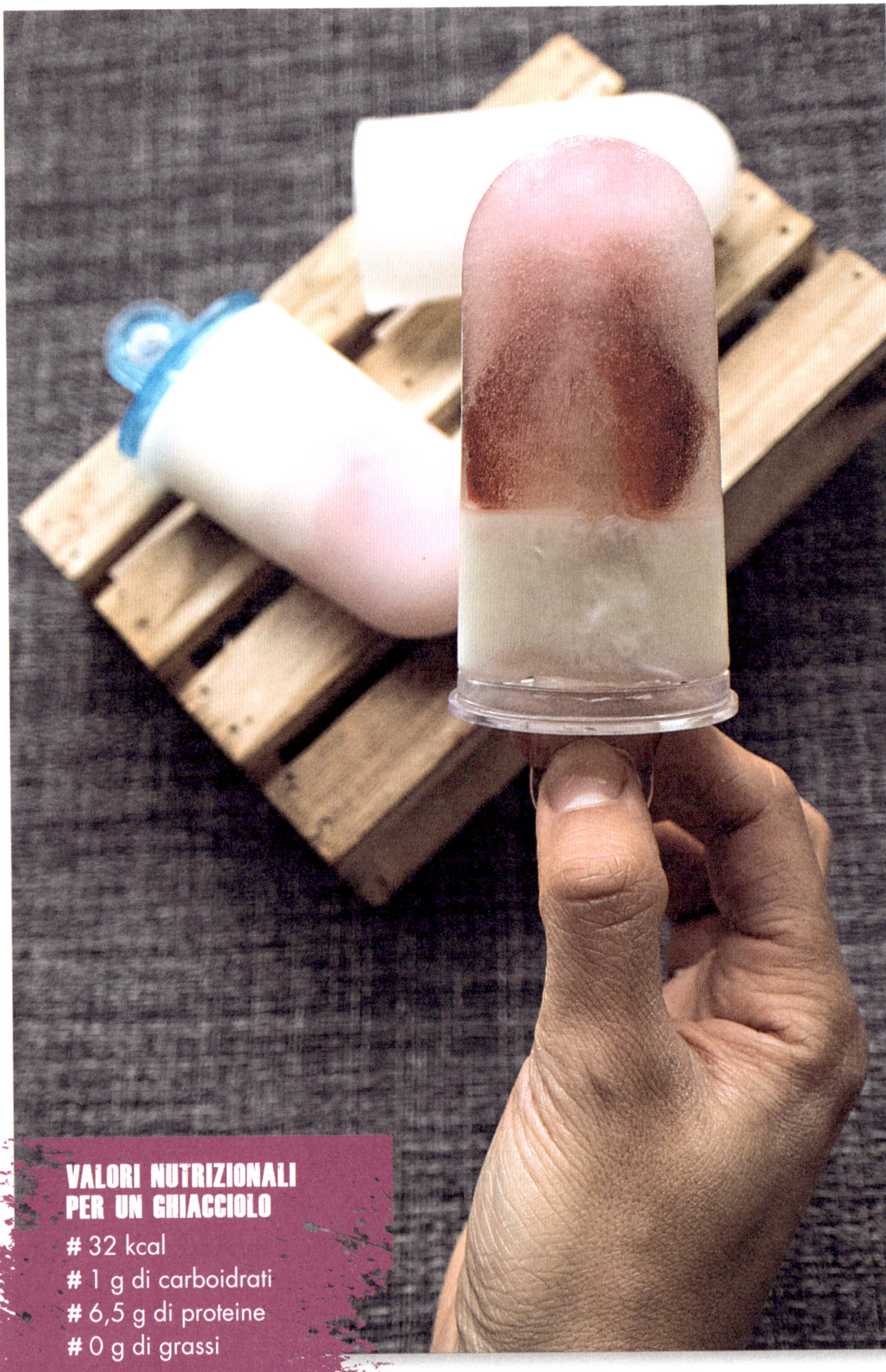

VALORI NUTRIZIONALI PER UN GHIACCIOLO

32 kcal
1 g di carboidrati
6,5 g di proteine
0 g di grassi

GHIACCIOLI PROTEICI

Un'ottima alternativa
a frullati e ciotoloni
di yogurt.

INGREDIENTI PER 6 GHIACCIOLI
- 120 g di yogurt greco 0% grassi
- 3 fragole
- 30 g di whey al gusto di vaniglia

TEMPO
DI PREPARAZIONE:
1 H E 30'

PREPARAZIONE

Riempiamo con dell'acqua i due terzi degli stampi per ghiaccioli, poi tagliamo le fragole in fette sottili.
Ne inseriamo una in ogni stampo – sia per decorare sia per dare sapore all'acqua, che assume un colore rosso e si dolcifica naturalmente – e lasciamo riposare il tutto in frigorifero per circa 10 minuti.
Lavoriamo lo yogurt con le whey, poi versiamo il composto negli stampi.
Nel frattempo l'acqua si sarà ghiacciata: questo ci permette di creare un ultimo strato di solo yogurt e whey, ma anche di inserire, con un po' di forza, lo stecco in ciascun ghiacciolo.
Lasciamo riposare un'ora prima di gustare.

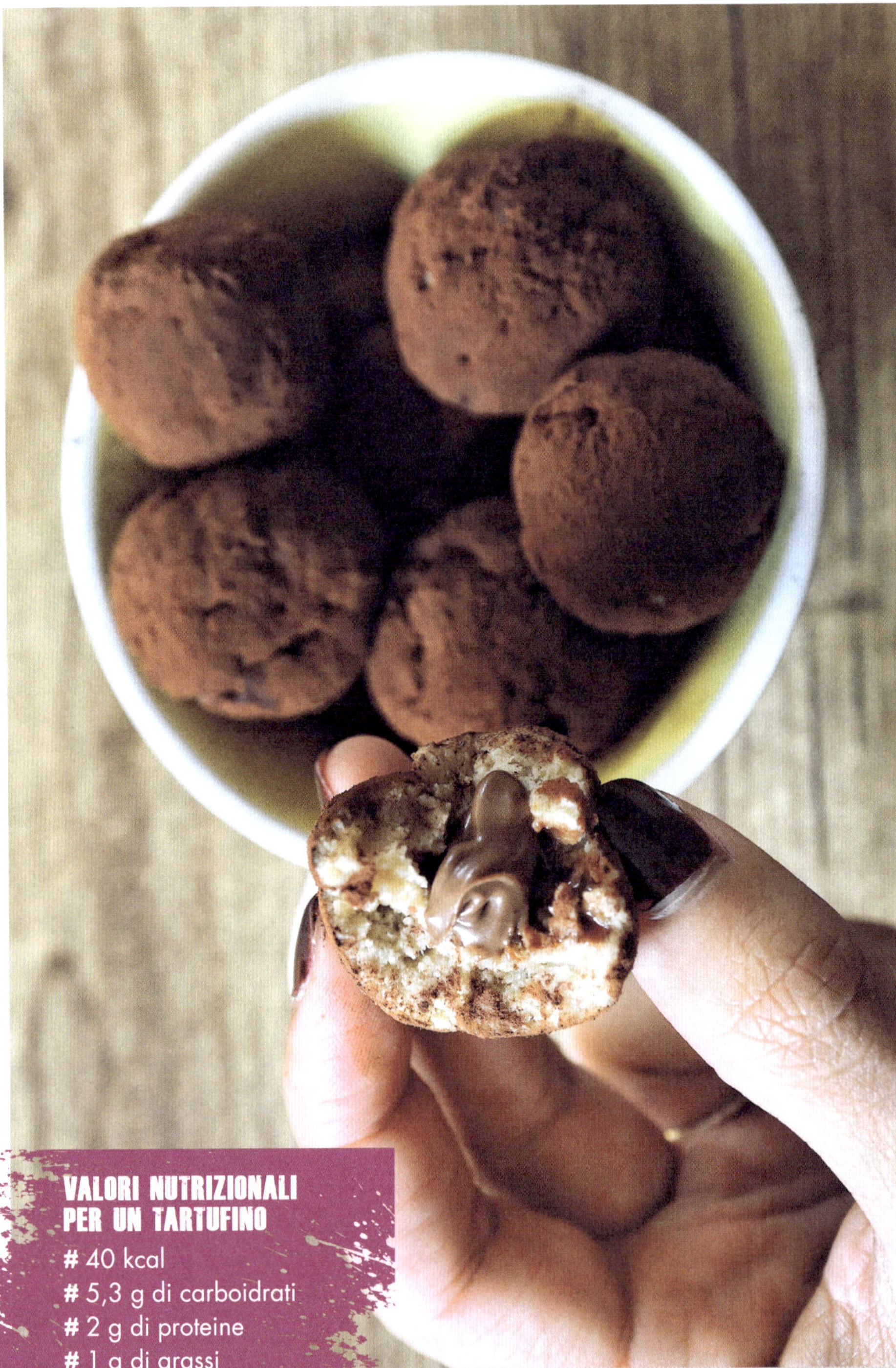

VALORI NUTRIZIONALI PER UN TARTUFINO

40 kcal
5,3 g di carboidrati
2 g di proteine
1 g di grassi

TARTUFINI

Un giorno, mentre facevo un giro su Instagram per cercare ricette golose per merenda, mi sono imbattuta in un post con dei tartufini, mascarpone e cioccolata, e allora...

INGREDIENTI PER 10 TARTUFINI
- 7 fette biscottate a scelta
- 70 g yogurt magro
- 45 g di formaggio spalmabile light
- 1 caffè ristretto
- 1 g di stevia
- aroma a piacere (io ho usato quello al biscotto al burro)
- 15 g di crema 100% nocciole
- 5 g di cacao amaro

TEMPO DI PREPARAZIONE: 45'

PREPARAZIONE

Tritiamo le fette biscottate.
Mischiamo lo yogurt, il formaggio spalmabile light, gli aromi e la stevia creando una crema che aggiungeremo alla polvere di fette biscottate.
Incorporiamo il caffè a filo e iniziamo a lavorare il composto formando una sfera. La copriamo con della pellicola trasparente e la lasciamo riposare per 30 minuti in frigorifero.
Passato il tempo necessario, creiamo delle mezze sfere di circa 20-30 g l'una, che farciremo con la crema di nocciole e chiuderemo a formare delle palline. Lasciamo riposare ancora un po' in frigorifero.
Prima di servirle, passiamole nel cacao.

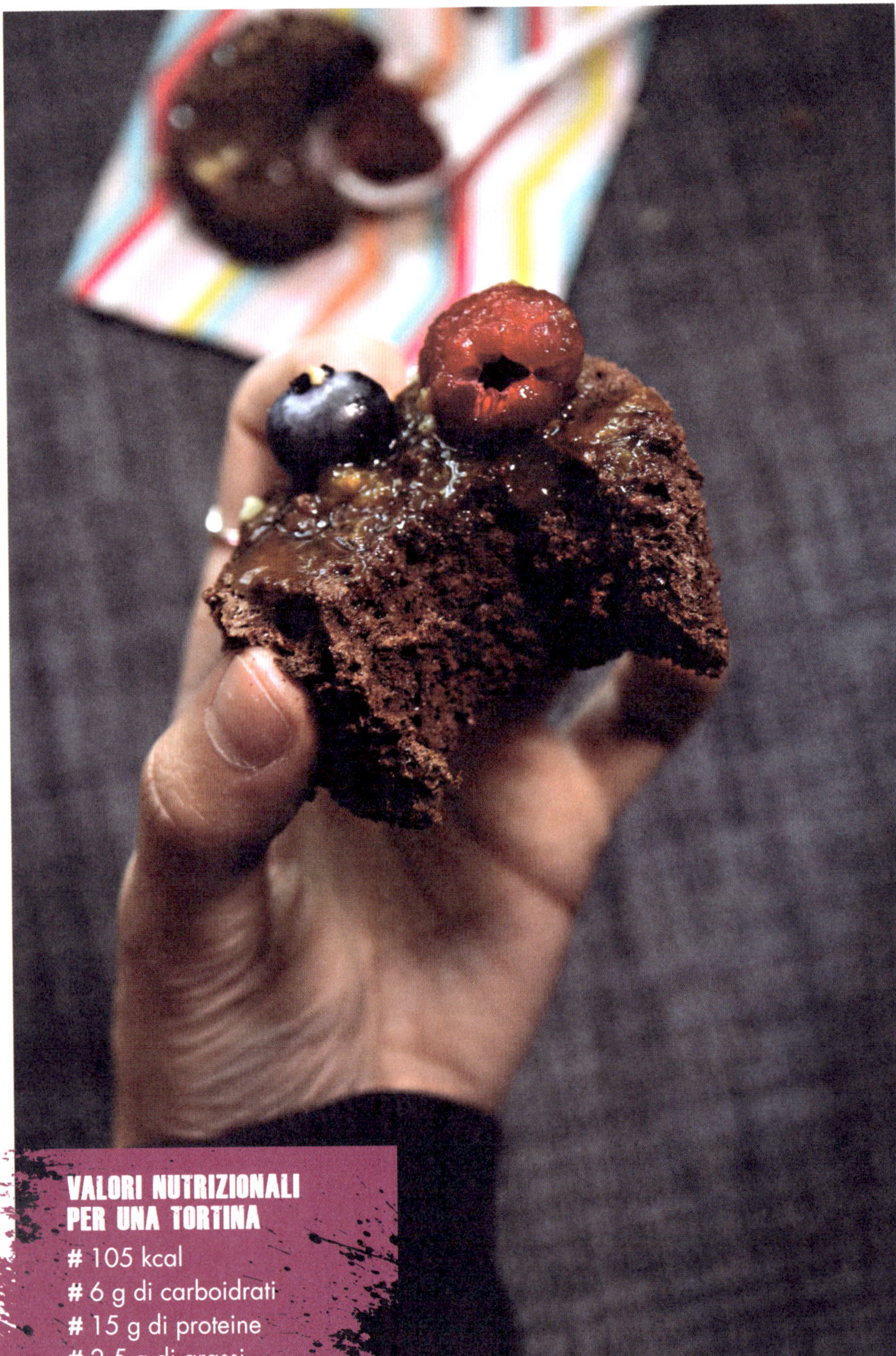

VALORI NUTRIZIONALI PER UNA TORTINA

105 kcal
6 g di carboidrati
15 g di proteine
2,5 g di grassi

TORTINE PROTEICHE

Se abbiamo bisogno di qualcosa di veloce – magari al microonde, così si sporcano meno pentole e si fa prima – ma che non faccia rimpiangere quella bellissima bakery, ecco la ricetta che vi propongo!

INGREDIENTI PER 3 TORTINE

- 80 ml di albume (2 uova grandi)
- 40 ml di latte
- 15 g di yogurt magro
- dolcificante a piacere
- 30 g di cacao amaro
- 20 g di whey
- 1 g di idrolitina
- olio evo q. b.
- 20 g di marmellata
- granella di nocciole q. b.
- frutti rossi q. b.

TEMPO DI PREPARAZIONE: 5'

PREPARAZIONE

In una ciotola uniamo il cacao, le whey, la granella di nocciole e il dolcificante.

A parte mescoliamo l'albume e lo yogurt montandolo leggermente con una forchetta. Uniamo i due composti, aggiungiamo a filo il latte e l'acqua effervescente, che abbiamo ottenuto miscelando 20 ml d'acqua e l'idrolitina.

Una volta che il composto è omogeneo e liscio, lo dividiamo in tre tazze medie che abbiamo unto con un po' d'olio, così da facilitare l'estrazione delle torte in un secondo momento.

La cottura sarà divisa in tre intervalli da 30 secondi a 800 watt. Una volta trascorsi i primi 30 secondi, apriamo lo sportello e facciamo uscire l'aria, poi richiudiamo e cuociamo altri 30 secondi. Ripetiamo l'operazione un'ultima volta.

Lasciamo raffreddare, poi stendiamo su ciascuna tortina un velo di marmellata. Io ho scelto quella di albicocche, con i soli zuccheri della frutta. Spolveriamo a piacere con altra granella di nocciole e dei frutti rossi.

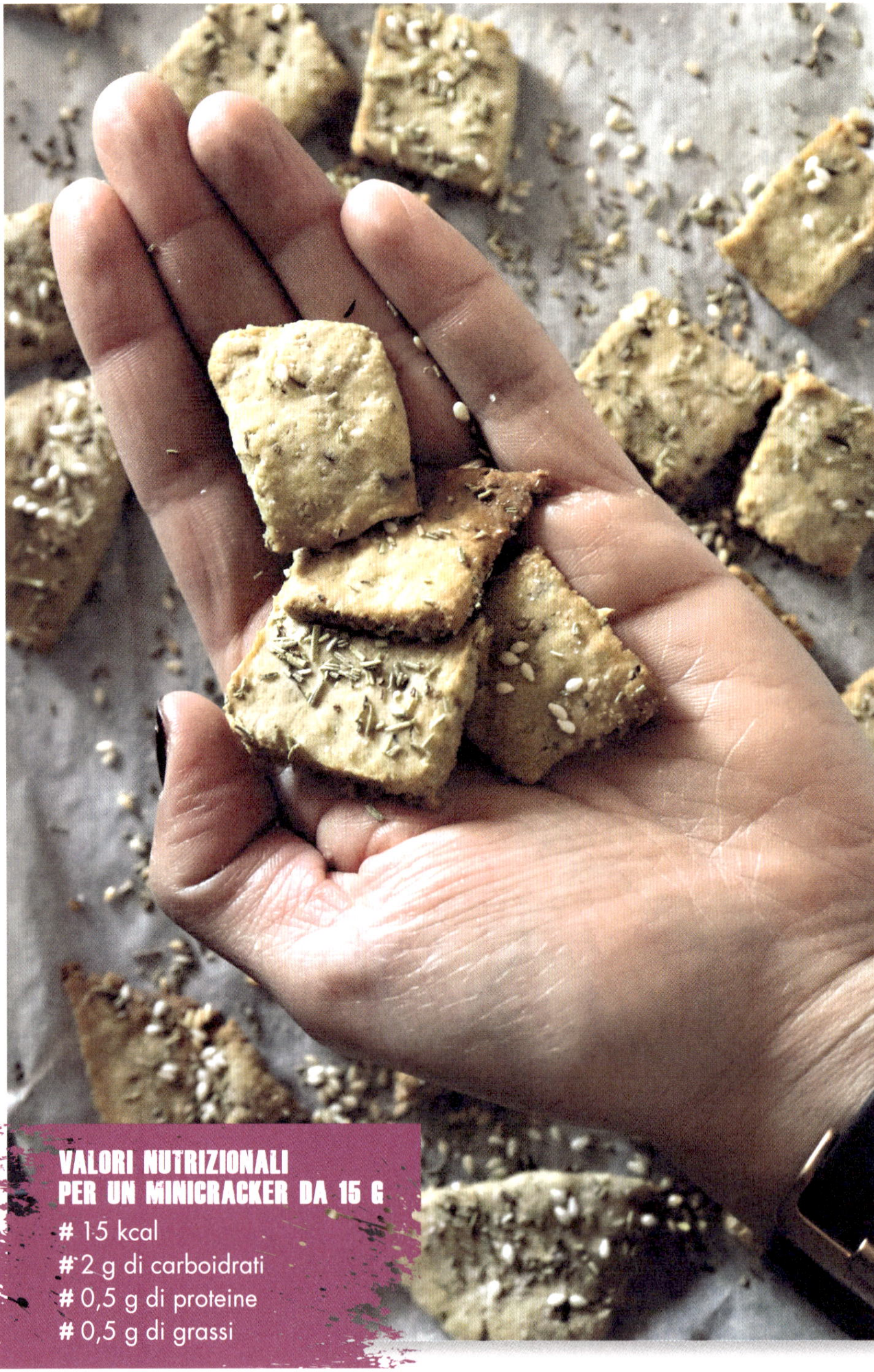

**VALORI NUTRIZIONALI
PER UN MINICRACKER DA 15 G**

15 kcal
2 g di carboidrati
0,5 g di proteine
0,5 g di grassi

MINICRACKER CON FARINA DI CECI

Siete in cerca di uno spezzafame che vi soddisfi quando volete sgranocchiare qualcosa durante il giorno? Evitiamo prodotti da forno imbustati o pacchettini di crackers industriali, che poco si addicono a uno sportivo o a chi desidera seguire una dieta sana ed equilibrata. Mettiamo le mani in pasta, accendiamo il forno e prepariamoci la merenda: un mix di cereali arricchito con farina di ceci.

INGREDIENTI
PER 30 MINICRACKER

- 50 g di farina di ceci
- 50 g di farina di cereali
- 1 cucchiaio di olio evo
- 35 ml di acqua frizzante
- sale q. b.
- rosmarino a piacere

TEMPO DI PREPARAZIONE: 25'

PREPARAZIONE

Preriscaldiamo il forno a 200 °C in modalità statica.
Lavoriamo gli ingredienti in una ciotola fino a dare forma a un panetto liscio e omogeneo. Stendiamo l'impasto su una spianatoia e ricaviamo circa trenta quadrotti, disponiamoli su una teglia foderata con carta da forno e spennelliamoli con un'emulsione di olio e acqua. Cospargiamo con un pizzico di sale e di rosmarino, poi inforniamo e lasciamo cuocere per 15 minuti.
A tempo ultimato, lasciamo cuocere per altri 5 minuti in modalità grill.

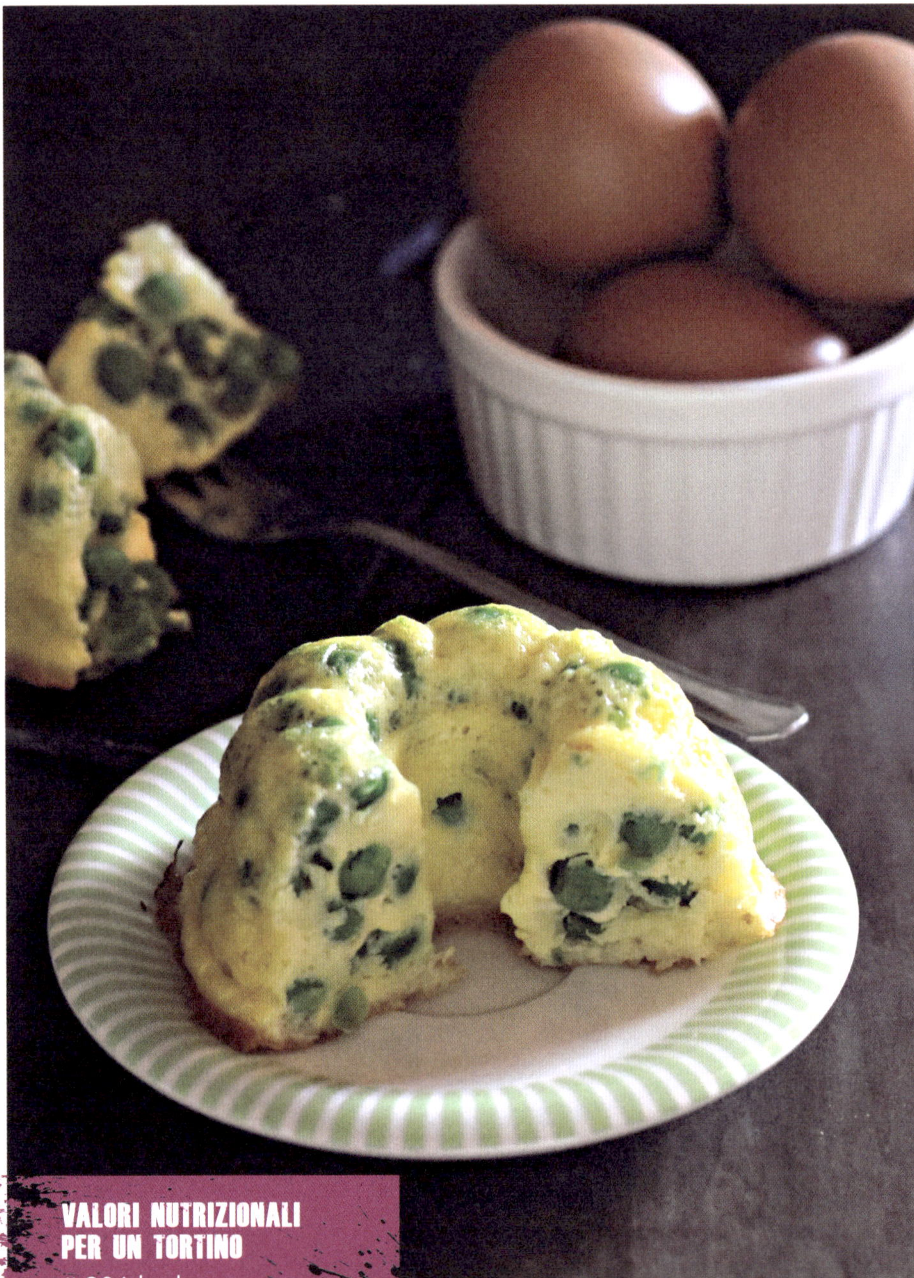

VALORI NUTRIZIONALI PER UN TORTINO

- # 206 kcal
- # 8 g di carboidrati
- # 21 g di proteine
- # 9 g di grassi

TORTINO DI FRITTATA AL FORNO

In questa ricetta la bontà delle uova cotte al forno e accompagnate da piselli e formaggio si unisce alla praticità di un comodo tortino per raggiungere il fabbisogno proteico in uno snack frettoloso di metà giornata.
Et voilà: tortini salati low carb e prêt-à-porter.

INGREDIENTI
PER UN TORTINO

- 1 uovo intero
- 70 g di albume (2 uova medie)
- 1 cucchiaio di formaggio grattugiato
- 70 g di piselli cotti
- sale q. b.
- spezie a piacere

TEMPO DI PREPARAZIONE: 20'

PREPARAZIONE

Preriscaldiamo il forno a 180 °C in modalità statica.
In una ciotola sbattiamo l'uovo e l'albume con il formaggio, il sale e le spezie.
Uniamo i piselli già cotti e versiamo il contenuto in appositi stampini di silicone o di carta.
Cuociamo in forno per 15 minuti circa e lasciamo raffreddare.
Possiamo conservare in frigorifero per un paio di giorni.

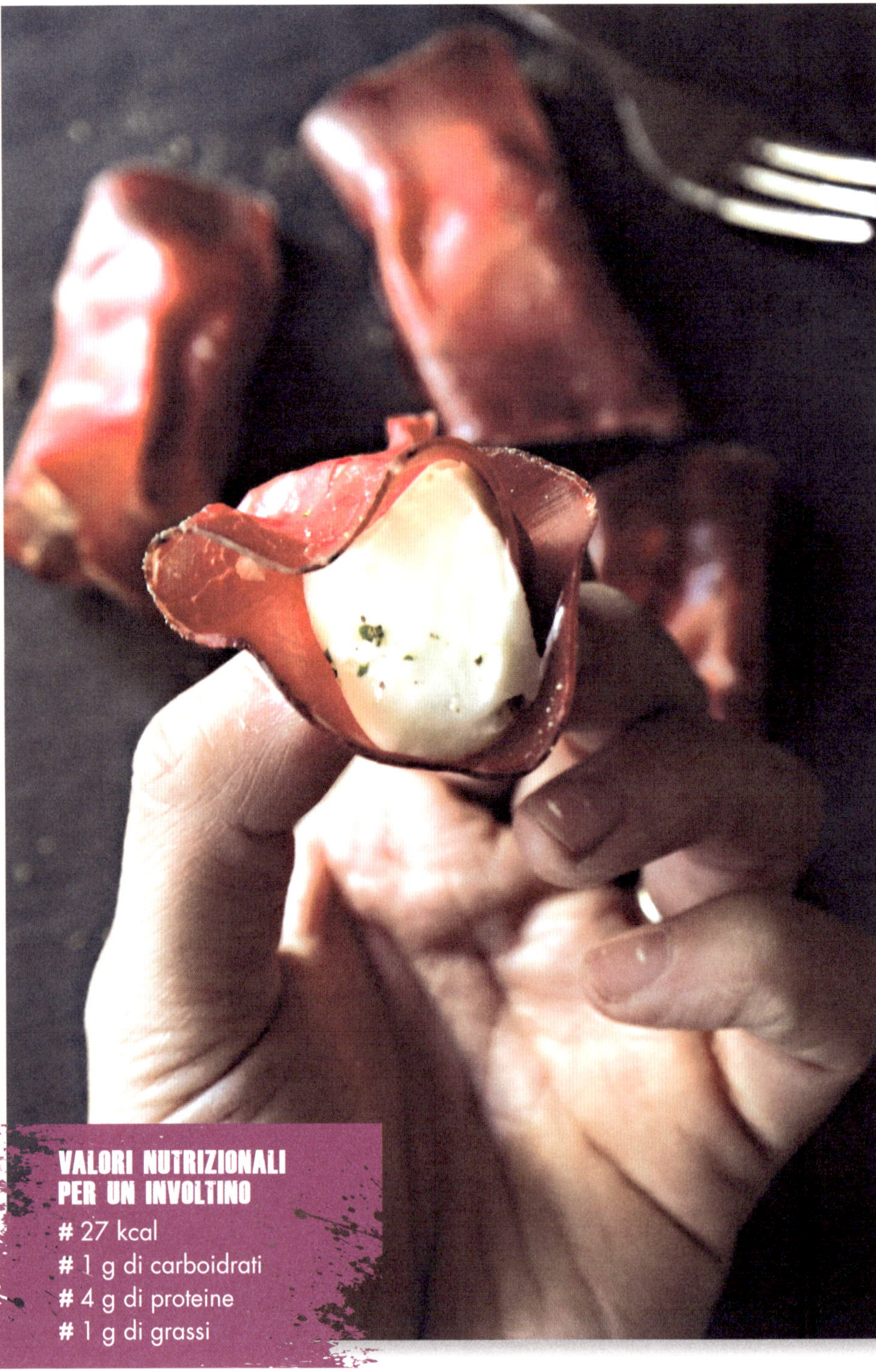

VALORI NUTRIZIONALI PER UN INVOLTINO

- # 27 kcal
- # 1 g di carboidrati
- # 4 g di proteine
- # 1 g di grassi

INVOLTINI DI BRESAOLA

Con questa ricetta vi propongo una merenda veloce e proteica, per chi non vuole abbandonarsi senza riserve ai carboidrati. È una merenda comoda da consumare a casa o da portare in giro.

INGREDIENTI PER 8 INVOLTINI
- 70 g di bresaola
- 100 g di formaggio spalmabile light
- spezie a piacere
- limone a piacere
- formaggio grattugiato a piacere

TEMPO DI PREPARAZIONE: 5'

PREPARAZIONE

In una ciotola lavoriamo il formaggio con dell'acqua fino a ottenere un composto molto cremoso. Consiglio di aggiungere un pizzico in più di sapore, inserendo limone e spezie o magari arricchirlo con un po' di formaggio grattugiato.
Stendiamo le fette di bresaola e con l'aiuto di un cucchiaio poniamo al centro di ognuna il formaggio.
Arrotoliamo la bresaola ottenendo degli involtini freschi, low carb e alti in proteine.
Sono stati il mio spezzafame in università, ma sono anche lo spuntino perfetto tra un allenamento e l'altro.

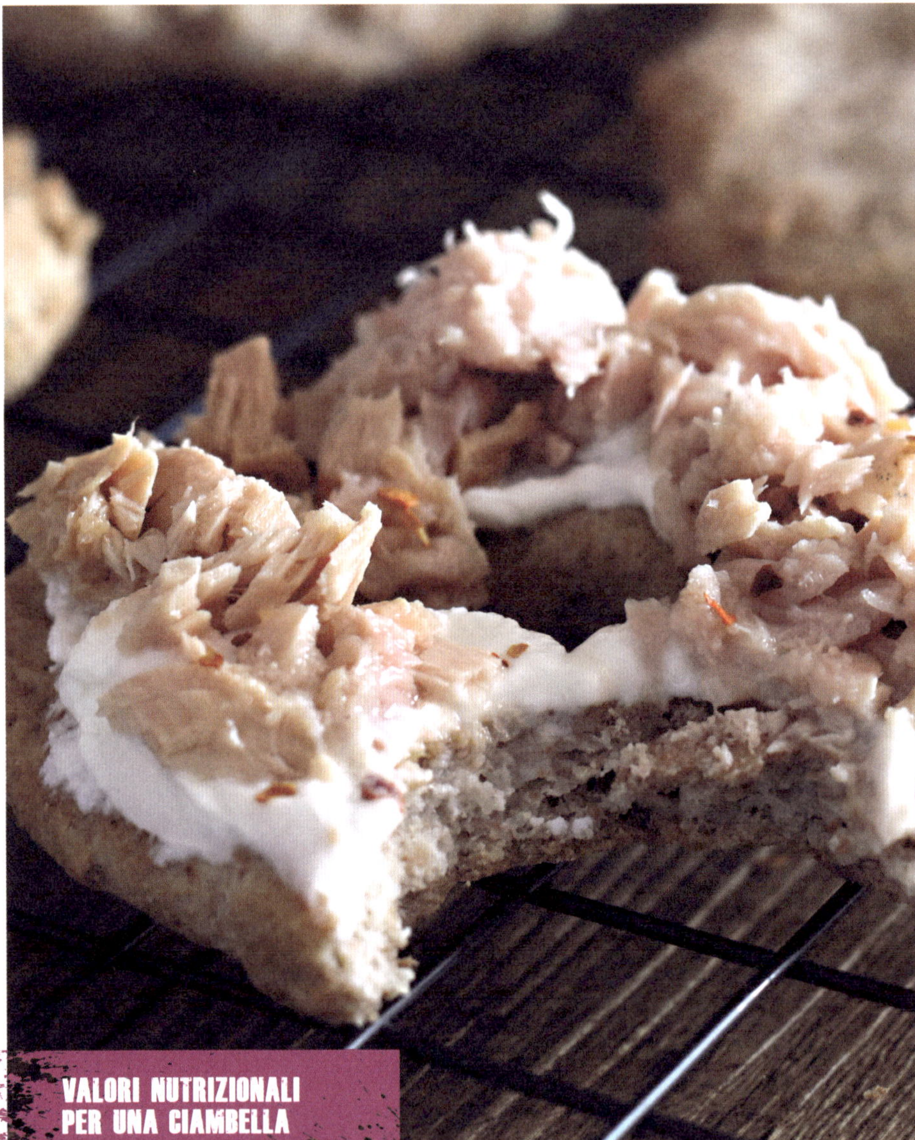

VALORI NUTRIZIONALI PER UNA CIAMBELLA

- # 200 kcal
- # 22,5 g di carboidrati
- # 15 g di proteine
- # 5,5 g di grassi

CIAMBELLA DI RICOTTA

Questa è una merenda svuota-frigorifero: avevo della ricotta light e pochi altri ingredienti da consumare e ho pensato a cosa avrei potuto cucinare per i miei spuntini al sacco. Volevo qualcosa di facile da portare in giro o da mangiare a casa, magari da accompagnare a una fonte proteica.
Ecco che allora ho pensato a queste ciambelline dalla superficie croccante e dal cuore morbido.

INGREDIENTI
PER 6 CIAMBELLE

- 200 g di ricotta magra
- 2 cucchiai di olio evo
- 200 g di farina integrale
- 30 g di tonno al naturale
- 20 g di formaggio spalmabile light
- albume per spennellare
- sale q. b.

TEMPO DI PREPARAZIONE: CIRCA 45'

PREPARAZIONE

Preriscaldiamo il forno a 180 °C. In una ciotola lavoriamo la ricotta con sale e farina integrale setacciata, poi aggiungiamo a filo due cucchiai di olio e impastiamo fino a formare una sfera morbida e liscia. Una volta ottenuto il panetto, lo dividiamo in sei palline che disponiamo su una teglia foderata con carta da forno. Schiacciamo ciascuna sfera fino a formare dei dischetti di mezzo centimetro circa e li trasformiamo in piccole ciambelle forando la parte centrale.
Spennelliamo con l'albume e inforniamo per circa 30 minuti.
Una volta pronte, spalmiamo il formaggio light e aggiungiamo il tonno, il risultato sarà più che soddisfacente.

VALORI NUTRIZIONALI PER UNA PORZIONE

- # 135 kcal
- # 26 g di carboidrati
- # 3 g di proteine
- # 2 g di grassi

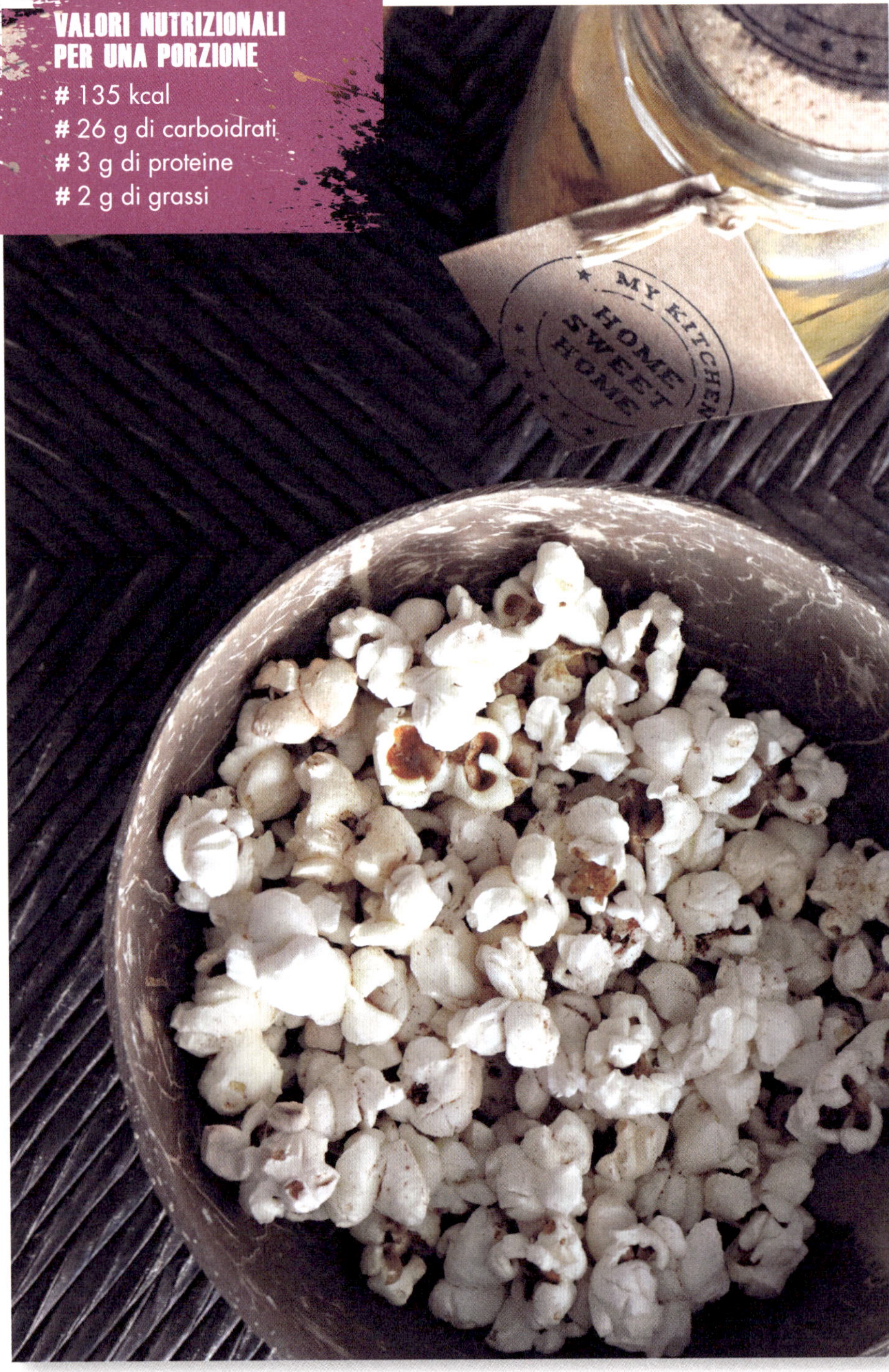

POPCORN ALLA PAPRIKA

Da amante di film e assidua frequentatrice di cinema, non potevo non avere un passato da divoratrice di popcorn. Li ho quindi replicati con qualche accortezza: senza burro, meno sale e un tocco di sapore in più.

INGREDIENTI
PER 2 PERSONE

- 70 g di chicchi di mais
- paprika a piacere
- 1 cucchiaino di olio evo
- sale q. b.

TEMPO
DI PREPARAZIONE:
10'

PREPARAZIONE

In una pentola alta e dal fondo spesso versiamo un cucchiaino di olio, i chicchi di mais e un pizzico di sale.
Copriamo e lasciamo che il tutto si scaldi per qualche minuto a fiamma alta. Sentiremo degli scoppiettii: abbassiamo leggermente il fuoco e, senza mai togliere il coperchio, agitiamo di tanto in tanto la pentola in modo che il mais non si bruci.
Una volta esplosi tutti i chicchi, li versiamo in un sacchetto per alimenti insieme a un cucchiaino di paprika; chiudiamo per bene e scuotiamo per insaporire.

VALORI NUTRIZIONALI PER UNO SNACK DA 15 G

26 kcal
6 g di carboidrati
0,5 g di proteine
1 g di grassi

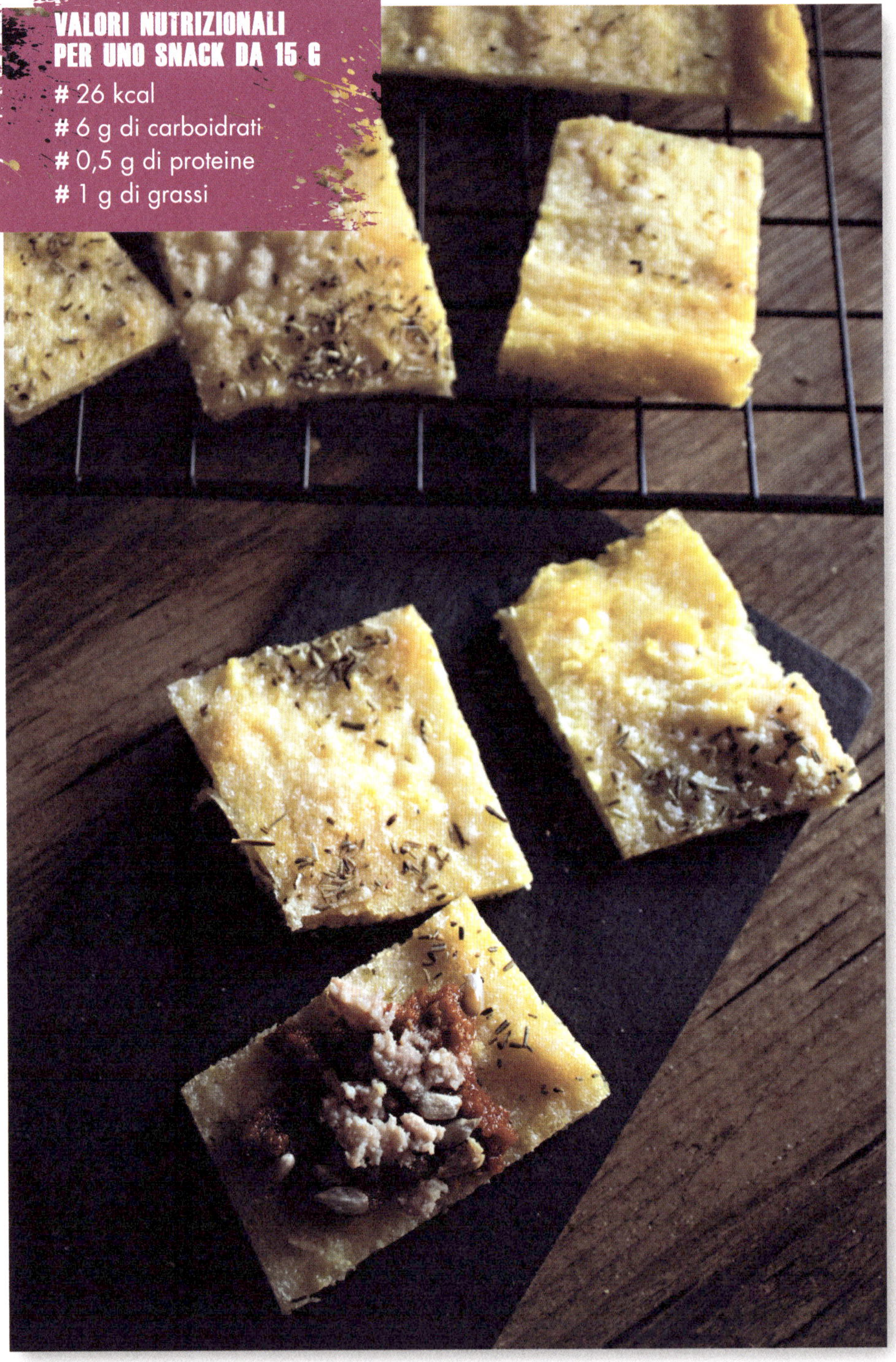

SNACK DI MAIS

Con questa ricetta vi mostrerò un'idea sana e gustosa per abbinare alle proteine e ai grassi di tonno e formaggio i carboidrati derivanti dal mais. Non è rapida da preparare, ma renderà gli amanti del salato estremamente soddisfatti.

INGREDIENTI
PER 200 G DI SNACK

- 100 g di polenta istantanea
- spezie a piacere
- formaggio grattugiato q. b.
- sale q. b.

TEMPO DI PREPARAZIONE: 30'

PREPARAZIONE

Portiamo a bollore l'acqua salata e speziata e versiamo la polenta istantanea. Dopo 5-10 minuti di cottura, trasferiamo quest'ultima su una teglia foderata con carta da forno, livelliamo fino allo spessore di un centimetro e cospargiamo con il formaggio grattugiato.
Inforniamo a 200 °C per circa 20 minuti, poi lasciamo raffreddare.
Tagliamo a pezzettini e siamo pronti per gustare: possiamo aggiungere un condimento a piacere, oppure, per chi ama i sapori autentici, un goccio di olio.

VALORI NUTRIZIONALI
PER UNA PORZIONE DA 50 G

110 kcal
15 g di carboidrati
5 g di proteine
3 g di grassi

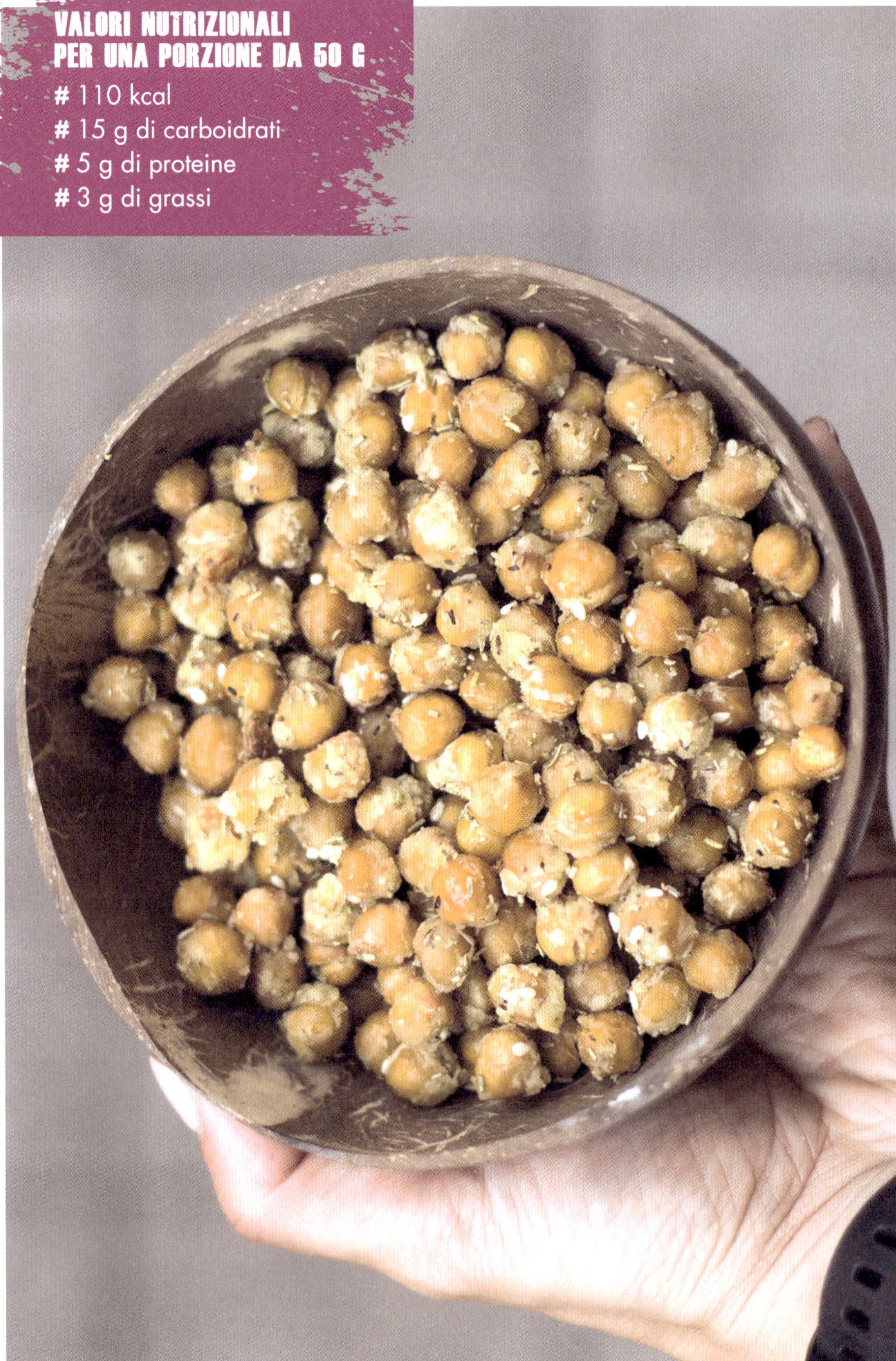

CECI CROCCANTI

Questo è uno snack sano che può essere gustato e sgranocchiato in qualsiasi momento della giornata: una merenda veloce per chi non può staccarsi dal computer durante il lavoro o da assaporare in totale relax davanti a un bel film sul divano. La consiglio a chi ha spesso voglia di patatine e fatica a tenersi lontano da quelle piccole buste piene di sale e pochi nutrienti.

INGREDIENTI

- 250 g di ceci cotti al vapore
- 1 cucchiaio di olio evo
- 1 cucchiaio di farina di semola
- 2 cucchiaini di sesamo
- sale q. b.
- rosmarino q. b.

TEMPO DI PREPARAZIONE: CIRCA 35'

PREPARAZIONE

Per prima cosa laviamo i ceci sotto l'acqua corrente e lasciamo che asciughino per bene. Una volta fatto questo primo e fondamentale passaggio, aggiungiamo i restanti ingredienti avendo cura di condire ogni cece in modo uniforme.

Preriscaldiamo il forno in modalità statica a 200 °C, ungiamo una teglia con olio evo o foderiamola con della carta da forno. Disponiamo i ceci ben distanziati tra loro.

Inforniamo per circa 20 minuti e rigiriamo a metà cottura.

Trascorso il tempo necessario, lasciamo che il nostro snack riposi a temperatura ambiente per circa 10 minuti.

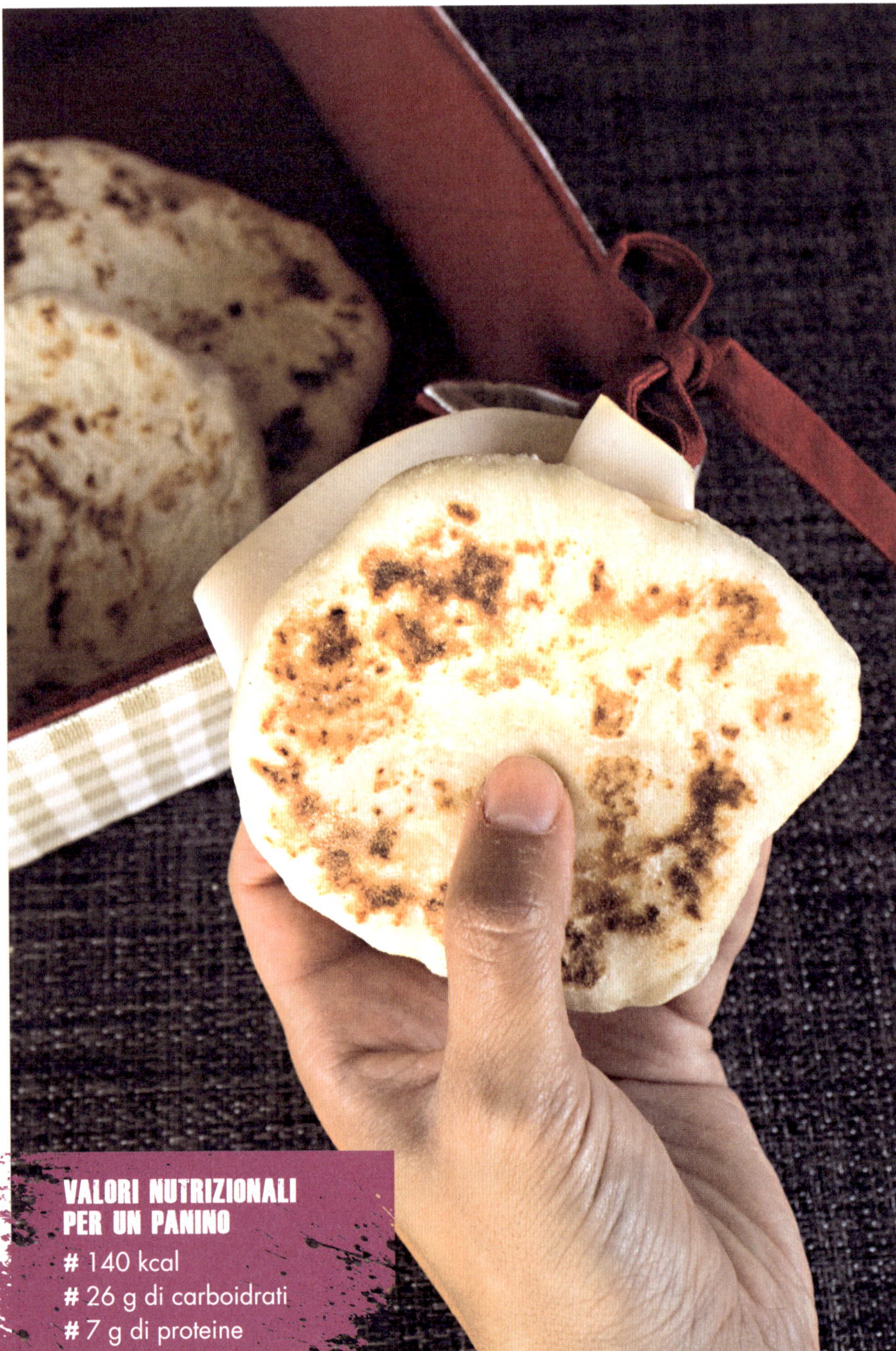

VALORI NUTRIZIONALI PER UN PANINO

- \# 140 kcal
- \# 26 g di carboidrati
- \# 7 g di proteine
- \# 0,5 g di grassi

PANINI IN PADELLA

Se avete bisogno di arrangiare un pasto, possibilmente facile e da trasportare, ma in frigorifero avete pochissime cose e neanche un po' di pane... Be', sono certa che questa idea vi sarà d'aiuto, basteranno soltanto un po' di farina e dello yogurt. Dimenticate il lievito, lunghe attese e forni accesi. Questi panini non li abbandonerete più.

INGREDIENTI
PER 4 PANINI

- 150 g di farina tipo 1
- farina di semola q. b.
- 120 g di yogurt magro 0%
- sale q. b.
- mezzo cucchiaino di bicarbonato

TEMPO DI PREPARAZIONE: 35'

PREPARAZIONE

Uniamo tutti gli ingredienti – a esclusione della farina di semola – in una ciotola e impastiamo per un paio di minuti. Spostiamo il nostro impasto su una spianatoia, lo cospargiamo con un po' di farina di semola e continuiamo a lavorarlo per altri 2-3 minuti, fino a quando non otterremo un panetto liscio e omogeneo. Lasciamo riposare a temperatura ambiente per circa 30 minuti.
Trascorso il tempo di riposo, scaldiamo una padella antiaderente e dividiamo l'impasto in quattro panetti uguali. Con un mattarello stendiamo ciascuna pallina di pasta fino a raggiungere uno spessore di circa mezzo centimetro. Quando la padella è rovente cuociamo con coperchio ciascun dischetto per 15 secondi da un lato e per 30 dall'altro.
Lasciamo raffreddare e farciamo a piacere.

RINGRAZIAMENTI

Grazie a mia madre, che mi ha trasmesso l'amore per la cucina e mi ha aiutata a capire come rendere più buona ogni mia ricetta.

Grazie a mio padre, che data la mia passione per le foto e per i social si è subito prodigato per crearmi un set ideale: "Così le foto verranno più luminose".

Grazie a mio fratello, che dal letto accanto al mio non ha mai smesso di tifare per me e per hungry_franky, vantandosi con gli amici e trovandomi i primi follower.

Ancora di più, grazie a Salvatore. Un amico, un compagno di vita, l'amore che ho sempre cercato e che più di tutti ha reso possibile questo. Spronandomi ogni giorno, assaggiando ogni mia ricetta, invogliandomi a fare sempre di più, caricandomi quando volevo mollare.

Un grazie a me, il grazie più difficile da scrivere. A me che poche volte ho creduto davvero in me stessa, a me che metto sempre passione in ciò che faccio, a me che non penso mai di aver fatto abbastanza. Grazie a me perché non pensavo di poter fare tanto e invece eccomi qui.

Grazie a chi ha creduto in questo progetto aiutandomi a renderlo realtà.

Soprattutto grazie alle persone che alleno e credono in me per raggiungere i propri obiettivi, a chi segue le mie pazzie su Instagram, a chi ascolta le mie parole e salva le mie ricette, a chi mi invoglia a continuare nella condivisione di tutto questo.

E ovviamente grazie a Jary e JJ, i miei due soggetti fotografici preferiti, ancor più del cibo… forse.

INDICE DELLE RICETTE

COLAZIONE

PRANZO

CENA

SPUNTINI

Mondadori Libri S.p.A.

Questo volume è stato stampato
presso ELCOGRAF S.p.A
Via Mondadori, 15 - Verona

Stampato in Italia - Printed in Italy

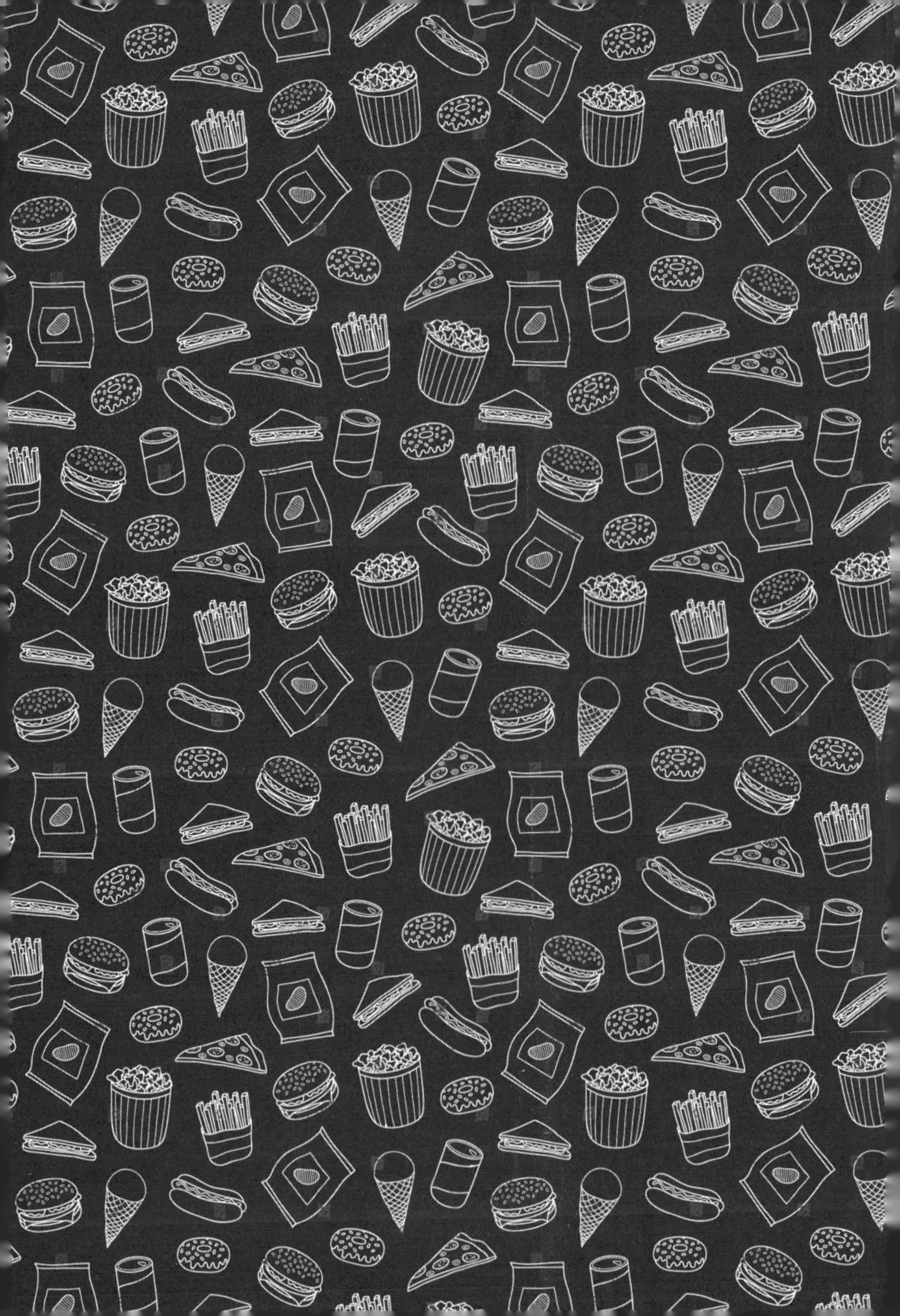